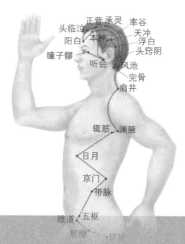

人体经络

大全

鲁泇坪◎主编

U0222184

CIS K 湖南科学技术出版社·长沙

图书在版编目（ＣＩＰ）数据

人体经络大全 / 鲁泓坪主编. — 长沙 ：湖南科学技术
出版社，2024.4
ISBN 978-7-5710-2715-5

Ⅰ. ①人… Ⅱ. ①鲁… Ⅲ. ①经络—基本知识 Ⅳ.①
R224.1

中国国家版本馆CIP数据核字（2024）第042959号

RENTI JINGLUO DAQUAN

人体经络大全

主　　编:鲁泓坪
出 版 人:潘晓山
责任编辑:杨　颖
出版发行:湖南科学技术出版社
社　　址:长沙市芙蓉中路一段416号泊富国际金融中心
网　　址:http://www.hnstp.com
湖南科学技术出版社天猫旗舰店网址:
　　　　http://hnkjcbs.tmall.com
邮购联系:0731-84375808
印　　刷:济宁华兴印务有限责任公司
　　　　（印装质量问题请直接与本厂联系）
厂　　址:济宁高新区黄屯立交桥西327国道南华兴工业园1楼
邮　　编:272106
版　　次:2024年4月第1版
印　　次:2024年4月第1次印刷
开　　本:670mm×955mm　1/16
印　　张:16
字　　数:268千字
书　　号:ISBN 978-7-5710-2715-5
定　　价:68.00元

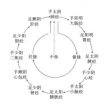

前　言

　　在很多武侠小说中，都有关于经络、穴位的记载。在小说中，经络穴位往往有着神奇而强大的功效，特别是有关打通经络的神奇功效，比如打通任督二脉和奇经八脉，一个人的功力就会得到成倍的提升。经络是如此神奇，那么，经络究竟是什么呢？存在于人体何处？中医上有句俗语"痛则不通，通则不痛"。生活中，我们常常出现有头痛、腰痛、肩膀酸痛甚至浑身疼痛的状况。从中医的角度讲，这些都是经络不通的表现。经络是体内气血的运输通道，可以供给脏腑所需的各种营养物质。经络一旦不通，身体就会生病。我们在养生过程中，总是在不停地提到经络。经络有哪些作用，是通过什么途径实现的？这些问题既是中外科学家研究的重大课题，也是老百姓非常想了解的奥秘。

　　在《黄帝内经》中，经络的概念贯穿于全书，经络是经脉和络脉的总称，古人发现人体上有一些纵贯全身的路线，称之为经脉；又发现这些大干线上有一些分支，在分支上又有更细小的分支，古人称这些分支为络脉，"脉"是这种结构的总括概念。《黄帝内经》里面讲："经脉者，人之所以生，病之所以成，人之所以治，病之所以起。"而经脉则"伏行分肉之间，深而不见，其浮而常见者，皆络脉也"，并有"决生死，处百病，调虚实，不可不通"的特点。经络理论指导中医各科实践，有着决定性的作用。

　　经络是经脉与络脉的总称，意指周身气血运行的通道。经络是古人在长期生活保健和医疗实践中逐渐发现并形成理论的，它是以手、足三阴和三阳经以及任、督二脉为主体，网络遍布全身的一个综合系统，它内联五脏六腑，外布五官七窍、四肢百骸，沟通表里、上下、内外，将人体的各部分连接成有机的、与自然界阴阳属性密不可分的整体。它不仅指导着中医各科的临床实践，而且是人体保健、养生去病的重要依据。

中医上说，经络作为人体中内属脏腑、外络肢节、运行气血、联系全身的通路，可以决生死、除百病、调虚实，对于人体健康有着非常重要的作用。经络学也是人体针灸和按摩的基础，是中医学的重要组成部分。经络学说是中医学基础理论的核心之一，源于远古，服务当今。

可以说，经络是我们身体里的"灵丹妙药"，是经济实用的健康养生大法，身体是否健壮及寿命的长短都与它息息相关。《人体经络大全》一书从经络基础知识讲起，对经络保健和经络去病进行详细阐述，为不同读者量身推荐经络保健妙方。此外，本书清晰地展示了按摩手法的操作过程。读者朋友可以在掌握了基本按摩手法之后，在实际操作过程中灵活变换。

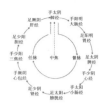

目　录

第一篇　走近经络

第二篇　人体特效穴位养生方

第三篇 经络养生操

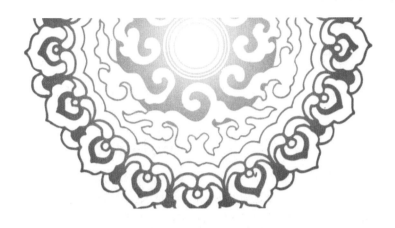

第一篇

走近经络

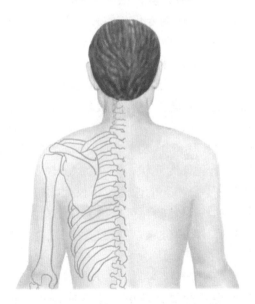

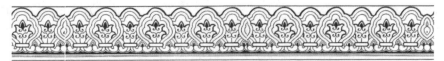

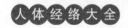

第一章　探索经络，打开气血运行通道

经络，生命气血的运输线

经络究竟是什么呢？实际上，经络是经脉和络脉的总称。它不像心脏、肝脏、血管、四肢等是看得见的，而是人体内部遵循一定线路、互相联系、传输气血的隐性系统，解剖看不见，但当遇到情况人体却能有所感觉。形象地说，人体就像一座城市，而经络就如同城市中的各种管道。在这些管道中，大的主干称经脉，小的分支称络脉。它们纵横交错，遍布全身，向内连接着人体的五脏六腑，向外沟通着人体的四肢百骸、五官九窍。总之，经络将人体各部分组织器官联系成为一个富有生机和活力的有机整体。

除连接人体脏腑器官外，经络还有一个重要的作用，那就是运输气血。气血是人体中营养五脏六腑、抵御外部风邪、提高人体免疫力的精微物质，它们在人体中不断运动变化，使人体产生了各种生理活动，而气血之所以能畅通无阻地通达全身，全都依赖于经络的传输功能。

中医里有句术语"诸病于内，必形于外"。这就是说，既然经络在人体内循行，那么只要观察一下我们的哪条经络有不正常的反应，就可以知道身体哪个部位出了问题。它有时表现为局部性的，有表现为全身性的。如《灵枢·邪客篇》曰："肺心有邪，其气留于两肘；肝有邪，其气留于两腋；脾有邪，其气留于两髀（大腿）；肾有邪，其气留于两腘（膝盖后弯腿处）。"至于全身性症状，则有"太阳病发热恶寒，少阳病寒热往来，阳明病但恶热不恶寒"的说法。不仅如此，通过对经络的按摩或刺激，还可达到养生祛病的目的。可以说，经络是人体的生命之河。疏通它，你就能告别疾病，常葆健康；忽视它，你可能会因此百病缠身，伤痛不断。

由于经络在人体的分布极为复杂，人体各部位又相互关联，所以用经络治病并不像我们想象的那么简单，并不是哪个部位出现病变，刺激相应经穴就可以了。中医在治疗某些疾病时，常常不仅是治这个脏器，还特别重视与其有关的另一些脏器。例如：治疗肺结核，常用补肾的方法；治疗肾炎，常常用运脾或宣肺的方法；目疾不治目而用补肝的方法；口舌生疮，可以清泄小肠之火；大便泄泻，采用调治膀胱或补肾的治法。又如：针灸治疗高热疾病，常取大椎穴退热，因为大椎穴是诸阳交会穴；阳气不足，可温灸关元穴，因关元为三阴之会，又是肾间动气所系的穴位；此外，如头顶痛，取足小趾至阴穴；泄泻及脱肛，取头顶百会穴；呼吸器官疾病，取用大肠经的曲池、合谷穴；肝炎取胆经的阳陵泉、丘墟穴；三阴交主治妇女月经病等，这类例子不胜枚举。

近代医家发现的压痛点、皮肤活动点及过敏带等，也是对经络反映作用的印证。有人认为，某些压痛点与皮肤活动点和经络俞穴不尽相符，事实上，这是因为经穴仅仅是经络学说中的一部分，它还包括经别、奇经、经筋、皮部以及标本、根结之类。因此，经络在人体中的分布，不仅仅是"线"或"点"，还应从"面"的角度来理解。这也就涉及一些养生专家提到的"反射区疗法"，它并不是一种全新的疗法，只不过是经络疗法的延伸，它之所以能够起到保健作用，就是因为人体内存在着经络。

总而言之，人体经络包括点、线、面3个部分，所谓点，除了360多个经穴之外，还有很多奇穴，另有天应穴、不定穴等，所谓"人身寸寸皆是穴"，其多不可胜数。至于线，有正脉、支脉、别脉、络脉、孙脉、奇脉及经隧等各种纵横交错和深浅密布的循行径路。至于面，肢体的皮肉筋骨和脏腑组织，都有一般的分布和特殊的联系。它们共同具有反映病候、传导病邪、接受刺激、传递药性、指导治疗的作用，只要方法应用得当，我们完全可以利用经络达到祛病强身的目的。

为何经络能够"决生死、处百病"

对于经络的重要作用，我国历代医家在其文献中都有论述。如《黄帝内经》曰："经脉者，所以决死生，处百病，调虚实，不可不通。"《灵枢·经脉篇》曰："夫十二经脉者，人之所以生，病之所以成，人之所以治，病之所以起，学之所始，工之所止也。"也就是说，人生下来、活下去、生病、治病的关键都是经络。

那么，经络对人体健康来说究竟起到什么作用呢？

一、联络脏腑，沟通全身

经络可以把人的内脏、四肢、五官、皮肤、肉、筋和骨等所有部分都联系起来，就好像地下缆线把整个城市连接起来一样。通路通畅，身体才能保持平衡与统一，维持正常的活动。

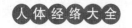

二、运行气血，营养脏腑

天然气需要用管道输送到各个地方，同样，气血也要通过经络输送到身体各处，滋润全身上下内外。这是经络的第二个作用。每个人的生命都要依赖气血维持，经络就是气血运行的通道。只有通过经络系统把气血等营养输送到全身，人才能有正常的生理心理状态。

三、抗御病邪，保卫机体

外部疾病侵犯人体往往是从表面开始，再慢慢向里发展，也就是先从皮肤开始。经络内外与皮肤相连，可以运行气血到表面的皮肤，好像砖瓦一样垒成坚固的城墙，每当外敌入侵时，经络首当其冲地发挥其抵御外邪、保卫机体的屏障作用。

四、反映内在，以表知里

疾病也有从内生的，"病从口入"就是因为吃了不干净的东西，使身体内的气血不正常，从而产生疾病。这种内生病首先表现为内脏的气血不正常，再通过经络反映在相应的穴位上。所以经络穴位还可以反映人内在的毛病，中医称之为"以表知里"。

五、刺激经络，调整气血

人的潜力很大，我们的肝脏只有1/3在工作，心脏只有1/7在工作……如果它们出现问题，我们首先要做的是激发、调动身体的潜能。按照中医理论，内脏跟经络的气血是相通的，内脏出现问题，可以通过刺激经络和体表的穴位调整气血虚实。这也是针灸、按摩、气功等方法可以治疗内科病的原因。

嘴不但能吃饭，还能吃进细菌，成为疾病感染的途径。经络也一样，它可以运行气血，行使上面说的那些功能，但是人体一旦有病了，它也是疾病从外向里"走"的路。我们知道了它们的循行规律，就可以利用这一点来预防疾病的发展。

经络超越了循环系统、血液系统和神经系统等各大系统，它承载着人体的气血精微，并将气血精微运输到人体各处，使人体体表、脏腑、五官、九窍、皮肉、筋骨均能受到温养濡润，又可以将阻滞不通的人体垃圾带走。这样就保证了身体有效的运转，而避免出现疾病、产生痛苦。中医说经络行气血而营阴阳，就是对经络的集大成作用的概括。所以从中医的角度看，经络的运行使营卫之气密布全身，在内调五脏和六腑，在外抗御病邪、保卫机体。人体就百病不生了。

可以说，经络是我国古代中医最神奇的发现，他们利用临床实践揭开了经络的秘密，并利用经络来治病疗疾。

经络畅通了，健康也会变得顺畅

中医学认为"不通则痛"，身体的各种不适实际上都是源于经络不通，所以打通经络就成了获得健康的必经之路。只要经络畅通，气血往复循环，自然就百病不生。

我们可能都有过这样的经验，有时坐的时间长了，腰背会酸痛；走路时间长，可能感到双腿发沉。于是，我们就会不由自主地做出捶腰、拍肩、捶腿、揉腿等动作，很快身体就会觉得舒服了，这实际上就是最简单的畅通经络的方法。

不过，其实这还是没有发挥刺激经络的作用。因为这种简单的捶打带来的舒服，非常的短暂，而且会越来越感到效果没有以前明显。因为这些操作方法太过简单，没有针对性刺激经络。结合经络的理论，既能让效果持久地延续下去，还能准确定位，有的放矢。例如，经络里的肺经走行到肩部，脾经走行在腿部，当肩背酸痛的时候按按肺经的脉络和穴位，当腿酸腿软的时候推一推脾经的走向，敲打一下穴位。这些都是非常容易的操作，效果又极其的明显，可以立即缓解疲劳的感觉，让身体倍感轻松。

除此之外，保持经络畅通还有一个非常简单的运动，那就是步行。中医认为，"走为百炼之祖"，人的五脏六腑在脚上都能找到相应的穴位。走路时，脚掌不断与地面接触，刺激脚底反射区，使对应的器官加快了新陈代谢，从而达到健身目的。世界卫生组织也有"最好的运动是步行"之说。可是要想达到理想的锻炼效果，走路的技巧不可忽视。

1. 走路时姿势要正确，如头要正，目要平，躯干自然伸直（沉肩，胸腰微挺，腹微收）。这种姿势有利于经络畅通，气血运行顺畅，使人体活动处于良性状态。

2. 步行时身体重心前移，臂、腿配合协调，步伐有力、自然，步幅适中，两脚落地要有节奏感。

3. 步行过程中呼吸要自然，应尽量注意腹式呼吸的技巧，即做到呼气时稍用力，吸气时自然放松，呼吸节奏与步伐节奏要配合协调，这样才能在步行较长距离时减少疲劳感。

4. 步行时要注意紧张与放松、用力与借力之间相互转换的技巧，也就

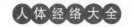

是说，可以用力走几步，然后再借力顺势走几步。这种转换可大大提高步行的速度，并且会感到轻松，节省体力。

5. 步行时，与地面相接触的一只脚要有一个"抓地"动作（脚趾内收），这样有促进脚和腿微循环的作用。

6. 步行快慢要根据个人具体情况而定。研究发现，以每分钟走80~85米的速度连续走30分钟以上时，防病健身作用最明显。

值得注意的是，所谓的"饭后百步走"，只适合那些平时活动较少、长时间伏案工作、形体较胖、胃酸过多的人，这类人饭后散步20分钟，有助于减少脂肪堆积和胃酸分泌，有利于身体健康。而对那些体质较差、体弱多病的人来说，则提倡"饭后不要走"，这些人不但饭后不能散步，就连一般的走动也应减少，最好平卧10分钟。因为胃内食物增加，胃动力不足，此时如果活动就会增加胃的震动，更加重其负担，严重时还会导致胃下垂。

第二章　经络是人体的活地图
——认识经络系统

经络总系统：经脉和络脉

经络实际上是"内连五脏六腑，外连筋骨皮毛"，在人体中纵横交错地形成了一个有机的整体，而身体的气血精微都运行于经络当中。它就像人体内的河流，从大河到小溪，分布于身体不同的位置，所有的脏腑和器官都通过它相互联系。

按照中医的解释，经络实际上分别指两种系统，其中：大的为经脉，就像人体内的环路，连接重要的部位；小的为络脉，仿佛主路旁的辅路，既是对主路的补充，又可以增加细微之处的联系。

经脉又有"正经"和"奇经"之分，正经有十二条，包括手三阴经（手太阴肺经、手厥阴心包经、手少阴心经）、手三阳经（手阳明大肠经、手少阳三焦经、手太阳小肠经）、足三阳经（足阳明胃经、足少阳胆经、足太阳膀胱经）、足三阴经（足太阴脾经、足厥阴肝经、足少阴肾经）。奇经有八条，即任脉、督脉、冲脉、带脉、阴跷脉、阳跷脉、阴维脉、阳维脉，通常称作"奇经八脉"。在奇经八脉中，只有任脉和督脉有独立所属俞穴，其他六脉皆与十二正经共用俞穴，故有人又将任督二脉与十二经合称为"十四经"。

十二正经、奇经八脉是经络系统的两大重要支柱。古人把十二正经比喻成奔流不息的江河，把奇经八脉比喻成湖泊。这样的比喻恰如其分，平时十二正经的气和血奔流不息时，奇经八脉也会很平静地正常运行，而一旦十二正经气血不足流动无力时，奇经八脉这个湖泊储存的"水"就会补充到江河中；反之，十二正经里的气血太多、太汹涌了，湖泊也会增加储备，使气血流动过来，只有这样，人的身体正常功能才会平衡。从医学上来说，奇经八脉对全身经脉实际上起着联络和调节气血盛衰的作用。奇经八脉和十二正经就是要相互间调节、相互配合，才能保证身体的平安无事，就像土地跟大自然的降雨配合才能保证庄稼的收成。

络脉是经脉的分支，有别络、浮络和孙络之分，起着人体气血输布的

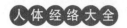

作用。别络是其中最大的部分，别络的名称来源于本经别走邻经之意，十二经脉和任督二脉各自别出一络，加上脾之大络，共计15条，称为十五络脉，分别以十五络所发出的俞穴命名。具有沟通表里经脉之间的联系，统率浮络、孙络，灌渗气血以濡养全身的作用。从别络分出最细小的分支称为"孙络"，它的作用同浮络一样输布气血，濡养全身。在全身络脉中，浮行于浅表部位的称为"浮络"，它分布在皮肤表面。主要作用是输布气血以濡养全身。

这样一分析，人体经络运行图仿佛一张城市道路交通图一样，循行全身。有了这些主干和分支，当然气血就在这些道路上有机地往复循行。一旦经络出现问题，不通畅了，身体里的气血就会出现"堵车"，再严重的话，整个交通也就瘫痪了，人体也就生病了。所以平时我们一定要保持这些道路的通畅，只有这样才能保持健康。

十二正经：流动在身体中的河流

人体的十二经脉又被称为"十二正经"，可以说是经络的主干线，它就像人体中的河流，连接着五脏六腑，并滋养着全身。十二经脉对称地分布于人体的两侧，并分别循行于上肢或下肢的内侧或外侧。每一条经脉分别归于一个脏或一个腑。故十二经脉的名称包括三部分，即手或足经、阴或阳经、脏或腑经，如手太阴肺经。一般来说，手经行于上肢，足经行于下肢；阴经行于四肢内侧而属脏，阳经行于四肢外侧而属腑。

奇经八脉：人体中的湖泊

奇经八脉与十二正经不同，既不直属脏腑，又无表里配合关系，其循行别道奇行，故称奇经。奇经八脉互相交错地循行，对于十二经脉就好像一个湖泊，分别统摄有关经脉气血、协调阴阳的作用。当十二经脉及脏腑气血旺盛时，奇经八脉就能够蓄积多余的气血；人体功能活动需要时，奇经八脉可以渗灌供应气血。

奇经八脉分别为督脉、任脉、冲脉、带脉、阴维脉、阳维脉、阴跷脉、阳跷脉。其中，督脉、任脉、冲脉这三条经脉，同是起源在人体的胞中，就像三胞胎一样，所以称"一源三岐"。但是这个三胞胎各自延伸，每条经脉走行的方向都完全不一样，督脉行于腰背正中，上抵头面；任脉行于胸腹正中，上至颏部；冲脉与十二正经的足少阴肾经一同上行，最后环绕口唇。

除此之外，带脉是所有经脉中最特殊的一个，人体的其他经脉都是纵向的，唯独带脉起于胁下，横向环行腰间一周。阴维脉起于小腿内侧，沿着腿股内侧上行，到咽喉与任脉会合。阳维脉起于足跗外侧，沿着腿膝外侧上行，至颈部后面与督脉会合。阴跷脉起于足跟内侧，随着足少阴等经上行，到目内眦与阳跷脉会合。阳跷脉起于足跟外侧，随着足太阳等经上行，到目内眦与阴跷脉会合，沿着足太阳经上额，到颈后与足少阳经会合。

在奇经八脉中，冲脉、带脉、阴维脉、阳维脉、阴跷脉、阳跷脉六脉俞穴，都寄附于十二经与任脉、督脉之中，只有任、督二脉各有其所属俞穴，因此又与十二经相提并论，合称为"十四经"。

督脉，"督"有总管、统率的意思，督脉总管人体一身的阳气，人体的六条阳经都交汇于此，而督脉又有调节全身阳经气血的作用，所以督脉被称为"阳脉之海"。

任脉为阴脉之海，可濡养周身，又由于任脉跟女子的生育功能有关，有调节月经、孕育胎儿的作用，是人体的生养之本。

十二经别：江河中别行的水道

如果说十二经脉是人体经络河流的主干，那么经别就是主要干道分出去的岔道，但相比于络脉来说，它仍然属于主要干道。十二正经，每条分出一条循行在身体较深部的经脉干线，于是便形成了十二经别。十二经别的循行方式主要是从正经经脉分出后经过躯干、脏腑、头顶等处，最后仍流回到正经经脉中去，在循行过程中除了六阳经的经别均流回原来的阳经去之外，六阴经的经别也均流入与其相表里的阳经去，因此十二经别的主要作用，不仅是作为正经经脉循行的补充径路，而且还可以加强沟通互为表里的阴经与阳经的联系。

十二经别的循行特点，可以用"离、合、出、入"4个字来概括。十二经别多从四肢肘膝关节以上的正经别出（离），经过躯干深入体腔与相关的脏腑联系（入），再浅出体表上行头项部（出），在头项部阳经经另合于本经批脉，阴经的经别合于其表里的阳经经脉（合），由此将十二经别汇合成六组，称为"六合"。

一、一合：足太阳与足少阴经别

1. 足太阳经别：从足太阳经脉的腘窝部分出，其中一条支脉在骶骨下五寸处别行进入肛门，上行归属膀胱，散布联络肾脏，沿脊柱两旁的肌肉到心脏后散布于心脏内；直行的一条支脉，从脊柱两旁的肌肉处继续上行，浅出项部，脉气仍注入足太阳本经。

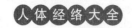

2. 足少阴经别：从足少阴经脉的腘窝部分出，与足太阳的经别相合并行，上至肾，在十四椎（第二腰）处分出，归属带脉；直行的一条继续上行，系舌根，再浅出项部，脉气注入足太阳的经别。

二、二合：足少阳与足厥阴经别

1. 足少阳经别：从足少阳经脉在大腿外侧循行部位分出，绕过大腿前侧，进入毛际，同足厥阴的经别会合，上行进入季胁之间，沿胸腔里，归属于胆，散布而上达肝脏，通过心脏，挟食管上行，浅出下颌、口旁，散布在面部，系目系，当目外眦部，脉气仍注入足少阳经。

2. 足厥阴经别：从足厥阴经脉的足背上处分出，上行至毛际，与足少阳的经别会合并行。

三、三合：足阳明与足太阴经别

1. 足阳明经别：从足阳明经脉的大腿前面处分出，进入腹腔里面，归属于胃，散布到脾脏，向上通过心脏，沿食管浅出口腔，上达鼻根及目眶下，回过来联系目系，脉气仍注入足阳明本经。

2. 足太阴经别：从足太阴经脉的股内侧分出后到大腿前面，同足阳明的经别相合并行，向上结于咽，贯通舌中。

四、四合：手太阳与手少阴经别

1. 手太阳经别：从手太阳经脉的肩关节部分出，向下入于腋窝，行向心脏，联系小肠。

2. 手少阴经别：从手少阴经脉的腋窝两筋之间分出后，进入胸腔，归属于心脏，向上走到喉咙，浅出面部，在目内眦与手太阳经相合。

五、五合：手少阳与手厥阴经别

1. 手少阳经别：从手少阳经脉的头顶部分出，向下进入锁骨上窝。经过上、中、下三焦，散布于胸中。

2. 手厥阴经别：从手厥阴经脉的腋下三寸处分出，进入胸腔，分别归属于上、中、下三焦，向上沿着喉咙，浅出于耳后，于乳突下同手少阳经会合。

六、六合：手阳明与手太阴经别

1. 手阳明经别：从手阳明经脉的肩髃穴分出，进入项后柱骨，向下者走向大肠，归属于肺；向上者，沿喉咙，浅出于锁骨上窝。脉气仍归属于手阳明本经。

2. 手太阴经别：从手太阴经脉的渊腋处分出，行于手少阴经别之前，进入胸腔，走向肺脏，散布于大肠，向上浅出锁骨上窝，沿喉咙，合于手阳明的经别。

经别离入出合表

经别		别，入	胸腹部	出（颈项穴）	合（阳经）
一合	足太阳	入腘中，入肛（承扶）	属膀胱，之肾，散心	出于项（天柱）	足太阳
	足少阴	至腘中，合太阳	至肾，系舌根至十四椎出属带脉		
二合	足少阳	入毛际（维道），入季胁间	属胆，上肝，贯心，夹咽与别俱行	出颐颔中（天容）	足少阳
	足厥阴	至毛际，合少阳三合			
三合	足阳明	至髀，入腹里（气冲）	属胃，散脾，通心，循咽与别俱行，络咽，贯舌本	出于口（人迎）	足阳明
	足太阴	至髀，合阳明四合			
四合	手太阳	入腋	走心，系小肠	出于面（天窗）	手太阳
	手少阴	入腋（极泉）	属心，走喉咙		
五合	手少阳	入缺盆	走三焦，散胸中	出耳后（天牖）	手少阳
	手厥阴	下腋三寸入胸中（天池）	属三焦，循喉咙		
六合	手阳明	入柱骨	走大肠，属肺，循喉咙	出缺盆（扶突）	手阳明
	手太阴	入腋（中府）	走肺，散大肠		

十二皮部：抵御外邪的森林

十二经脉在体表有一定的循行分布范围，与之相应，全身的皮肤也被划分为十二个部分，称为"十二皮部"。故《素问·皮部论》曰："欲知皮部，以经脉为纪考，诸经皆然。"同时，皮部不仅是经脉的分区，也是别络的分区，它同别络，特别是浮络有着密切的关系。所以《素问·皮部论》又曰："凡十二经络脉者，皮之部也。"

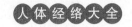

皮部作为十二经脉的体表分区，与经脉和络脉的不同之处在于：经脉呈线状分布；络脉呈网状分布；而皮部则着重于面的划分。其分布范围大致上属于该经络循行的部位，且比经络更为广泛。皮部在体表的分布如下。

手太阴肺经皮部：循手太阴肺经分布于足部、下肢、腹部。

手厥阴心包经皮部：循手厥阴心包经分布于手部、上肢。

手少阴心经皮部：循手少阴心经分布于手部、上肢。

手阳明大肠经皮部：循手阳明大肠经分布于手部、上肢、颈部、足部。

手少阳三焦经皮部：循手少阳三焦经分布于手部、上肢、肩部、颈部。

手太阳小肠经皮部：循手太阳小肠经分布于手部、上肢、肩部。

足阳明胃经皮部：循足阳明胃经分布于足部、胸腹部、颈部、面部。

足少阳胆经皮部：循足少阳胆经分布于足部、下肢、颈部、头部。

足太阳膀胱经皮部：循足太阳膀胱经分布于足部、下肢、腰背部、头部。

足太阴脾经皮部：循足太阴脾经分布于胸腹部、股部、足部。

足厥阴肝经皮部：循足厥阴肝经分布于足部、胸腹部。

足少阴肾经皮部：循足少阴肾经分布于足部、下肢、腹部。

皮部位居人体最外层，是机体的卫外屏障，当外邪侵犯时，皮部就像森林抵御风沙一样，发挥其保卫机体、抗御外邪的功能。当机体卫外功能失常时，病邪可通过皮部深入络脉、经脉以至脏腑。正如《素问·皮部论》所曰："邪客于皮则腠理开，开则邪入客于络脉，络脉满则注入经脉，经脉满则入合于脏腑也。"反之，当机体内脏有病时，亦可通过经脉、络脉而反映于皮部，根据皮部的病理反应而推断脏腑病证，所以皮部又有反映病候的作用。

在临床治疗中，除用药物贴敷等方法治疗皮肤病外，主要是在针灸、按摩治疗中，通过皮部、经脉的接受力学和热学的轻微物理性刺激，从而激发人体经络系统协调阴阳、调整虚实的作用而治疗疾病。无论体针、耳针、足针、面针、头皮针、皮肤针，或者艾灸、拔罐、挑刺、割治、药熨、水浴、蜡疗、泥疗等，都是首先作用于皮部的理疗方法。现代的一些治疗仪也是如此。

十二经筋：被河流滋养的土地

何谓经筋？"经"即十二经脉，"筋"为肌肉的总称。十二经筋是十二经脉之气濡养筋肉骨节的体系，是十二经脉的外周连属部分。经筋具有约束骨骼、屈伸关节、维持人体正常运动功能的作用，正如《素问·痿论》

所曰:"宗筋主束骨而利机关也。"如果说十二经脉地上的十二条河流,那么十二经筋就是被河流滋养的土地。

经筋分布于外周,不入脏腑,有"起"、有"结",数筋结于一处为"聚",散布成片称"布"。十二经筋各起于四肢末端,结聚于关节和骨骼,分布部位与十二经脉的外行部分相类。阳经之筋分布在肢体的外侧,分为手足三阳;阴经之筋分布在肢体的内侧,并进入胸腹腔,但是不联络脏腑,不像经脉有脏腑络属关系,因此,经筋的命名只分手足阴阳而不连缀脏腑名称。其中,手三阳之筋结于头脚,手三阴之筋结于胸膈,足三阳之筋结于目周围,足三阴之筋结聚于阴器。

经筋的分布,同十二经脉在体表的循行部位基本上是一致的,但其循行走向不尽相同。经筋的分布,一般都有在浅部,从四肢末端走向头身,多结聚于关节和骨骼附近,有的进入胸腹腔,但不属络脏腑。其具体分布如下。

一、足太阳经筋

起于足小趾,向上结于外踝,斜上结于膝部,在下者沿外踝结于足跟,向上沿跟腱结于腘部,其分支结于小腿肚(腨外),上向腘内则,与腘部另支合并上行结于臀部,向上挟脊到达项部;分支入结入舌根;直行者结于枕骨,上行至头顶,从额部下,结于鼻;分支形成"目上网"(即上睑),向下结于鼻旁,背部的分支从腋行外侧结于肩髃;一支进入腋下,向上从缺盆出,上方结于耳行乳突(完骨)。又有分支从缺盆出,斜上结于鼻旁。

二、足少阳经筋

起于第4趾,向上结于外踝,上行沿胫外侧缘,结于膝外侧;其分支起于腓骨部。上走大腿外侧,前边结于"伏兔",后边结于骶部。直行者,经季胁,上走腋前缘,系于胸侧和乳部,结于缺盆。直行者,上出腋部,通过缺盆,行于太阳筋的前方,沿耳后,上额角,交会于头顶,向下走向下颌,上结于鼻旁。分支结于目外眦,成"外维"。

三、足阳明经筋

起于第2、第3、第4趾,结于足背;斜向外上盖于腓骨,上结于膝外侧,直上结于髀枢(大转子部),向上沿胁肋,连属脊椎。直行者,上沿胫骨,结于膝部。分支结于腓骨部,并合足少阳的经筋。直行者,沿伏

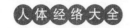

兔向上，结于股骨前，聚集于阴部，向上分布于腹部，结于缺盆，上颈部，挟口旁，会合于鼻旁，上方合于足太阳经筋——太阳为"目上网"（下睑）。其中分支从面颊结于耳前。

四、足太阳经筋

起于大足趾内侧端，向上结于内踝；直行者，络于膝内辅骨（胫骨内踝部），向上沿大腿内侧，结于股骨前，聚集于阴部，上向腹部，结于脐，沿腹内，结于肋骨，散布于胸中；其在里的，附着于脊椎。

五、足少阳经筋

起于足小趾的下边，同足太阳经筋并斜行内踝下方，结于足跟，与足太阳经筋会合，向上结于胫骨内踝下，同足太阴经筋一起向上，沿大腿内侧，结于阴部，沿脊里，挟膂，向上至项，结于枕骨，与足太阳经会合。

六、足厥阴经筋

起于足拇趾上边向上结于内踝之前。沿胫骨向上结于胫骨内踝之上，向上沿大腿内侧，结于阴部，联络各经筋。

七、手太阳经筋

起于手小指上边，结于腕背，向上沿前臂内侧缘，结于肘内锐骨（肱骨内上踝）的后面，进入并结于腋下，其分支向后走腋后侧缘，向上绕肩胛，沿颈旁出走足太阳经筋的前方，结于耳后乳突；分支进入耳中；直行者，出耳上，向下结于下额，上方连属目外眦。还有一条支筋从颔部分出，上下颔角部，沿耳前，连属目眦，上额，结于额角。

八、手太阳经筋

起于和环指末端，结于腕背，向上沿前臂结于肘部，上绕上臂外侧缘上肩，走向颈部，合于手太阳经筋。其分支当下额角处进入，连系舌根；另一支从下颔角上行，沿耳前，连属目眦，上额，结于额角。

九、手少阳经筋

起于示指末端，结于腕背，向上沿前臂外侧，结于肩髃；其分支，绕肩胛，挟脊旁；直行者，从肩髃部上颈；分支上面颊，结于鼻旁；直行的上出手太阳经筋的前方，上额角，络头部，下向对侧下颚。

十、手太阳经筋

起于手拇指上，结于鱼际后，行于寸口动脉外侧，上沿前臂，结于肘中；再向上沿上臂内侧，进入腋下，出缺盆，结于肩髃前方，上面结于缺盆，下面结于胸里，分散通过膈部，到达季胁。

十一、手少阳经筋

起于手中指，与手太阴经筋并行，结于肘内侧，上经上臂内侧，结于腋下，向下散布于胁的前后；其分支进入腋内，散布于胸中，结于膈。

十二、手少阳经筋

起于手小指内侧，结于腕后锐骨（豆骨），向上结于肘内侧，再向上进入腋内，交手太阴经筋，行于乳里，结于胸中，沿膈向下，系于脐部。

十五络脉：流在山谷中的溪水

络脉是由经脉分出行于浅层的支脉，络脉的主干脉被称为别络，共有15条，由手足三阴三阳经在腕踝关节上下各分出一支络脉，加上躯干部任脉之络、督脉之络及脾之大络所组成，故又称十五别络、十五络脉。从别络往下，还会分出许多细小的络脉，被称为孙络，即《灵枢》中所谓的"络之别者为孙"。另外，在全身络脉中，浮行于浅表部位的称为"浮络"，它分布在皮肤表面，其主要作用是输布气血以濡养全身。

十五别络分别以十五络所发出的俞穴命名，其中十二经的别络均从本经四肢肘膝关节以下的络穴分出，走向其相表里的经脉，即阴经别走于阳经，阳经别走于阴经，加强了十二经中表里两经的联系，沟通了表里两经的经气，补充了十二经脉循行的不足。任脉、督脉的别络以及脾之大络主要分布在头身部。任脉的别脉从鸠尾分出后散布于腹部；督脉的别络从长强分出后散布于头，左右别走足太阳经；脾之大络从大包分出后散布于胸胁，分别沟通了腹、背和全身经气。

一、手太阴络——列缺

起始于手腕上部列缺穴两肌肉分歧处，与手太阴经相并而行，散布于手大鱼的边缘部（鱼际），由腕后一寸半（即列缺）处走向手阳明经。此络脉病候分为虚实两证：实证为手掌热；虚证为呵欠，气短，或尿频、遗尿等。

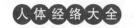

二、手少阴络——通里

起始于腕横纹后1.5（通里）处，由此向上与手少阴经并行于浅层，沿经脉而进入心中，联系舌根部，又联属于眼睛的根部；在掌后1.5（通里）处走向手太阳小肠经。此络脉病候分为虚实两证：实证为胸胁及膈上撑胀不舒；虚证为不能言。

三、手厥阴络脉——内关

在腕横纹后2寸（内关）处，于掌长伸肌腱与拇长伸肌腱之间分出，然后沿着手厥阴经循行部之浅层上行，联系心包络。此络脉病候分为虚实两证：实证为心痛；虚证为头项强直。

四、手太阳络——支正

于腕横纹上5寸（支正）处出来后向内注入于手少阴经；另一支沿手太阳经之浅层上行至肘关节部，再上行络于肩髃穴处。此络脉病候分为虚实两证：实证为肘关节弛缓而不得屈伸，肘关节痿废；虚证为皮肤生赘疣，小的如同指间生的疥结痂。

五、手阳明络——偏历

在腕横纹上3寸（偏历）处分出来后进入手太阴肺经；另一支沿上肢行于手阳明经浅层，上行至肩髃穴处，然后上行至面部颊侧屈曲处，即下颌角部，遍布于下齿中；另一支则入于耳中会合聚集于耳的宗脉。此络脉病候分为虚实两证：实证为龋齿、耳聋；虚证为牙齿寒凉、胸膈气塞不畅等。

六、手少阳络——外关

在腕横纹上2寸（外关）处分出来后向上绕过前臂外侧上行，注入于胸中会合手厥阴经至心包络。此络脉病候分为虚实两证：实证为肘关节部痉挛；虚证为肘关节部纵缓不收，即不能屈。

七、足太阳络——飞扬

在踝关节上7寸（飞扬）处分出后走向足少阴经。此络脉病候分为虚实两证：实证为鼻塞流涕，头背疼痛；虚证为鼻流清涕和鼻出血。

八、足少阳络——光明

在踝关节以上5寸（光明）处分出后走向足厥阴经脉，向下络于足背部。此络脉病候分为虚实两证：实证为厥冷；虚证为痿躄，即筋肉萎缩或萎软无力，坐而不能站起。

九、足阳明络——丰隆

在踝关节上8寸（丰隆）处分出后走向足太阴经脉；另一支沿胫骨外缘上行于同名经脉之浅层，直达头项部，会合诸经脉之气，向下络于喉部。此络脉病候分为气逆及虚实证：气逆，指本络脉之气上逆则喉痹，卒瘖，即喉部诸疾引起气塞不通之症，故常突然音哑；实证为狂证和癫证；虚证为足胫屈伸不得，胫部肌肉枯萎。

十、足太阴络——公孙

在第1跖趾关节后1寸（公孙）处分出后走向足阳明经脉；另一支则沿同名经脉浅层上行直络于肠胃。此络脉病候分气逆及虚实证：气逆，即本络脉厥气上逆时则病发霍乱；实证为肠中切切而痛；虚证则腹部鼓胀。

十一、足少阴络——大钟

从大钟穴由足少阴经脉分出，在踝关节后面绕过足跟后走向足太阳经脉。另一支则与足少阴经相并行于浅层，上行走于心包之下，向外则贯穿腰脊部。此络脉病候分为气逆及虚实证：气逆证则心烦胸闷不舒；实证则小便不通或淋漓不尽；虚证为腰痛。

十二、足厥阴络——蠡沟

在踝关节内侧以上五寸（蠡沟）处分出后走向足少阳经脉；另一支沿着同名经脉的浅层经过胫骨内侧上行至睾丸处，结聚于阴茎。此络脉病候分为气逆及虚实证：气逆证为睾丸肿大，猝然发生疝气病；实证为阴器挺长不收；虚证为阴囊突然瘙痒。当取蠡沟穴治之。

十三、任脉之络——尾翳

由任脉之鸠尾穴上面分出后下行至鸠尾穴后再散络于腹部。此络脉病候分为虚实两证：实证为腹壁皮肤疼痛；虚证为腹壁皮肤瘙痒。

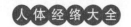

十四、督脉之络——长强

从长强穴处由督脉分出，然后在脊柱两旁肌肉边上上行，直达项部，散络于头上。下面则在肩胛部左右有分支走向足太阳经脉，穿入于脊柱两旁肌肉之内。此络脉病候分为虚实两证：实证为脊柱强直；虚证为头部沉重。

十五、脾之大络——大包

在腋窝部下3寸的渊腋穴（足少阳）下方3寸处分出后散布于胁肋及胸侧。此络脉病候分为虚实两证：实证为全身疼痛；虚证为各关节皆弛缓。

俞穴：运输气血的中转站

俞穴是人体输注气血、反映病候、防治疾病的重要部位。"俞"就是传输的意思，"穴"说明这个部位存在着空隙，所以一般都用"穴位"来称呼。实际上，穴位就是每条经络上最突出的地方，穴位对经络的重要就如同经络对于人体的重要。它位于经脉之上，而经脉又和脏腑相连，穴位、经脉和脏腑之间就形成了立体的联系。当然，穴位就成了这个相互联系的体系中最直接的因素，通过穴位来发现身体存在的问题，更可以利用它们来治疗疾病，保持身体的健康。

按照中医基础理论，人体穴位主要有四大作用：首先，它是经络之气输注于体表的部位；其次，它还是疾病反映于体表的部位，当人体生理功能失调的时候，穴位局部可能会发生一些变化，比如说颜色的变红或者变暗，或者局部摸起来有硬结或者条索状的东西，等等；再者，我们可以借助这些变化来推断身体到底是什么部位出了问题，从而协助诊断；最后，当人体出现疾病的时候，这些穴位还是针灸、推拿、气功等疗法的刺激部位，当然我们也可以用这些穴位来预防疾病的发生。

特定穴：特殊职能的气血运行枢纽

在十四经穴中，有一部分俞穴被称为"特定穴"，它们除具有经穴的共同主治特点外，还有其特殊的性能和治疗作用。根据其不同的分布特点、含义和治疗作用，将特定穴分为"五输穴""原穴""络穴""郄穴""下合穴""背俞穴""募穴""八会穴""八脉交会穴"和"交会穴"等10类。特定穴其实是最常用的经穴，掌握特定穴的有关知识，对发生疾病时选穴具有很重要的指导意义。

经络的标本、根结、气街、四海

经络系统主要是从经络的分布和气血运行等方面来论述人体内脏和体表的相互关系，古代医家通过长期的实践，在认识了经络的分布和气血运行的基础上，总结出了经络俞穴上下内外的对应规律，从而揭示了人体四肢与头身的密切联系，突出了四肢远端的特定穴与头、胸、腹、背俞穴的关系，形成了标本、根结、气街、四海理论。

一、标本

"标本"一词在这里是以树梢（标）和树根（本）来比喻经脉俞穴分布的上下对应关系。"标"代表人体头面胸背部，"本"代表人体四肢下端。十二经脉皆有"标"部与"本"部。根据《灵枢·卫气》所载标本位置，结合相应俞穴列表如下。

十二经脉标本表

经脉	本（部位）	本（俞穴）	标（部位）	标（俞穴）
足太阳	跟以上5寸中	跗阳	两络命门（目）	睛明
足少阳	窍阴之间	足窍阴	窗笼（耳）之前	听会
足少阴	内踝下上3寸中	交信、复溜	背俞与舌下两脉	肾俞、廉泉
足阳明	厉兑	厉兑	颊下、挟颃颡	人迎
足厥阴	行间上5寸所	中封	背俞	肝俞
足太阴	中封前上4寸中	三阴交	背俞与舌本	脾俞、廉泉
手太阳	外踝之后	养老	命门（目）之上1寸	攒竹
手少阳	小指次指之间上2寸	中渚	目后上角、目外眦	丝竹空
手阳明	肘骨中上至别阳	曲池	颜下合钳上	迎香
手太阴	寸口之中	太渊	腋内动脉	中府
手少阴	锐骨之端	神门	背俞	心俞
手厥阴	掌后两筋之间2寸	内关	腋下3寸	天池

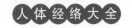

二、根结

"根结"指经气的所起与所归。"根"指根本、开始，即四肢末端的井穴；"结"指结聚、归结，即头、胸、腹部。四肢末端和头、胸、腹又称"四根三结"。根结的分布见下表。

根结分布表

经脉	根（井穴）	结	
太阳	至阴	命门（目）	头
阳明	厉兑	颡大（钳耳）	
少阳	窍阴	窗笼（耳）	
太阴	隐白	太仓（胃）	腹
少阴	涌泉	廉泉	
厥阴	大敦	玉英、膻中	胸

十二经脉的"根"与"本"，"结"与"标"位置相近或相同，意义也相似。"根"有"本"意，"结"有"标"意，"根"与"本"部位在下，皆经气始生始发之地，为经气之所出；"结"与"标"部位在上，皆为经气归结之所。但它们在具体内容上又有所区别，即"根之上有本""结之上有标"，说明"标本"的范围较"根结"为广。"标本"理论强调经脉分布上下部位的相应关系，即经气的集中和扩散，而"根结"理论强调经气两极间的联系。

标本根结的理论补充说明了经气的流注运行情况，即经气循行的多样性和弥散作用，强调了人体头身与四肢的密切联系，为针灸临床中四肢肘膝以下的特定穴治疗远离俞穴部位的脏腑疾病、头面五官疾病，以及"上病下取""下病上取"等提供了理论依据。例如：《针灸聚英·肘后歌》中的"头面之疾寻至阴"的方法，就是上病（结部）取下（根部）之法；睛明配光明治目疾，是足太阳和足少阳标本互配之法。

三、气街

经络理论指出，气街是经气汇集，纵横通行的共同道路。《灵枢·卫气》曰："胸气有街，腹气有街，头气有街，胫气有街。"《灵枢·动输》曰："四街者，气之径路也。"这说明，人体的胸、腹、头、胫部是经脉之气聚集循行的部位。

由于十二经脉的气血都是"上于面而走空窍"，所以《灵枢·卫气》

曰"气在头者，止之于脑"，即脑为头气之街。十二经脉脏腑之气均集聚于胸腹和背脊等部，故曰"气在胸者，止之于膺与背俞，气在腹者，止之于背俞，与冲脉于脐左右之动脉者"，即胸气之街是在膺与背俞（心俞、肺俞等），腹之气街是在冲脉和背俞（肝、脾、肾）。下肢经脉的经气多汇集在少腹气街（气冲）部位，故曰"气在胫者，止之于气街"，即气冲、承山、踝上以下为胫气之街。

气街部位多为"结"与"标"的部位。基于这一理论，针灸临床中可取头身俞穴治疗局部和内脏疾病，还可取头身的部分俞穴治疗四肢病症。例如，风池、风府均为头部穴，可主治头面五官疾病，下腹部的气冲穴主治奔豚、腹痛、阴痿及胎产诸疾。

四、四海

海是百川归聚之所，凡庞大的汇合现象均可以"海"喻之，经络学说认为十二经脉象大地上的水流一样，故称为"十二经水"，十二经内流行的气血像百川归海一样汇集到一定的部位，由此形成了"海"的概念。《灵枢·海论》指出："人亦有四海……胃者水谷之海，其输上在气街，下至三里；冲脉者为十二经之海，其输上在大杼，下出于巨虚之上下廉；膻中者为气之海，其输上在于柱骨之上下，前在于人迎；脑为髓之海，其输上在于盖，下在风府。"所以，可据此并结合中医有关论述归纳"四海"部位及其功能意义如下。

脑为髓海，在头部，为神气的本源，是脏腑、经络活动的主宰。

膻中为气海，在胸部，为宗气所聚之处，推动肺的呼吸和心血的运行。

胃为水谷之海，在上腹部，是营气、卫气生化之源，即气血化生之处。

冲脉为血海，又称十二经之海。冲脉总领十二经气血之要冲，故冲脉为血海。又因冲脉起于胞中，伴足少阴经上行至"脐下，肾间动气者"，为十二经之根本，是原气生发的本源，而原气通过三焦分布全身，是人体生命活动的原动力，故冲脉又为十二经之海。

《灵枢·海论》指出，当四海有余或不足时，就会出现相应的病候，如"气海有余者，气满胸中，悗息面赤；气海不足，则少气不足以言。血海有余，则常想其身大，怫然不知其所病；血海不足，亦常想其身小，狭然不知其所病。水谷之海有余，则腹满；水谷之海不足，则饥不受谷食。髓海有余，则轻劲多力，自过其度；髓海不足，则脑转耳鸣，胫酸眩冒，目无所见，懈怠安卧"等。这时就要取四海中相应的俞穴，调其虚实而治疗，对针灸临床有一定的指导意义。

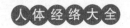
第三章 经脉时辰相对应，养经络一定要顺时而行

子午流注时辰经脉对应原则

我们知道，人体有十二条正经，而与之相对应的，古人又恰恰将一天分为十二个时辰，难道这只是巧合吗？当然不是。中医主张"天人合一"，人体本身作为大自然的一部分，是完全遵循自然规律而形成的。经过研究，古代医学家们发现，人体的气血正是按十二时辰的阴阳消长有规律地流注于十二经脉之中，同时人体各脏腑的功能也会随时间的推移而发生相应的变化，所以人体的十二正经与十二时辰可以说是一一对应的。并且，在此基础之上，形成了子午流注的养生理论。

从字面看，"子午流注"是由"子午"和"流注"组成的，以子午言时间，以流注喻气血。具体地说，"子"和"午"是十二地支中的第一数和第七数，是时间的两个极点，它们分别表示两种相反相成、对立统一的范畴或概念，是我国古代用来计时、标位以及记述事物生长化收藏等运动变化过程或状态的符号。"流""注"两字，乃表示运动变化的概念，"流注"从狭义来说，是形容自然界水的流动转注。《诗经》中的"如川之流，丰水东注"即为此意。这里借用"流注"是指人体经络中气血的流行灌注。顾名思义，子午流注就是时空和运动的统一，是中国古代天人合一理论在传统生命科学上的体现。

可以说，子午流注把人的十二条经脉在十二个时辰中的盛衰规律，有序地联系起来，又通过人体的五脏六腑与十二经脉相配的关系，预测出某脏腑经络的气血在某个时辰的盛或衰，环环相扣，按照气血的盛或衰来进行治病养生，使治病养生都有了更强的针对性，从而达到事半功倍的效果。下面，我们就依据子午流注原理，为大家详细介绍十二时辰与十二经络及脏腑的对应关系。

一、子时（23点至1点）

子时胆经旺，胆汁需要新陈代谢。人在子时入眠，胆方能完成代谢。

"胆有多清，脑有多清"。凡在子时前入睡者，晨醒后头脑清新、气色红润。反之，日久子时不入睡者面色青白，易生肝炎、胆囊炎、结石一类病症。

二、丑时（1点至3点）

丑时肝经旺，养血。"肝藏血"。人的思维和行动要靠气血的支持。废旧的血液需要淘汰，新鲜血液需要产生，这种代谢通常在肝经最旺的丑时完成。《素问·五脏生成》曰："故人卧血归于肝。"此时安静入眠，血液大量回肝，肝内血液充足，肝经旺盛，可维护肝的疏泄功能，使之冲和条达，充分发挥解毒滤过的作用。此时熟睡，胜过其他时间。如果丑时不入睡，肝还在输出能量支持人的思维和行动，就无法完成新陈代谢，所以丑时久不入睡者，面色青灰，情志倦怠而易躁怒，易生肝病。

三、寅时（3点至5点）

寅时肺经最旺，将肝贮藏解毒的新鲜血液输送到百脉。《素问·经脉别论》曰："脉气流经，经气归于肺，肺朝百脉，输精于皮毛。"血的运行要依赖气的推动，肺主呼吸，调解着全身的气机，此时肺经旺盛，有助于肺气调节和输布血液运行全身。所以人在清晨面色红润，精力充沛，迎接新的一天到来。

四、卯时（5点至7点）

卯时大肠经旺，有利于排泄。"肺与大肠相表里"。寅时（上一个时辰）肺经最旺，肺将充足的新鲜血液布满全身，紧接着促进大肠经进入兴奋状态，吸收食物中的水分与营养，排出渣滓。此时可多饮水使大肠充分吸收水分，促进排泄；排泄结束后，可做提肛运动，有利于治疗便秘、痔疮、脱肛等病。

五、辰时（7点至9点）

辰时胃经旺，有利于消化。此时胃部吸收营养的能力增强，需要进食吸收充足的营养，也正是人们进食早餐的时间。所以说，早餐要吃好。

六、巳时（9点至11点）

巳时脾经旺，有利于吸收营养、生血。"脾主运化，脾统血"。脾为气血生化之源，与胃统称为后天之本，是消化、吸收、排泄的总调度，又是人体血液的统领。脾经旺盛时可运化水谷，升清化浊，为身体提供气血营

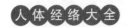

养。"脾开窍于口，其华在唇"。脾的功能好，消化吸收好，气血充盈，唇色红润。

七、午时（11点至13点）

午时心经旺，有利于周身血液循环。《素问·痿论》曰"心主身之血脉"，"心主神明，开窍于舌，其华在面"。心经旺盛，推动血液运行，养神、养气、养筋。此时是气血运行的最佳时期，不宜剧烈运动，应在午时小憩片刻，宜于养心，可使下午乃至晚上精力充沛。

八、未时（13点至15点）

未时小肠经旺，有利于吸收营养。《素问·灵兰秘典论》曰："小肠者，受盛之官，化物出焉。"这是说小肠接收经胃初步消化的食物，并进一步泌别清浊，把水液归于膀胱，糟粕送入大肠，将水谷化为精微。小肠经在未时对人一天的营养进行消化吸收。

九、申时（15点至17点）

申时膀胱经最旺。膀胱贮藏水液和津液，水液排出体外，津液循环在体内。若膀胱有热可致膀胱咳，即咳而遗尿。申时人体温较热，阴虚的人尤为突出，在这个时间滋肾阴可调此证。

十、酉时（17点至19点）

酉时肾经最旺。"肾藏生殖之精和五脏六腑之精。肾为先天之根"。经过申时的人体泻火排毒，肾在酉时进入贮藏精华的时辰。肾阳虚者酉时补肾阳最为有效。

十一、戌时（19点至21点）

戌时心包经最旺。"心包为心之外膜，附有脉络，气血通行之道。邪不能容，容之心伤"。心包是心的保护组织，又是气血通道。心包戌时兴旺可清除心脏周围外邪，使心脏处于完好状态。心发冷者戌时补肾阳；心闷热者戌时滋心阴。

十二、亥时（21点至23点）

亥时三焦经最旺。三焦是六腑中最大的腑，有主持诸气、疏通水道的作用。亥时三焦通百脉。人如果在亥时睡眠，百脉可休养生息，对身体十分有益。可惜现代人能做到的很少，亥时百脉皆通，所以可以用任何一种进行调理。《灵枢》曰："经脉流行不止，与天同度，与地同纪。"

子时：照顾好胆经是最好的进补

胆经是人体循行线路最长的一条经脉，它从人的外眼角开始，沿着头部两侧，顺着人体的侧面向下，到达脚的第4、第5趾，几乎贯穿全身。胆经的当值时间在子时，也就是夜里23点到凌晨1点这段时间。经常熬夜的人都有体会，到夜里11点钟的时候，觉得很有精神，还经常会觉得有点饿，其实这就是胆经当令，阳气开始生发了。然而，我们一定要注意，不要觉得这个时候精神好就继续工作或者娱乐。

《灵枢·营卫生会》曰："夜半为阴陇，夜半后而为阴衰。"夜半就是子时，阴陇即阴气极盛。也就是说，在子时人体的阴气最盛，过了子时阴气开始转衰，阳气开始生发，正所谓"日入阳尽，而阴受气，夜半而大会，万民皆卧，命曰合阴"。阳主动，阴主静，此时最需要安静，安静就是要熟睡。不过，很多此时还未睡觉的人可能会觉得特别精神，其实这不是自己的精神特别好，而是阳气生发的表现。这时候，如果不睡觉的话，阳气就生发不起来，阳气无法生发，阴气必然也无法收藏，阴阳失调带来的只能是身体疾病丛生，难得安宁。所以，要想获得健康，在这之前就应该收起自己的心情，平静下来，准备入睡，这样才能与自然界秋收、冬藏的规律相适应。

事实上，我们大家都知道，23点之前上床睡觉对身体有利，但能做到的人却寥寥无几。说到底，还是不明白过了这个时间不睡觉到底对身体有多大的伤害。人们常说，万物生长靠太阳，其实人也一样，靠的就是阳气的温煦保护。阳气在中医术语里又被称为"卫气"，即保护人体的卫士。阳气不足，表现在脏腑上就是肾阳

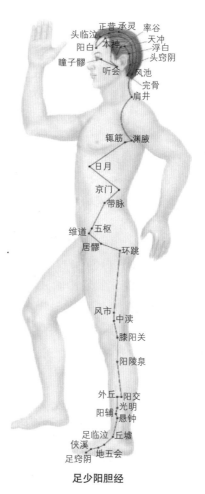

足少阳胆经

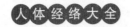
虚，脾阳虚，身体气血淤滞不前，对食物的运化能力不足，整个身体处于一种阴暗潮湿的环境当中，湿浊内聚，疾病丛生，连性格都会变得"内有忧愁暗恨生"，而23点之前不睡觉就是对阳气最大的伤害。

当然，23点之前睡觉这个说法还不太准确，应该是得在23点的时候进入相对沉睡的状态。如果你入睡非常容易，倒下3分钟就能睡着，那么不妨在22：55上床；而如果你需要半个小时才能睡着，那么就得在22：30之前上床了。有的人觉得夜里工作质量是最高的，知道了上面的道理，你还会用人体最宝贵的东西——健康来换工作吗？如果你曾经有熬夜的习惯，而知道其中的危害之后想要改正，不妨根据自己的情况定一个固定时间，每天一到这个时间就上床，慢慢就会把这个坏毛病调整过来了。

然而，现代社会生活压力大，有人经常失眠，到晚上该睡觉的时候，反倒精神亢奋，怎么也睡不着，即使能睡一小会儿也是不停地做梦，很累很痛苦，更不用说养住阳气。其实这多是由于心肾不交造成的，心属火，肾属水，水火不相容，也就是说你的体内水和火正在交战、对峙，而火占了上风，扰动着你的头脑，让你处于兴奋的状态，自然睡不着，所以治疗这种失眠应该是让肾水上去，让你平静下来，才会有良好的睡眠。

造成失眠的原因也可能是晚饭吃得太多，元气和气血都用来消化食物了，没有充足的阳气和丰盈的气血，人是肯定睡不好的。所以，晚上一定要少吃，不要消耗过多的阳气，这样才能保证睡眠。除此之外，还可以拍胆经。由于子时已经睡觉了，拍胆经的时间可以提前一些。胆经在人体的侧面，拍的时候从臀部开始一直往下就可以了，每天拍够三百下。

丑时：养肝经如同养护树木

足厥阴肝经有14个穴位，从下往上走，起于大脚趾内侧的指甲缘，向上到脚踝，然后沿着腿的内侧向上，在肾经和脾经中间，绕过生殖器，最后到达肋骨边缘止。肝经和肝、胆、胃、肺、膈、眼、头、咽喉都有联系，所以虽然循行路线不长，穴位不多，但是作用很大，可以说是护卫我们身体的大将军。

凌晨1～3点是肝经值班的时间，这个时段是肝脏修复的最佳时间，我们的思维和行动都要靠肝血的支持，废旧的血液需要淘汰，新鲜血液需要产生，这种代谢通常在肝脏气血最旺的丑时完成，而且这个时候人体的阴气下降，阳气上升，所以我们一定要配合肝经的工作，好好地休息，让自己进入深度睡眠的状态，只有这样才能够使肝气畅通，让人体气机生发起来。另外，虚火旺盛的人在这个时候熟睡，还能够起到降虚火的作用。

肝经出现问题，人体表现出来的症状通常是：腹泻、呕吐、咽干、面色晦暗等。《黄帝内经》认为肝是将军之官，是主谋略的。一个人的聪明才智能否充分发挥，全看肝气足不足。而让肝气充足畅通，就要配合肝经的工作。有些人经常会失眠，这可能就是肝经出问题了。中医里讲心主神、肝主魂，到晚上的时候这个神和魂都该回去的，但是神回去了魂没有回去，这就称"魂不守神"，解决办法就是按摩肝经，让魂回去。

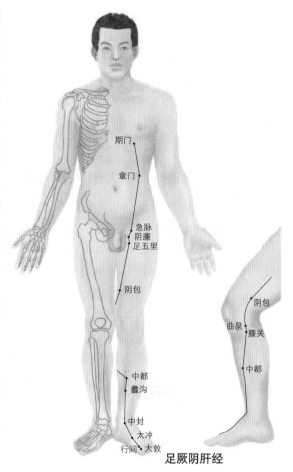

足厥阴肝经

按摩肝经最好的时间是肝经当值的时候，也就是在肝经气血最旺的时候，这个时候人体的阴气下降，阳气上升。但是，我们又不可能在凌晨1～3点的时候起来按摩肝经，怎么办呢？我们可以在19～21点的时候按摩心包经，因为心包经和肝经属于同名经，所以在19～21点时按摩心包经也能起到刺激肝经的作用。

在现实生活中，有些人喜欢看电视看到很晚，甚至到了夜里一两点都不睡觉，事实上，这是非常伤肝血的，久而久之，各种疾病就会找上门来。在《黄帝内经》中有"五劳"之说："久视伤血，久卧伤气，久坐伤肉，久立伤骨，久行伤筋。"其中，"久视伤血"是指"肝开窍于目"而"肝受血而能视"。事实上，不仅是看电视，看书、看报纸也一样，如果人们习惯于长时间地全神贯注看书读报，而且也不配合适当的休息与身体活动，或没有得到睡眠等因素的调节，久而久之，可导致血虚证等。精、气、神全力贯注的"视"，本身也是一种艰苦的劳动。在日常学习、工作和生活中，由于久视而缺乏活动常会出现面白无华或萎黄或自觉头晕眼花

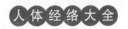

等血虚证，实是"久视伤血"之理也。

那么，我们应该如何应对呢？当然就是要"适视养血"了。如果我们适当地看些有益的书籍、画报、电视以及山水风景等，可以使自己的精神愉快，心情舒畅，脾胃健运，食欲旺盛，血液生化也就充盛。这就是"适视养血"的道理。对于电视迷们来说，看电视必须有节制，不能长时间地看电视，尤其不看电视不能到丑时。持续看电视1小时，需要让眼睛休息、看远处10分钟左右。每天看电视时间累计不宜超过4小时。

寅时：娇生惯养的肺经可以这样养

手太阴肺经是人体非常重要的一条经脉，它起于胃部，向下络于大肠，然后沿着胃口，穿过膈肌，属于肺脏；再从肺系横出腋下，沿着上臂内侧下行，走在手少阴、手厥阴经之前，下向肘中，沿前臂内侧桡骨边缘进入寸口，上向大鱼际部，沿边际，出大指末端。它的支脉交手阳明大肠经。

凌晨3~5点，也就是我们所说的寅时，这时候肝经已经"下班"了，轮到肺经当令了。在中医当中，肺经是非常重要的，人体各脏腑的盛衰情况，必然会在我们的肺经上有所反映。另外，我们身体的经脉是从肺经开始的，正月也是从寅时开始的，这就告诉我们一年真正的开始是寅时。我们知道，人体的气机都是顺应自然的，所以寅时也正是阳气的开端，是人从静变为动的一个转化的过程，此时需要有一个深度的睡眠。

我们知道，肺是人体最娇贵的脏器，因此有人又称之为"娇脏"。《素问·宣明五气》曰："五脏所恶……肺恶寒。"肺既为娇脏，又"恶寒"，所以当寒邪自口鼻皮毛而入时，肺首当其冲。在凌晨3点多的时候，肺经开始值班，开始输布身体的气血，而此时已经到了后半夜，寒邪下注，室内暑湿上蒸，二者相交在一起，这时

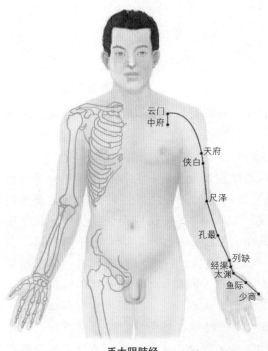

手太阴肺经

寒气就很容易从呼吸系统进入肺部，进而侵入人体，导致人体经脉阻滞、气血不通，出现腹部疼痛、呕吐、不思饮食、腹泻等症状。

因此，我们一定要在寅时保护好自己的肺，使之不受到寒气侵袭。这就要求我们在睡觉前一定要关好门窗，即使要用空调或电扇，也一定要事先调好时间，确保它在凌晨3点之前关掉。但如果天气太热，让人无法入睡怎么办呢？这时可以先将空调打开，然后在入睡前冲个澡。冲完澡后立即上床，并将空调关掉。此时温度较低，人也会很快入睡，等到温度回升时，基本上就已经睡熟了。另外，洗澡也可以起到养肺的功效。因为皮毛为肺的屏障，洗浴可促进气血的循环，使肺与皮肤的气血流畅，从而达到润肺、养肺的目的。

我们已经知道，早上3～5点是肺经当令的时段，是需要深度睡眠的，但很多老年人这时会莫名其妙地醒来，然后很长一段时间翻来覆去睡不着，这是怎么回事呢？很多人可能觉得，人老了，睡不好觉很正常。真是这样吗？《灵枢·营卫生会》曰："老者之气血衰，其肌肉枯，气道涩，五脏之气相搏，其营气衰少而卫气内伐，故昼不精，夜不瞑。"意思很明显，老年人气血衰弱，肌肉得不到足够的滋养，从而导致气道滞涩，五脏之气耗损，对内供养不足，对外抵抗力下降，于是晚上难以入眠。

在寅时，肺经的布输气血，而如果气血不足的话，就会影响到某些器官气血的正常流通。而我们知道，身体是有自愈功能的，为了使这个器官不至于因气血不足而受到损伤，只好让你醒过来了。那么，这个时候我们应该怎么办呢？中医有"津血同源"的说法，所以此时可练练"赤龙绞海"法，即可化生气血，又可益肺，对肾脏也很有好处，可谓一举多得。

"赤龙搅海"功法如下：

1. 舌舔上腭：闭目冥心，舌尖轻舔上腭，调和气息，舌端唾液频生。当津液满口后，分3次咽下，咽时要汩汩有声，直送丹田。如此便五脏邪火不生，气血流畅，百脉调匀。

2. 赤龙搅海：舌在口腔内舔摩内侧齿龈，由左至右、由上至下为序画两个9圈；然后，舌以同一顺序舔摩外侧齿龈两个9圈；共计36圈。此法固齿，健脾胃，轻身，祛病。

3. 鼓漱华池：口唇轻闭，舌在舌根的带动下在口内前后蠕动。当津液生出后要鼓漱有声，共36次。津液满口后分3次咽下，并用意念引入丹田，此谓"玉液还丹"，即玉液灌溉五脏，润泽肢体。

4. 赤龙吐芯：抬头闭口，然后突然把口张大，舌尖向前尽量伸出，使舌根有拉伸感觉。在舌不能再伸长时，再用力把舌缩回口中并闭口。如此

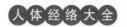

一伸一缩，面部和口舌随之一紧一松，共做9次。每天次数不限。此法不但利五脏养颜面，尤其可平滑前颈部皱纹。

卯时：只有大肠经通了肠道才通畅

　　手阳明大肠经起自示指桡侧（挨着拇指的一侧）顶端，沿着示指桡侧上行，经过第1、第2掌骨（示指、拇指延伸到手掌的部分）之间，进入两筋（跷起拇指出现的两条明显的肌腱）之中，向上沿前臂桡侧进入肘外侧（曲池），再沿上臂前外侧上行，至肩部（向后与脊柱上的大椎穴相交，然后向下进入锁骨上窝，络肺脏，通过膈肌，属大肠）。其分支从锁骨上窝走向颈部，通过面颊，进入下齿槽，回过来夹口唇两旁，在人中处左右交叉，上夹鼻孔两旁（迎香）。

　　卯时，气血运行到大肠经，大肠经的功能在这时最兴奋。大肠的主要功能是传化糟粕，这很好理解，大肠接受小肠的食物残渣，吸收多余的水分，形成粪便。就是在早上的5～7点，大肠的蠕动在一天中这个时候是最快的，于是人产生了便意，理所当然应该排出；如若没有便意，也不妨在马桶上坐坐，久而久之，便会形成一种条件反射，每天一到这个时候就会有排便的欲望。相反的话，如果你早上起来，不按时"蹲坑"的话，不养成按时排便的习惯，长此以往，就会便秘，肚子里的残渣毒素不能及时排出，导致肥胖及各种不健康的状态。跟大肠经关系密切的五官有：脸、下牙、鼻子。一些脸上黄褐斑的人，通常会伴随便秘，因为大便不通，体内的垃圾、毒素就不能正常排出体外，就会堆积，这样与大肠经关系密切的地方就成了体内之毒淤积的首选，于是人会长黄褐斑、痤疮、雀斑、酒渣鼻。

　　所以，我们应该经常敲打大肠经，使大肠经的气血保持通畅，这样大肠的功能正常，才能排便正常，才清除体内的毒素、

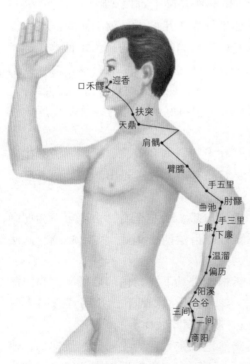

手阳阴大肠经

垃圾。大肠经很好找，只要把左手自然下垂，右手过来敲左臂，一敲就是大肠经。拍打手阳明大肠经，手握空拳（微握拳，不必太用力），从手腕开始，沿着大肠经的行经路线从下往上敲（因为大肠经的气血行走方向是从下往上、从手走头的）。坐在椅子上，右臂弯曲伸向左侧，把手放在左侧大腿上，然后用左手从手腕开始往上去拍打，经肘部，直到肩部，拍到的就是大肠经，站着也可以，右臂自然下垂，同样的方法，左手握空拳拍打右臂，拍打的手法不要太重，一只手拍打6分钟即可，然后换手，用右手拍打左臂，一定要把整条经都拍到了。敲时有酸胀的感觉，敲到曲池穴时多敲一会儿，曲池穴就在大肠经上肘横纹尽头的地方。

什么时候敲打大肠经比较好？气血的循行在十二时辰里面各有旺衰，大肠经对应卯时，也就是早上的5~7点敲打大肠经最好，一般有早起习惯的人可以做到，如果没有早起的习惯，那就往下推2个时辰，在同名经经气旺的时候进行敲打，也就是足阳明胃经旺时，辰时，也就是上午7~9点。

每天坚持拍打大肠经一次，保持大肠经气血的旺盛通畅，这样你的身体内外的很多健康问题都能迎刃而解。首先，大肠经通畅了，排泄功能正常，身体就不会堆积太多垃圾废物，也不会给身体留下太多毒素，脸上不会长各种斑点，各脏器不被毒素侵袭，保持健康，预防衰老。而且对于整天操作电脑的办公室白领或整天忙于机械操作的师傅来说，拍打大肠经还有一个最现实的好处，可以缓解或消除手臂的酸胀疼痛，这样身体的痛苦解决，心情也会变得愉悦。

辰时：胃经"瓜分"食物的最佳时刻

足阳明胃经是人体经络中分支最多的一条经络，有两条主线和四条分支，主要分布在头面、胸部、腹部和腿外侧靠前的部分。它起于鼻旁，沿鼻上行至根部，入于目内眦，交于足太阳膀胱经；沿鼻外侧下行至齿龈，绕口唇，再沿下颌骨出大迎穴；上行耳前，穿过颌下关节，沿发际至额颅。它的支脉从大迎穴下行，过喉结入锁骨，深入胸腔，穿过横膈膜，归属胃，并与脾相络。它的另一支脉直下足部二趾与中趾缝，此支又分两支，一支自膝膑下三寸分出，下行至中趾外侧，一支从足背分出，至拇趾内侧，交足太阴脾经。

胃经在辰时当令，就是早晨的7~9点之间，一般这段时间大家都非常忙碌，赶着去上学、上班，但是不管多忙，早饭都一定要吃好，而且最好是在这段时间吃。因为这个时候太阳升起来了，天地之间的阳气占了主导

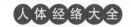

地位，人的体内也是一样，处于阳盛阴衰之时，所以，这个时候人就应该适当补阴，食物属阴，也就是说应该吃早饭。事实上，这个时候吃早饭最能提升胃气了。

金代名医李杲在他的《脾胃论》中提出"人以胃气为本"，就是强调胃气在人体生命活动中的重要作用。胃主消化吸收食物的功能，把食物转换成我们人体所需要的营养和能量。胃是人体能量的发源地。在中医的藏象学说中，常以脾升胃降来概括整个消化系统的功能活动。胃气的通降作用，不仅作用于胃本身，而且对整个六腑系统的消化功能状态都有重要影响，从而使六腑都表现为通降的特性。胃与其他的腑，一通则皆通，一降则皆降。在中医学中，对小肠将食物残渣下传于大肠，以及大肠传化糟粕的功能活动，也用胃的通降来概括，将大便秘结也列入胃失通降之症。因此，胃之通降，概括了胃气使食糜及残渣向下输送至小肠、大肠和促使粪便排泄等的生理过程。

清晨7~9点这段时间，人体才经过一夜的时间，消耗了大量的体力能量，非常需要在这段时间补充足够的食物以备一天之用，所谓"一天之计在于晨"，一天的早晨是人体阳气升发的时刻，如果没有食物的及时补充，胃气的正常升降，人体的阳气升发不了，就会出现精神萎靡，就像没睡好觉一样，工作效率低下，反应迟钝，人体的各项功能都不能兴奋起来，所以辰时补充食物是非常必要的。再说，如果不吃早饭，胃在这个时候会分泌胃酸，没有食物消化，胃酸就腐蚀人体的胃壁，长此以往就会造成消化道溃疡。所以按时

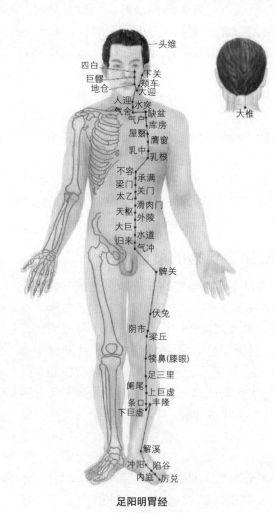

足阳明胃经

按量吃早餐是非常必要的。那么，早餐应该怎么吃，吃什么呢？

早餐应该吃"热食"，才能保护胃气。因为早晨的时候，身体各个系统器官还未走出睡眠状态，这时候你吃喝冰冷的食物，会使体内各个系统出现挛缩、血流不畅的现象。也许刚开始吃喝冰冷食物的时候，不会觉得胃肠有什么不舒服，但日子一久或年龄渐长，你会发现皮肤越来越差，喉咙老是隐隐有痰、不清爽，或是时常感冒，小毛病不断。这就是因为早餐长期吃冷食伤了胃气，降低了身体的抵抗力。

有些人清早五六点钟起床，早餐也吃得很早。其实，起床后先喝水，到7点以后再吃早餐比较好。其原因有二：一是在夜间的睡眠过程中，大部分器官都得到了充分休息，唯独消化器官仍在消化吸收晚餐存留在胃肠道中的食物，到凌晨才真正进入休息状态。如果早餐吃得过早，就会影响胃肠道的休息；二是经过一夜睡眠，从尿、皮肤、呼吸中消耗了大量的水分，早晨起床后体内处于一种生理性缺水的状态。因此，人们不必急于吃早餐，而应先饮一杯温开水。这样既可以纠正生理性缺水，对器官也有洗涤作用，有助于改善器官功能。

总之，早饭应该是享用热稀饭、热燕麦片、热羊乳、热豆花、热豆浆、芝麻糊、山药粥等，然后再配着吃蔬菜、面包、三明治、水果、点心等，就足够了。

巳时：脾经在尽责地进行食物大分解

上午9~11点，这个时候是脾经当令。脾主运化，指早上吃的饭在这个时候开始运化。如果把胃比作一口锅，吃了饭要消化，那就靠火，把脾胃里的东西一点点消化掉。那么脾是什么呢？脾的右边是一个卑鄙的"卑"，就像古代的一个烧火的丫头，在旁边加点柴，扇点风，这些东西都会补充到人的身体里。

脾经的循行路线是从大脚趾末端开始，沿大脚趾内侧脚背与脚掌的分界线，向上沿内踝前边，上至小腿内侧，然后沿小腿内侧的骨头，与肝经相交，在肝经之前循行，上股内侧前边，进入腹部，再通过腹部与胸部的间隔，夹食管旁，连舌根，散布舌下。

脾经不通时，人体会表现为下列症状：身体的大脚趾内侧、脚内缘、小腿、膝盖或者大腿内侧、腹股沟等经络线路会出现冷、酸、胀、麻、疼痛等不适感；或者全身乏力、疼痛、胃痛、腹胀、大便稀、心胸烦闷、心窝下急痛等。

比如有的人得了糖尿病，就是脾脏不好，因为胰岛素和脾都是相关

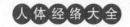

的。还有重症肌无力的问题，不要小瞧它，到了老年的时候，每个人都有一些这样的症状，都有点肌无力。有些人年轻的时候是大三角眼，老了就是小三角眼了，这就是脾虚弱的现象。

以上症状都可以从脾经去治，最好在脾经当令的时候按摩脾经上的几个重点穴位：太白、三阴交、阴陵泉、血海等。上午9~11点正处于人体阳气的上升期，这时疏通脾经可以很好地平衡阴阳。在日常饮食上也要注意多吃清淡的食物，不暴饮暴食，以减轻脾经的负担。

太白穴是脾经的原穴，按揉或者艾灸此穴，对脾虚症状如全身乏力、食欲不佳、腹胀、大便稀等脏腑病有很好的作用，也可以补后天之本，增强体质。太白穴在脚的内侧面，大脚趾骨节后下方凹陷处，脚背脚底交界的地方。

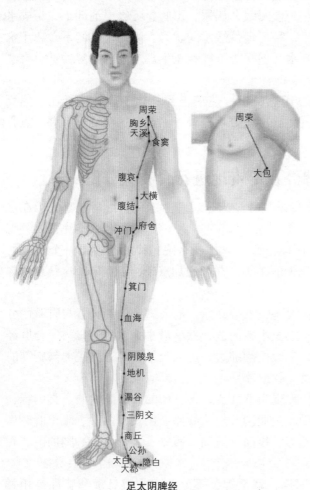

足太阴脾经

三阴交，又名女三里，只要是妇科病，如痛经、月经不调、更年期综合征、脚底肿胀、手脚冰冷等，刺激这个穴位都能有效，所以有人称它为妇科病的万灵丹。月经开始前5~6天，每天花1分钟刺激本穴，远比生理痛时再刺激有效。

人们常说，吃早餐不会发胖，这也和脾主运化有关，如果人体脾的运化功能好的话，就可以顺利地消化和吸收。"巳"在月份对应四月，阳气已出，阴气已藏，山川万物一片葱茏，这是一个利于吸收营养和生血的时刻。

脾主一身的肌肉，很多思虑过度的人也特别瘦，所以古代人讲心宽体胖，人心特别宽的话，就特别放松，浑身长的都是肉，因此不要思虑过度。现在小孩子老被逼着学习，不让他活动，就变成虚胖，有的小孩身体越来越差，这也和脾有关。

人体自身的脾需要运动，而我们的肌肉也需要运动。在属相里，巳和蛇相对应，蛇在古代就是大蚯蚓，它有钻土的能力，它能够把土地疏松，所以脾就是具有这种功能的。脾经当令时，适合理家或读书，如果不需要上班，那么到户外去晒晒太阳也是不错的选择。

午时：养心经，就是养护自己的生命

在古代的计时方法当中，我们最熟悉的莫过于子时和午时，如古代的练子午功、睡子午觉，但因为子时正当半夜，我们一般都处于梦乡之中，所以相对来说，我们对"如日中天"的午时会更为熟悉。

午时，就是正午太阳走到天空正中的时候，又称日中、日正、中午等，即中午11点至下午1点，是心经当令时间，也是人体气血阴阳交替转换的一个临界点。以人体气的变化来说，阳气是从半夜子时开始生，午时阳气最亢盛，午时过后则阴气渐盛，子时阴气最为旺盛，所以人体阴阳气血的交换是在子、午两个时辰。明清年间名医陈士铎认为，心经有热则咽干，心经有邪则肋痛、手臂痛、掌中热痛，心脉痹阻则心痛，心经与心紧密相连，养护心经是生死攸关的大事。因此，午时一定要养好心经。

心经起始于心中，出属于心脏周围血管等组织（心系），向下通过横膈，与小肠相联络。它的一条分支从心系分出，上行于食管旁边，联系于眼球的周围组织（目系）；另一条支脉，从心系直上肺脏，然后向下斜出于腋窝下面，沿上臂内侧后边，行于手太阴肺经和手厥阴心包经的后面，下行于肘的内后方，沿前臂内侧后边，到达腕关节尺侧豌豆骨突起处（锐骨骨端），入手掌靠近小指的一侧，沿小指的内侧到指甲内侧末端。

《黄帝内经》提及，当心经异常时，反映到人体的外部症状包括：心胸烦闷、疼痛、咽干、口渴、眼睛发黄、胁痛、手臂一面靠小指侧那条线疼痛或麻木、手心热等。经常在上午11点到下午1点之间敲心经就可以缓解这些症状，还可以放松上臂肌肉，疏通经络。另外，点揉和弹拨心经上的重点穴位，还可以改善颈椎病压迫神经导致的上肢麻木等，还有治疗失眠的功效。

午时养心经，最好的方法就是睡午觉了。明朝太医刘纯曰："饭后小憩，以养精神。"午睡对消除疲劳、增进健康非常有益，是一项自我保健措施。尤其在夏天，日长夜短，晚上往往又很闷热，使人难以入睡，以致睡眠时间不足，白天工作常常会感到头昏脑涨精神不振，容易疲劳，午睡能起到调节作用。

午睡虽然可以帮助人们补充睡眠，使身体得到充分的休息，增强体力、消除疲劳、提高午后的工作效率，但午睡也需要讲究科学的方法，否则可能会适得其反。

1. 午饭后不可立即睡觉。刚吃完饭就午睡，可能引起食物反流，使胃液刺激食道，轻则会让人感到不舒服，严重的则可能产生反流性食管炎。因此，午饭后最好休息20分钟左右再睡。

2. 午睡时间不宜过长。午睡实际的睡眠时间达到十几分钟就够了；习惯睡较长时间的，也不要超过一个小时。因为睡多了以后，人会进入深度睡眠状态，大脑中枢神经会加深抑制，体内代谢过程逐渐减慢，醒来后就会感到更加困倦。

3. 午睡最好到床上休息，理想的午睡是平卧，平卧能保证更多的血液流到消化器官和大脑，供应充足氧气和养料，有利大脑功能恢复和帮助消化吸收。不少人习惯坐着或趴在桌上午睡，这样会压迫身体，影响血液循环和神经传导，轻则不能使身体得到调剂、休息，严重的可能导致颈椎病和腰椎间盘突出，现在越来越多二三十岁的年轻人，因为睡眠习惯不佳而导致这方面的疾病。专家建议，应该养成在需要休息时上床睡觉的习惯。对于实在没有条件又需要午睡的白领，至少也应该在沙发上采取卧姿休息。

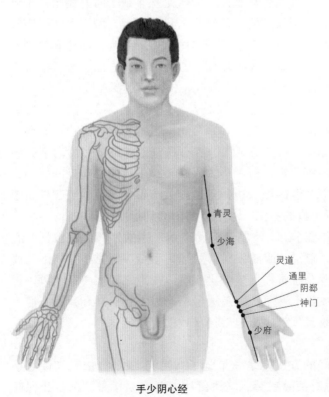

手少阴心经

此外，午睡之后，要慢慢起来，适当活动，可以用冷水洗个脸，唤醒身体，使其恢复到正常的生理状态。午睡之后要喝果汁，这是补充维生素的时候。这就是养生家说的："小憩之后喝果汁，以滋血脉。"不要图省事买果汁喝，要自己动手压榨水果。最安全又好喝的水果汁，是梨和苹果等量压榨而成。

未时：充分调动小肠经泌别清浊的功能

手太阳小肠经的循行路线与大肠经比较相似，只是位置上要比大肠经靠后，从作用上来讲也没有大肠经那么广。它从小指的外侧向上走，沿着胳膊外侧的后缘，到肩关节以后向脊柱方向走一段，然后向前沿着脖子向上走，到颧骨，最后到耳朵。

未时，即下午1~3点，是小肠经当令。小肠是食物消化吸收的主要场所，如果生活中不注意，造成小肠消化功能与吸收功能分别或同时减损的话，就会出现肠腔内一种或多种营养物质不能顺利透过肠黏膜转运进入组织而从粪便中过量排泄，引起营养缺乏的一系列症状群。所以，千万不要只顾工作而忘了对小肠的养护。

另外，小肠经与心经相表里，里就是阴，表就是阳，阴出了问题，阳也会出问题，反之亦然。因此，心脏的病最初往往会通过小肠经表现出来，而从小肠经表现出来的心病也可以从小肠经把它治回去。生活中，有些人一到下午2点多就脸红、心跳。心在五行中属火，没有火不行，但过犹不及，心火烧太大也不行，心火太大脸上就会异常地发红，下午两三点脸色发红就是心火亢盛，以致上行外散的一个表现。对此，教给大家自我一个调治的方法，那就是刺激小肠

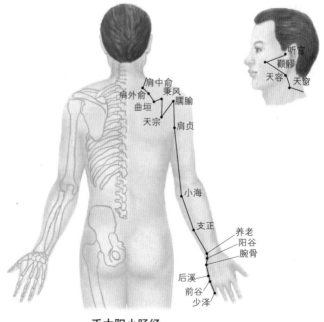

手太阳小肠经

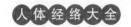

经上的两个要穴——后溪和前谷。

后溪和前谷是小肠经上前后相邻的两个穴位。后溪穴在两手感情线的末端，手掌和手背皮肤的交界处；顺着小肠经的这条线再往前（小指方向）一点，在尺骨茎突与三角骨之间的小窝里就是前谷穴了，找的时候可以把手微握拳，在小指掌指关节横纹外侧端就是，与后溪穴平行。这两个穴位的位置比较特殊，都在手掌的"侧棱"上，可以采用"切菜式"来刺激它，也可以用筷子头或是笔帽点按，每次每个穴位50下，两手上的穴位都要刺激，每天1～2次，其中1次必须在症状发作时的下午两三点钟。因为这个时间正是小肠经气血最旺、功能最好的时候，所以治疗的效果也最好。一般连续治疗一周以上情况就会得到明显的缓解。

通常情况下，人们吃过午饭以后，精神状态就开始走下坡路，特别是下午的两三点钟，即便是中午睡了午觉，整个精力状况也不及早上，并且常常会感到工作很累，全身困乏。尤其对长期使用电脑或是长时间伏案工作的朋友来说，这时候最爱出现脖子、肩膀酸痛，胳膊沉重没劲儿的状况。为什么颈肩和胳膊在这时候会这么敏感，感觉这么强烈呢？

因为按照中医的经络气血循行理论，下午的1～3点是小肠经当班主时，在这段时间里小肠经的气血最为充足。而小肠经的行走路线刚好是沿着手臂经过肩膀，交会于督脉的大椎穴，主线继续往下走，而支脉则沿着脖颈，往上到达面部。

这其实是一种好现象，因为它说明你经络里的气血还比较足，有力量去冲撞、疏通淤阻的地方。如果气血已经非常虚弱无力了的话，那么问题可能就不是这么简单了。虽然这是好现象，但它给我们的感觉毕竟是酸痛，是不舒服，甚至会影响我们的工作。

在这里，告诉你一个安全、有效、省时、省钱的妙招，就是敲小肠经。首先，沿着手三阳经按揉、推捋和拿捏。因为手三阳经的走向是从手到头，循行的路线经过颈肩部，所以循经按揉拿捏可以很好地疏通这些经的经气，放松沿行的肌肉等软组织，消除肌肉的僵硬感。其次，可以点揉穴位：曲池有通经活络的作用；然后就是肩井，按压肩井可以很好地缓解颈肩部的肌肉紧张；还有天宗，点揉天宗能够放松整个肩胛部的紧张感和疲劳感。如果方便的话，最好两个人再相互推一下背部，基本上是沿着足太阳膀胱经的循行路线由一侧从上往下推，然后从对侧从下向上按摩，力量可以由轻到重。注意从上往下推时力量可以加重，从下往上按摩时力量一般不需太大。这样反复操作5分钟左右，就能感觉到整个背部有一种温热感直透到皮下，肌肉紧张造成的酸痛感觉很快就消失了。

申时：多喝水，让膀胱经保持持久活力

在中医里，膀胱经号称太阳，是很重要的经脉，它起于内眼角的睛明穴，止于足小趾尖的至阴穴，交于足少阳肾经，循行经过头、颈、背、腿、足，左右对称，每侧67个穴位，是十四经中穴位最多的一条经，共有一条主线，三条分支。本经俞穴可主治泌尿生殖系统、精神神经系统、呼吸系统、循环系统、消化系统的病症及本经所过部位的病症。例如：癫痫、头痛、目疾、鼻病、遗尿、小便不利及下肢后侧部位的疼痛等症。

因为膀胱经经过脑部，而申时膀胱经又很活跃，这使得气血很容易上输到脑部，所以这个时候不论是学习还是工作，效率都是很高的。古语就说"朝而授业，夕而习复"，就是说在这个时候温习早晨学过的功课，效果会很好。如果这个时候出现记忆力减退、后脑疼等现象，就是膀胱经出了问题，因为下面的阳气上不来，上面的气血又不够用，脑力自然达不到。也有人会在这个时候小腿疼、犯困，这也是膀胱经的毛病，是阳虚的相，很严重。

《黄帝内经》中提及：膀胱经有问题人会发热，即使穿着厚衣服也会觉得冷，流鼻涕、头痛、项背坚硬疼痛，腰好像要折断一样疼痛，膝盖不能弯曲，小腿肚疼，股关节不灵活，癫痫、狂证、痔疮都会发作，膀胱经经过的

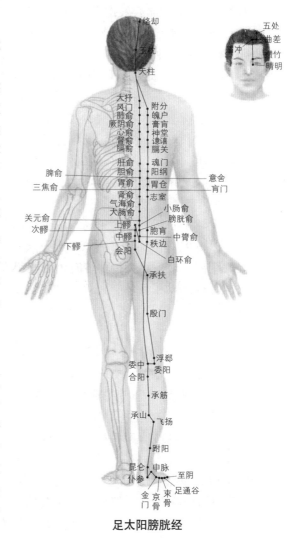

足太阳膀胱经

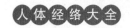

部位都会疼痛，足小趾也不能随意运动。缓解这些症状就要经常在申时刺激膀胱经，但是膀胱经大部分在背部，所以自己刺激时，应找一个类似擀面杖的东西放在背部，然后上下滚动，这样可以有效刺激相关穴位，还能放松整个背部肌肉。也可以在脊柱两旁进行走罐，对感冒、失眠、背部酸痛的疗效很好。在头部，循着膀胱经的循行路线用手模仿梳头动作进行刺激，能够很好地缓解头昏脑涨。

申时（下午3～5点）由膀胱经"当班"，是身体的新陈代谢的一个高峰。我们知道，膀胱能够排泄尿液，使人体日常的主要废物通过尿液排出，是一个名副其实的排泄通道，如果这时候能多喝点水冲一冲身体的这个"排泄管道"，那就能有效排出体内的毒素，有益于身体的健康。但值得注意的是，我们喝水应该以单纯的白开水为主，或是淡茶水（少放一点茶叶），千万不要把各种饮料、啤酒、牛奶等当开水喝，因为这些的东西可能表面上看起来具有一定的利尿作用，实际上是在给肾脏、膀胱增加负担。

另外，膀胱经的有效范围很广，因为膀胱经与很多脏腑有联系，而且因为它分布在后背上有两条直线，线上分布着所有背俞穴，这些穴和脏腑本身的分布位置相对应，是脏腑器官的反应点，就像现在耳穴足疗的反射区一样，调节脏腑的作用很好。那什么时候刺激膀胱经最好呢？足太阳膀胱经的气血申时最旺，即下午3～5点，这时如果能按摩一下，把气血给疏通了，对人体是很有保健作用的。

这里，为大家介绍一个简单易行的锻炼膀胱经的方法：面对着墙壁，做下蹲起立的练习。初练时可离墙稍远，随着腰背力量的增加，逐渐缩短足尖与墙的距离，最后足尖抵住墙时仍然能蹲起自如。每天坚持做10分钟即可，这样不仅运动了身体，还可达到了培补膀胱经阳气，使身体精力充足的目的。

酉时：让我们的肾经从容贮藏脏腑精华

肾经起于足小趾之下，交于足底心及脚内侧，绕过内踝，沿着小腿及大腿的最内侧，上行至脊骨的最底部，并进入体内，与肾联系，出于盆骨，沿着腹部上行至胸上方（内锁骨处）。另一支脉则在体内从肾上行至肝、横膈膜、肺、喉咙直至舌根部。此外，另一小支脉从肺部分出，与心及心包相连接。

酉时（17～19点）是肾经当令的时段。人体经过申时泻火排毒，肾在酉时进入贮藏精华的阶段。肾脏的最重要的功能是藏精，这里的精就是精华的意思，即人体最重要的物质基础。肾经是人体协调阴阳能量的经脉，也是维持体内水液平衡的主要经络。酉时养肾，最主要的就是"藏"，即休息、收敛。此时应在工作之后稍事休整，不宜有太强的运动量，也不适宜大量喝水。此时对于肾功能有问题的人而言，在这个时候按摩肾经的穴位，效果最为明显。

　　酉时是下班的时间，我们应该养成下班之前喝一杯水的习惯，这样可以在身体的排泄高峰值后，在对肾脏和膀胱进行一次清理，从而大大降低残留的毒素对肾脏和膀胱的危害。酉时正是吃晚饭的时间，老年人最好是在17点半之前把晚饭吃完，饮食宜清淡。下午5～7点，是肾经最旺的时候，肾阳虚的患者在此时服药效果最好。18点左右，正是肾经气血最旺、功能最稳定的时候，此时开始锻炼，有利于促进饮食的消化吸收，增强脾胃的功能，防止肠胃疾病的发生。特别要注意的是，冬季室内外温差较大，在外进餐后不宜立即出去，否则容易引起风寒头痛，还会增加心脏的供血负担。因此，饭后应坐下来休息一下，20～30分钟以后再开始活动。此外，饭后不要立即饮水，最好饭后半小时再饮水。

　　下面这套强肾健身操，最适合酉时肾经当令时锻炼。它有补肾、固精、壮腰膝、通经络的作用，只要长期坚持，必然能够补足肾气、健康长寿。其方法如下：

　　1. 端坐，两腿自然分开，与肩同宽，双手屈肘侧举，手指伸向上，与两耳平。然后，双手上举，以两肋部感觉有所牵动为度，随后复原。可连续做3～5次为一遍，每天可酌情做3～5遍。做动作前，全身宜放松。双手上举时吸气，复原时呼气，且力不宜过大、过猛。这种动作可活动筋骨、畅达

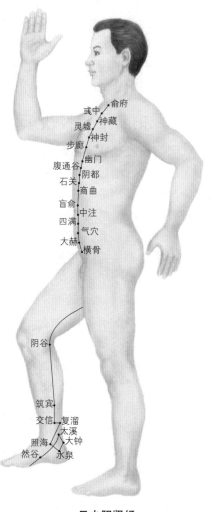

足少阴肾经

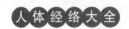

经脉，同时使气归于丹田，对年老、体弱、气短者有缓解作用。

2. 端坐，左臂屈肘放两腿上，右臂屈肘，手掌向上，做抛物动作3～5遍。做抛物动作时，手向上空抛，动作可略快，手上抛时吸气，复原时呼气。此动作的作用与第一动作相同。

3. 端坐，两腿自然下垂，先左右缓缓转动身体3～5次。然后，两脚向前摆动10余次，可根据个人体力，酌情增减。做动作时全身放松，动作要自然、缓和，转动身体时，躯干要保持正直，不宜俯仰。此动作可活动腰膝，益肾强腰，常练此动作，腰、膝得以锻炼，对肾有益。

4. 端坐，松开腰带，宽衣，将双手搓热，置于腰间，上下搓磨，直至腰部感觉发热为止。此法可温肾健腰，腰部有督脉之命门穴，以及足太阳膀胱经的肾俞、气海俞、大肠俞等穴，搓后感觉全身发热，具有温肾强腰、舒筋活血等作用。

5. 双脚并拢，两手交叉上举过头，然后，弯腰，双手触地，继而下蹲，双手抱膝，默念"吹"但不发出声音。如此，可连续做10余遍。

戌时：心包经快乐才能更好地护心强身

手厥阴心包经是从心脏的外围开始的，到达腋下三寸处，然后沿着手前臂中间的中线，经过劳宫穴止于中指。晚上19～21点，也就是我们所说的戌时，是心包经当令。这个时候，我们拨心包经可以保脏腑平安，还可做一些轻微的活动，然后安眠。

心包是中医的概念，西医中并没有心包这个概念。从名称可以看出，心包经与心脏是有一定关联的，其实心包就是心脏外面的一层薄膜。心为君主之官，是不能受邪的。因此当外邪侵犯时，心包就要挡在心的前面首当其冲，"代心受过，替心受邪"。所以，很多心脏上的毛病都可以归纳为心包经的病。如果没有原因的感觉心慌或者心脏似乎要跳出胸膛，这就是心包受邪引起的，不是心脏的病。

《灵枢·邪客》曰："诸邪之在于心者，皆在于心之包络。"这句话告诉我们，心包经可保护心脏，使其不受外邪侵入；如有外邪侵入，心包经则首当其冲掩护心脏。因此，心包经的另一个重要功能就是代心受邪。如果有危险出现，心包经就会保护心脏不受伤害，挡住危险。心包经代心行事，代心受邪。因此，心脏病最先表现在心包经上，心包经之病称"心中澹澹大动"，患者会感到心慌。

有时心包经受邪但不会马上出现问题。初期可能只是心里发慌甚至一点症状都没有，但长期下去，就会发为心脏病、冠心病等。有些人常感到胸闷或心跳加快，这往往就是心脏病前兆，如果再不好好休息，大问题就会出现，如果已经到了心脏病、冠心病的阶段，想把心脏功能恢复如前，就不大可能了。

所以我们要提前对心脏进行保养，保养心脏，那戌时可以说是最佳的时候了。戌时心包经当令，此时心包经的气血最盛，这个时候按揉心包经，效果会更好，这个时候预防心脑血管方面的疾病，会有事半功倍的效果。但按揉心包经不要在晚饭后立刻就做，那反倒会影响气血的运行，最好在饭后半小时施行最好。

戌时是保健的好时候，要保持心情愉快，关键是不要生气，晚餐不宜油腻过饱，饭后散步，或者此时家人聚在一起，心平气和地聊聊天，可以缓解压力，保持心情舒畅。在此时敲打、按摩心包经，可缓解压力，促进血液循环。

除此之外，戌时最好能用热水泡泡脚，中国有"凉脚先伤心""养树需护根，养人需护脚""热水洗脚，胜吃补药"等说法，可见热水泡脚的保健功效。用热水泡脚，不但可以促进脚部血液循环，降低局部肌张力，而且对消除疲劳、改善睡眠大有裨益。《黄帝内经》认为，足部是足三阴经、足三阳经的起止点，与全身所有脏腑经络均有密切关系，用热水泡脚，有调整脏腑功能、增强体质的作用。生活中，有些人习惯在泡脚时把脚泡得通红，并以为水温越高，效果越好。而事实上，泡脚水不能太热，以40℃左右为宜，感觉上不要太烫。泡到要发汗，还没有出汗的时候停止，效果最好，可以去寒气，通经络，活血化瘀。泡脚还有个实际的好处就

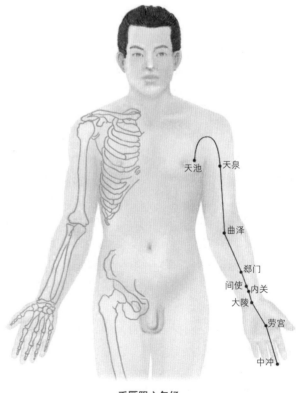

手厥阴心包经

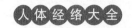

是睡觉时候不怎么会感到冷，所谓脚暖心不寒。

泡脚时要用高一些的桶来泡，通过热力来放松脚上以及小腿处的经络，使血液循环加快，改善心脑等器官的供血，而随着热力的不断增加，就会微微出汗，可以疏通经络，排出体内的寒气和废物，调节体温，降虚火。另外，血液循环的改善，对血压有非常明显的双向调节作用。所以建议大家忙碌了一天后，一定要花上半个小时的时间给身体放松、调节。不要小看这半个小时，只要天天坚持，仅泡脚这一项保健方法就能使你强身健体。

亥时：大军汇集三焦经，身体开始全面休整

三焦是一个找不到相应脏腑来对应的纯中医的概念，用通俗的话来说，三焦就是人整个体腔的通道。古人把心、肺归于上焦，脾、胃、肝、胆、小肠归于中焦，肾、大肠、膀胱归于下焦。按照《黄帝内经》的解释，三焦是调动运化人体元气的器官，负责合理地分配使用全身的气血和能量。具体说来，三焦的功能有两方面：一是通调水道，二是运化水谷。

三焦经主要分布在上肢外侧中间、肩部和头侧部。循行路线是：从无名指末端开始，沿上肢外侧中线上行至肩，在第七颈椎处交会，向前进入缺盆，络于心包，通过膈肌。其支脉从胸上行，出于缺盆，上走颈外侧，从耳下绕到耳后，经耳上角，然后屈耳向下到面颊，直达眼眶下部。另一支脉，从耳后入耳中，出走耳前，与前脉交叉于面部，到达眼外角。

晚上的21：00～23：00是亥时，此时三焦经经气最盛。亥时又称"人定"，是人一天十二时辰中最后一个时辰，这是因为在古代，人们在这个时候已经停止活动，准备睡觉了，所以称人定时分。此时夜已经很深了，应该是上床休息的时候了。现代研究表明，从亥时之初也就是21点开始，是人体细胞休养生息、推陈出新的时间。而且在亥时三焦可通百脉，在亥时睡眠，百脉就会得到休养生息，对人的身体是十分有益的。

亥时还是我们身体阴阳和合的时段，三焦经此时通百脉。这个时候，是性爱的黄金时刻，其实也是通过男女的交合，身体完成阴阳和合的这个过程。中医虽然讲究保精忌色，房事不能过度，但是身体健康的情况下，和谐的性爱会令人身心欢愉，激发生机，有益无害。那什么时间过性生活最好呢？

我们传统的中医认为最好是在22：00，中医的理由上面已经说了就是为了达到阴阳和合，这是因为下一个时辰就是胆经当令，应该是熟睡养阳

的时候，22：00进行性爱，到下一个时辰开始的时候，人体就已经处于熟睡状态了，可以养住阳气。这也体现了中医看问题的一种思想，他们不是孤立地看问题，头痛医头、脚痛医脚，而是认为天地、阴阳、万物之间都是相互联系的整体，需要互相配合，才能和谐，所以人什么时候该睡觉，什么时候该吃饭，什么时候过性生活也都是有讲究的，不能随着性子乱来，否则就会伤害身体。

性爱的本质是由爱自然生出的繁衍本能，两个相爱的人，只有彼此倾心交谈后，才能获得最佳的性爱体验。其实在古代养生中，戌时是交流的时间，也就是性爱的前奏时间。两个人在此时很好地交流，在亥时进行和谐的性爱，既能得到身体上的满足，心灵上也会很愉悦的。这样的氤氲之时在一团祥和气氛下，那么在此时受孕，是再合适不过的，可以说是受孕的绝佳时间。现代人生活压力大，由于各种原因，男女喝酒、吸烟的比例很高，如果双方准备要孩子的话，一定要注意戒烟限酒，不醉酒入房，保持正常健康的生活节律，这样才能生出健康的宝宝。

当然，在亥时刺激三焦经效果也是最好的。其方法为：用大拇指沿着三焦经走向按揉对侧三焦经，速度不宜太快，手上要稍微用力，以有酸麻胀痛的感觉为度，每侧来回按揉3次。或直接一手握拳，敲击三焦经，这

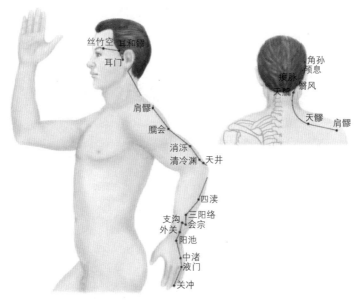

手少阳三焦经

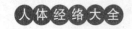

样力度会更大些，刺激量也大，临床经验表明，这种敲击的效果甚至优于针灸的效果，敲击的效果也要以经络有酸麻胀痛的感觉为度，每侧来回敲击3次。以上两种方法不仅能调节全身体液循环、增强免疫力，还能刺激大脑皮质、放松神经，改善头痛、目痛、咽喉痛、出汗等身体不适症状。

第四章　自愈有道，曙光在前
——打通经络常用方法

推拿法：作用皮肤，通经活络，手到病除

推拿是医者用双手在患者身体上施加不同的力量、技巧和功力刺激某些特定的部位来达到恢复或改善人体功能、促使病情康复的一种方法。推拿者运用推、拿、按、摩、揉、捏、点、拍等形式多样的手法，用双手作用于患者的体表、受伤的部位、特定的俞穴、疼痛的地方，以期达到疏通经络、推行气血、扶伤止痛、祛邪扶正、调和阴阳的疗效。

推拿作为"以人疗人"的方法，属于现在所崇尚的自然疗法的一种。然而，推拿本身却是有着数千年历史的古老疗法，有学者赞之为"元老医术"。在古代，推拿曾被称为"摩挲""按跷""按摩"等。由于推拿的方法简便无副作用，治疗效果良好，几千年来在我国不断得到发展、充实和提高。尤其是近几十年来，由于西医学习中医，开办中医学院，对中医事业的发展和提高起到了巨大的作用。近年来，一些科研机构又开始对推拿机制进行研究，取得了一些成绩，这对推拿又是一个很大的促进。

一、推拿常用手法

从古至今流传下来的推拿手法有很多种，如今从实际操作的角度来说，按摩主要分为以下几种手法。

1. 按法：医者或以拇指罗纹面，四指间罗纹面，或以手掌的阴面，或以单掌、双掌的掌根部，附在某穴位上，由轻到重地上下掀压或旋转，即为按法。按法可细分为指按法、掌按法、肘按法等。

2. 摩法：医者用手掌的掌面或四指的指前第1节的指面附着在一定的穴位上，以腕关节连同前臂作环形的移动摩擦，为摩法。摩法分为指摩法和掌摩法两种。

3. 推法：医者用大拇指的指端或罗纹面部分着力于一定的穴位上，其余四指成握拳状，或由内向外推出，或由下向上、由上向下、由左向右、由右向左推出，此为推法。推法可分为指推、掌推、肘推和分推等手法。推的时候，施力要稳，要柔和。

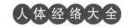

4. 揉法：医者用手掌面或掌根、掌指、掌背、小鱼际按压在体表部位，根据患者病情的轻重程度，作顺时针或反时针方向揉动，此为揉法。揉法有中指揉法、大鱼际揉法和旋揉法等。

5. 滚法：医者用手背的小指外侧部分或小指、环指、中指的掌指关节突起部分着力，附在患者一定的部位上，通过腕关节伸屈和前臂旋转的复合运动，持续不断地作用于被按摩的部位上，速度稍快。

6. 捻法：医者以拇指和示指第1节的罗纹面做对称性的捻动，如捻线状，力量使用要均匀，动作要缓和，此法为捻法。

7. 分法：医者以单手或双手大拇指的罗纹面紧贴于患者一定的部位，作上下或左右的缓缓移动。并根据病情进行轻重缓急的刺激，此为分法。

8. 搓法：医者以双手的全掌面，扶住患者一定的部位，以指、掌面带动皮肉作均匀快速地、上下左右地搓揉，并来回盘旋，使被操作的部位的气血调和，筋络舒松，此为搓法。

9. 摇法：医者用双手托住或握住所摇的关节的两端作环旋摇动，以加强关节处的活动能力，在初摇动时医者的手法宜轻、宜缓，摇动的幅度须在生理范围内进行，并由小到大，由轻到重，由慢到快。

10. 击法：医者或以手指、指尖或握成空拳，有节奏地叩击某部位的肌肉，同时根据病情的轻重缓急决定所击的次数与轻重。也可以用掌侧击、掌心击。此为击法。

11. 拿法：用单手或双手的拇指与示指、中指两指，或拇指与其他四指指面着力，作相对用力，在一定的穴位或部位上进行有节律的提拿揉捏为拿法。

12. 刮法：拇指屈曲，用指甲（也可用硬币、匙等代替）在病变部位作单方向的匀速刮动的手法为刮法。

二、推拿的补与泻

生活中，很多人经常会做推拿，但是，总感觉没什么具体的效果，对身体不适也没有什么具体的缓解作用。这是怎么回事呢？其实，很简单，那是因为所选用的操作方法不正确。下面，我们从补与泻的角度来具体分析一下推拿的操作方法。

（一）轻为补、重为泻

在推拿的时候，手法轻能活跃各大脏腑的生理功能，而手法重则会抑制各脏腑的生理功能。

（二）慢为补、快为泻

推拿的时候，手法频率较快的话，没过多久，被推拿的这一块皮肤就会感到热辣辣的，这就是血液循环加速的表现，对应的是泻；而使用慢的柔和手法时，手部摆动的幅度小，压力轻，能益气活血，所以是补。

（三）循经推为补，逆经推为泻

经络是根据一定的方向循行向的。一般说来，向心为补，离心为泻。当顺着经络的循行方向推拿按摩的时候是补，逆着经络循行的方向做推拿时就是泻。

（四）作用时间长的弱刺激为补，作用时间短的强刺激为泻

这一点与手法轻重的补泻原理是相同的，所以就不赘述了。

总而言之，根据疾病的性质来选择推拿的部位，根据患者的病情和体质来采用不同的推拿手法、刺激力度以及时间等是推拿疗法养生祛病的关键所在。

三、推拿常用介质

在推拿过程中，介质不仅可以起到润滑作用，还兼具药物功效。常用的润滑介质有滑石粉、爽身粉、润肤油等。现在，在临床使用时一般有单方和复方供医者选择。

（一）常用单方

1. 滑石粉：性甘、淡、寒，有清热利窍，渗湿润燥的作用，常用于小儿推拿的摩擦类手法和夏季用于出汗部位，可以保护医患者的皮肤，有利于手法的施行。

2. 葱姜汁：将葱白和生姜捣碎取汁使用，也可将葱白和生姜切片，浸泡于75%乙醇溶液中使用，能加强温热散寒的作用，常用于冬春季节及小儿虚寒证。

3. 凉水：即洁净的自来水或凉开水，有清凉肌肤和退热的作用，常用于外感热证。

4. 芝麻油：即食用芝麻油，在使用擦法时局部涂抹少许麻油，可以加强手法的透热作用而提高疗效，常用于刮痧疗法中。

5. 蛋清：有清凉去热、化积消食作用，常用于小儿外感发热、消化不良等症。

6. 白酒：适用于成人推拿（乙醇过敏者禁用），有活血祛风，散寒止痛，通经活络的作用，对发热患者尚有降温作用，一般用于急性扭挫伤，并常用于治疗风寒湿痹和慢性劳损。

7. 木香水：取少许木香，用开水浸泡，待凉后去渣使用，有行气、活血、止痛的作用。常用于急性扭挫伤及肝气郁结导致的两胁疼痛等症，用

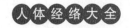

于擦法、揉法等。

8. 薄荷酊：用5%薄荷脑5克，浸入75%乙醇溶液100毫升内配制而成。具有温经散寒、清凉解表、清利头目和润滑的作用，常用于治疗小儿虚寒性腹泻以及软组织损伤，用于擦法、按揉法可以加强透热效果。

（二）常用复方

1. 按摩乳：市售常用外用药物，为多种药物组成，主要作用为舒筋通络，活血化瘀，消肿止痛。

2. 红花油：为骨伤科常用，主要成分有桃仁、红花等，常用于治疗寒痹、痛痹等。

3. 冬青膏：由冬青油、薄荷脑、凡士林和少许麝香配制而成，具有温经散寒和润滑的作用，常用于治疗小儿虚寒性腹泻及软组织损伤。

另外，医生在给患者选择推拿介质时还要注意，要根据患者所患病症以及其年龄进行选择，比如小儿肌肤娇嫩，在给小儿选择介质时机要选择刺激性小的，免得伤害了小儿的肌肤。

四、推拿宜忌症状

中医认为，推拿疗法也并非万能的，其可以治疗一定的病症，但也有一些病症或患者是不适用此疗法的。下面，就来具体介绍推拿疗法的适应证和禁忌证（患者）。

（一）适应证

1. 内科疾病：比如感冒、胃脘痛、胃下垂、胆绞痛、呃逆、便秘、腹泻、肺气肿、哮喘、高血压、冠心病、眩晕、昏厥、阳痿、面瘫、失眠、神经性偏头痛、自主神经功能紊乱、臂丛神经损伤、坐骨神经痛、中风后遗症等。

2. 伤科疾病：比如颈椎病、落枕、颈肩综合征、肩关节周围炎、急性腰扭伤、慢性腰肌劳损、第三腰椎横突综合征。各种常见关节脱位如下颌关节脱位等，四肢关节扭伤如肩关节扭挫伤等。以及退行性脊柱炎、类风湿关节炎、指部腱鞘炎等。

3. 五官科疾病：比如近视、视神经萎缩、慢性鼻炎、慢性咽炎、急性扁桃体炎、耳鸣、耳聋等。

4. 妇产科疾病：比如急性乳腺炎、月经不调、痛经、闭经、带下病、产后缺乳、产后耻骨联合分离征、妇女绝经期综合征、慢性盆腔炎、子宫脱垂等。

5. 儿科疾病：比如脑性瘫痪、咳嗽、发热、顿咳、泄泻、呕吐、疳积、佝偻病、夜啼、遗尿、脱肛、肌性斜颈、小儿麻痹后遗症、臂丛神经损伤、斜视、桡骨小头半脱位等。

（二）禁忌证（禁忌患者）

1. 诊断不明确的疾病。

2. 烧伤、烫伤。

3. 各种恶性肿瘤。

4. 有出血性疾病者。

5. 皮肤有局部化脓、感染等。

6. 酒后神志不清者，精神病者。

7. 严重的原发性高血压、高热发热者。

8. 有严重心脏病、脑病、肺病、肾病者。

9. 妇女月经期，孕妇的腹部、腰部、髋部。

10. 年老体弱、病重、极度衰弱经不起推拿者。

11. 诊断不明确的急性脊柱损伤或伴有脊髓症状者。

12. 各种急性传染病、胃或十二指肠溃疡病急性穿孔者。

13. 各种骨折、骨结核、骨髓炎、严重的老年性骨质疏松症者。

了解了推拿的适应证和禁忌证，希望大家在以后的实际应用中可以做到有的放矢，更好地对症施治，早日恢复健康。

五、推拿注意事项

虽然说，相对针灸等其他中医疗法来说，推拿治疗各种疾病是比较安全可靠的，但是，做推拿时还是必须要注意一些问题，以免导致不良反应及意外出现。

1. 推拿前术者要审证求因，明确诊断，全面了解患者的病情，排除推拿禁忌证。

2. 推拿前患者要排空大、小便，穿好舒适的衣服，需要时可裸露部分皮肤，以利于推拿。

3. 推拿前术者一定要修剪指甲，不戴戒指、手链、手表等硬物，以免划破患者皮肤，并注意推拿前后个人卫生的清洁。

4. 推拿时术者要随时调整姿势，使自己处在一个合适松弛的体位上，从而有利于发力和持久操作。同时也要尽量让患者处于一个舒适放松的体位上，这样有利于推拿治疗的顺利进行。

5. 推拿时术者要保持身心安静、注意力集中，从而在轻松的状态下进行推拿，也可以同时放一些轻松的音乐。

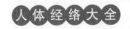

6. 推拿时术者用力不要太大，并注意观察患者的全身反应，一旦出现头晕、心慌、胸闷、四肢冷汗、脉细数等现象，应立即停止推拿，采取休息、饮水等缓解措施。

7. 为了避免推拿时过度刺激施术部位暴露的皮肤，可以选用一些皮肤润滑剂如爽身粉、推拿按摩膏、凡士林油等，推拿时涂在施术部位的皮肤上，然后进行推拿。

8. 急性软组织损伤局部疼痛肿胀较甚、瘀血甚者，宜选择远端穴位进行操作，病情缓解后再进行局部操作。

9. 患者过于饥饿、饱胀、疲劳、精神紧张时，不宜立即进行推拿。

10. 推拿时要保持一定的室温和清洁肃静的环境，既不可过冷，也不可过热，以防患者感冒和影响推拿的效果。

11. 推拿后，患者如感觉疲劳可以休息片刻，然后再做其他活动。

12. 推拿的1个疗程以10～15次为宜，疗程之间宜休息2～3天。

艾灸法：荧荧焰火起膏肓，温通经络护腑脏

艾灸疗法历史悠久。数千年来，历代医家和劳动人民在与疾病作斗争的过程中，积累了大量利用艾灸疗法治疗疾病的临床经验，使灸疗逐步形成了理论系统。由于灸法成本低廉，操作方便，其适应证又很广，疗效显著且无副作用，即可驱除疾病，又能强身健体，数千年来深受广大人民群众的喜爱。

艾灸疗法具体起源于何时已无证可考，但因其用火，所以可追溯到人类掌握和利用火的旧石器时代。火的使用让人们认识到，用火熏烤或烧伤身体的某些部位，可以减轻或治愈某些病痛。于是，远古的先民就采取用火烧灼身体固定部位的方法治疗疾病，灸法从此也就产生了。后来，又经通过不断实践，人们最终选用既易点燃又具有药理作用的艾草作为灸疗的主要材料，于是又将这种方法称为艾灸。

艾灸疗法作为我国医学的重要组成部分，自古以来也一直对世界医学有着深远影响，公元541年和公元562年，针灸先后传入朝鲜和日本，后又传入亚洲其他国家和欧洲。迄今为止，全世界已有100多个国家和地区将我国的艾灸疗法作为解除患者病痛的治疗方法之一。作为我国的医学瑰宝，艾灸疗法也应走入寻常百姓家里，解除人们的病痛，造福于民。

一、艾灸常用方法

艾灸疗法主要有艾条灸、艾炷灸、温灸器灸3类，此外还有非艾灸

法。下面简单介绍一下这四种艾灸疗法。

（一）艾条灸

艾条灸是目前人们最为常用的灸法，因其方便、安全、操作简单，最适于进行家庭自我保健和治疗。艾条灸包括直接灸和间接灸两种疗法。

1. 直接灸：将艾条点燃后在穴位或病变部位进行熏灸的方法，又称艾卷灸法。根据艾条灸的操作方法，分温和灸、雀啄灸和回旋灸3种。

（1）温和灸：将点燃的艾条对准施灸部位，距皮肤3～5厘米进行熏灸，一般每处需灸5分钟左右。患者局部有温热感但无灼痛感，灸皮肤稍起红润即可停止，多用于慢性病及风寒湿寒等疾病。

（2）雀啄灸：将点燃的艾条对准施灸部位，如鸟雀啄食一样做一上一下的活动熏灸，一般每处熏灸3～5分钟。多用于急性病或昏厥急救等疾病。

（3）回旋灸：将点燃的艾条悬在施灸部位距皮肤3～5厘米，上下、左右往复移动或反复旋转熏灸20～30分钟。

2. 间接灸：即在使用艾条施灸时，在施灸部位垫上某种物质，以免造成灼伤或烫伤。艾条隔物灸分为按熨灸和隔核桃壳眼镜灸两种。

（1）按熨灸：在施灸的穴位或部位上预先铺垫6～7层棉布或绵纸，将用于按熨的药艾条"太乙神针"或"雷火针"点燃后，直接在施灸部位上趁热按熨。

（2）隔核桃壳眼镜灸：取半个去仁干核桃壳，放在菊花液中浸泡15分钟，用细铁丝支撑一副能够套住核桃壳的眼镜框架，眼镜框架外用钢丝向内弯成一个高与长约2厘米的钩形。将浸泡过的核桃壳套在眼镜框上，钩上插一段长15厘米的艾条，点燃后在患者的眼睛上熏灸，灸1段为1壮，一般1次灸1～3壮。

（二）艾炷灸

将艾炷直接或间接置于穴位上施灸的方法。艾炷灸可分为直接灸（着肤灸）和间接灸（隔物灸）两大类。

1. 直接灸：即把艾炷直接放在皮肤上施灸，以达到防治疾病的目的。这是灸法中最基本、最主要且常用的一种灸法。直接灸又分为化脓灸、无化脓灸、发泡灸3种。

（1）化脓灸：用小艾炷直接安放在穴位上施灸，在相关穴位上涂些蒜汁后，安放艾炷点燃施灸，待艾炷燃尽后方可除去艾灰，更换新炷再灸。每次换新炷时，需重新涂蒜汁。

（2）无化脓灸：在施灸穴位的皮肤上涂少许液体石蜡或其他油剂，使艾炷易于固定，然后将艾炷直接放在穴位上，用火点燃尖端。当患者有灼

热感时，用镊子将艾炷夹去，再更换新艾炷施灸。

（3）发泡灸：用小艾炷施灸，等艾火烧到皮肤，患者感到皮肤稍微灼痛时，再继续3～5秒钟，此时施灸处皮肤出现一块比艾炷略大的红晕，且有汗出，隔1～2小时就会发泡，不需挑破，任其自然吸收，如水疱较大，可用消过毒的毫针点刺数孔，放出液体，局部涂些甲紫即可。

2. 间接灸：在艾炷与皮肤之间隔垫上某种药物而施灸，具有艾灸与药物的双重作用。间接灸根据其衬隔物品的不同，可分为多种灸法。

（1）隔姜灸：用厚约0.3厘米的生姜一片，在中心处用针穿刺数孔，上置艾炷放在穴位上施灸，患者感觉灼热不可忍受时，可用镊子将姜片向上提起，衬一些纸片或干棉花，放下再灸，或可用镊子将姜片提举稍离皮肤，灼热感缓解后重新放下再灸，直到局部皮肤潮红为止。此法简便，易于掌握，一般不会引起烫伤，可以根据病情反复施灸，对虚寒病症，如腹痛、泄泻、痛经、关节疼痛等，均有疗效。

（2）隔蒜灸：取新鲜独头大蒜，切成厚约0.3厘米的蒜片，用细针于中间穿刺数孔，放于穴位或患处，上置艾炷点燃施灸。艾炷如黄豆大，每灸4～5壮更换蒜片，每穴1次灸足7壮。也可取适量大蒜，捣如泥状，敷于穴上或患处，上置艾炷点燃灸之。本法适用于治疗痈、疽、疮、疖、蛇咬、蝎蜇等外伤疾病。

（3）隔盐灸：用于脐窝部（神阙穴）施灸。操作时用食盐填平脐孔，再放上姜片和艾炷施灸。若患者脐部凸起，可用水调面粉，搓成条状围在脐周，再将食盐放入面圈内隔姜施灸，本法对急性腹痛吐泻、痢疾、四肢厥冷和虚脱等证，具有回阳救逆之功。

（4）隔葱灸：把葱白切成厚0.3厘米的葱片，或把葱白捣如泥状，敷于脐中及四周，或敷于患处，不要太厚，上置大艾炷施灸，一般灸治5～7壮，自觉内部温热舒适，不觉灼痛为度。本法适用于虚脱、腹痛、尿闭、疝气及乳腺炎等。

（5）隔蛋灸：取鸡蛋1个，煮熟，对半切开，取半个（去蛋黄）盖于患处，于蛋壳上置艾炷，以局部感觉热痒为度。本法适用于发背、痈疽初起诸证。

（6）隔胡椒灸：将白胡椒研末，加适量白面粉，用水调和制成圆饼，约0.1厘米厚，中央按成凹陷，内置药末适量（丁香、肉桂、麝香等），上置艾炷灸之。每次用艾炷5～7壮，以觉温热舒适为度。本法适用于治疗风湿痹痛及局部麻木不仁等。

（7）隔黄土灸：以黄色黏土做成泥饼，中间扎数孔，贴于患处，上置艾炷灸之。本法适用于湿疹、白癣及其他因湿毒而致的皮肤病。

（三）温灸器灸

利用专门的器具施灸的一种方法。施灸时，将艾绒点燃后，先把艾灸器盖好，用手将温针器放在准备施灸的部位来回熨烫，身体局部出现红润即可。此方法可以长时间给患者以舒适的温热刺激，适用于胃胀、腹泻等疾病。

（四）非艾灸法

非艾灸法，就是利用艾绒以外的物质作为施灸材料（如灯心草、香烟、线香、火柴、电吹风、电熨斗、电热毯、黄蜡等）来进行灸治的方法。

二、艾灸的补与泻

补虚是辅助人体的正气，增强脏腑器官的功能，补益人体的阴阳气血以抗御疾病。泻实就是驱除邪气，以利于正气的恢复。灸疗的"补虚"与"泻实"，是通过艾灸的方法激发机体本身的调节功能，从而产生补泻的作用，达到扶正祛邪的目的。

艾灸补泻体现了中医辨证论治思想。针对病情虚实，施以不同操作方法来进行艾灸的补与泻。病既有虚实，则应施补泻，补其不足，泻其有余。所以说，艾灸补泻法是疏通经络、调和气血、协调阴阳、扶正祛邪的一个重要治疗手段。

灸法的补泻一般可以分以下几种：

（一）艾炷灸的补泻

补法施灸，将艾炷点燃，不吹其火，待其徐徐燃尽自灭，火力微缓而温和，且时间较长，壮数较多，热力缓缓透入深层，以补虚扶赢，温阳起陷。灸治完毕后，用手按施灸穴位，使真气聚而不散。而泻法施灸，将艾炷点燃后，用口速吹旺其火，促其快燃快灭，当患者感觉局部烧烫时，迅速更换艾炷再灸，灸治时间较短，壮数较少，灸毕不按其穴，即开其穴而邪气可散。

（二）艾条灸的补泻

艾条灸的补法为：点燃艾条后，不吹旺艾火、等待它缓慢地燃烧，像温和灸法样施灸，使火力缓缓透入深层，灸治完毕后用手按住施灸穴位，再移开艾条，使真气聚而不散。艾卷灸的泻法为：点燃艾条后，用嘴不断吹旺艾火，像温和灸法（或像雀啄灸法）施灸，火力较猛，艾条燃烧速度快，施灸完毕后不按其穴，移开艾条即可。

在具体施灸时，补法与泻法也应根据具体情况来使用。

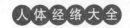
1. 根据辨证选取部位、经络、穴位、时间、补虚泻实。根据脏腑辨证、经络辨证等，按照灸法治疗的基本规律，选用不同的部位、经络、穴位、时间等，以起到补虚泻实、调和气血的目的。如雀啄灸或蒜泥灸敷灸涌泉穴，治疗鼻衄、咯血等，可起滋阴泻火的作用。用温和灸或蓖麻仁敷灸百会穴，治疗胃缓、阴挺、脱肛等，均能起到补气固脱的作用。

2. 根据病种、病症、辨证，选用灸治方法以补泻。如急性病选用着肤灸、雀啄灸；慢性病选用温和灸、回旋灸和温针灸等。隔物灸和敷灸中所用药物，均按药物的性味、功效等予以选用，如甘遂灸用以逐水泄水，附子饼灸用以补虚助阳。隔物灸与其他药物灸法的补泻主要根据所采用药物的性味、功能、主治等予以选用。选用偏重于泻的药物，就起到泻的作用，如甘遂灸多用于逐水泄水；豆豉饼隔物灸则多用于散泻毒邪。选择偏重于补的药物施灸，就起到补的作用，如附子饼隔物灸则多用于补虚助阳；蓖麻仁敷灸百会穴，治疗胃下垂、子宫脱垂、脱肛等，皆能起到补气固脱的作用。

三、艾灸注意事项

艾灸疗法的治疗范围非常广泛，但在艾灸疗法的具体操作中，还应注意以下事项。

1. 术者在施灸时要聚精会神，以免烧烫伤患者的皮肤或损坏患者的衣物。

2. 对昏迷的患者、肢体麻木及感觉迟钝的患者和小儿，在施灸过程中灸量不宜过大。

3. 如果患者的情绪不稳，或在过饥、过饱、醉酒、劳累、阴虚内热等状态下，要尽量避免使用艾灸疗法。

4. 患者在艾灸前最好喝一杯温水，水的温度宜高于体温为宜，在每次灸治结束后还要再补充一杯60℃左右（水稍稍有点烫嘴）的热水。

5. 施灸的过程如果出现发热、口渴、红疹、皮肤瘙痒等异常症状时，一般不要惊慌，继续采用艾灸疗法灸治下去，这些症状就会消失。

6. 施灸的时间长短应该是循序渐进的，施灸的穴位也应该由少至多，热度也是逐渐增加的。

7. 患者在采用艾灸疗法治疗疾病的过程中，尽量不要食生冷的食物（如喝冷水、吃凉饭等），否则会不利于疾病的治疗。

8. 患者的心脏附近和大血管及黏膜附近少灸或不灸，身体发炎部位禁止采用艾灸的方法进行治疗，孕妇的腹部及腰骶部也属于禁灸部位。

9. 施用瘢痕灸时前，要争取患者的意见并询问患者有无晕针史。施灸的时间一般以饭后1小时为宜。患者的颜面、大血管、关节处、眼周附近的某些穴位（如睛明、丝竹空、瞳子髎等）不宜用瘢痕灸。

10. 在采用艾灸疗法治疗或保健时，如果上下前后都有配穴，施灸的顺序一般是先灸阳经后灸阴经，先灸背部再灸腹部，也就是先灸身体的上部后灸下部，先灸头部后灸四肢，依次进行灸治。

11. 采用瘢痕灸治疗疾病时，半年或一年灸一次即可，其他灸法可每天或隔天灸1次，10次为1个疗程。

拔罐法：深入腠里导气血，扶正祛邪保健康

拔罐法在我国有着悠久的历史，早在马王堆汉墓出土的帛书《五十二病方》中就有记载，历代中医文献中亦多论述。最开始拔罐法主要为外科治疗疮疡时，用来吸血排脓。后来又扩大应用于肺结核、风湿病等内科病证。随着医疗实践的不断发展，罐的材料、质地都得到了不断的改进，从兽角、竹筒发展为金属罐、陶瓷罐、玻璃罐，乃至近年来研制成的抽气罐、挤压罐、电磁罐等。拔罐的操作方法也在不断发展，从单纯的留罐法发展为走罐法、闪罐法，以及针罐、药罐、刺血罐、抽气灌水罐等。而且治疗的范围也逐渐扩大，不仅仅是治疗外科疮疡，还用于治疗感冒、消化不良、腹泻、身体疼痛、月经病等疾病。此外，拔罐法还经常和针刺配合使用。因此，拔罐法成为针灸治疗中的一种重要方法，在我国民间广为流传，可治疗多种疾病，深受老百姓的欢迎。

一、拔罐常用罐具

拔罐的器具种类多样，常用的有竹罐、陶罐、橡胶罐、抽气罐、挤压罐、木罐、玻璃罐、瓶罐几种。抽气罐是家庭和医疗方面较为普遍使用的罐具之一，玻璃罐、瓶罐等也可家庭自制使用。下面简单介绍一下常用罐具的样式和特性。

（一）竹罐

用竹子截成竹筒状，一端留竹节做底，另一端做罐口，罐口要光滑平正。优点是取材方便、制作简单、轻巧、不易碎，缺点是易破裂，易漏气、吸拔力小。

（二）陶罐

用陶土烧制成腰鼓状，口径大小不一，口径小的较短，口径大的则较长。优点是吸拔力较大，缺点是重量大、易碎、不透明、易烫伤皮肤。

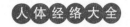

（三）橡胶罐

用橡胶为制成。优点是不易碎，携带方便，操作简单。缺点是吸拔力小、无温热感、只能固定部位治疗，不能施其他手法，不能高温消毒。

（四）抽气罐

用小药瓶，将瓶底切去磨平，切口须光洁，平口的橡皮塞须保留完整，便于抽气时应用。现有用透明塑料制成，不宜破碎。上置活塞，便于抽气。抽气罐的优点是操作简便、安全，缺点是疗效不及火罐。

（五）挤压罐

用橡胶或塑料制成，身体呈螺旋形，就像宝塔一样，口大向上越来越小，一般为3层，具有弹性，可以挤压。优点是使用更方便，不会破碎，缺点是吸拔力较弱，维持时间较短。

（六）木罐

根据所需要的大小，削切坚硬的原木，再用油浸泡之后，用火烤烫，明显出现光泽后，便可使用。优点是易消毒，方便携带，缺点是易干裂漏气，不易观察罐内变化。

（七）玻璃罐

玻璃罐是最常用的拔罐用具，它是陶制罐的基础上，用玻璃加工制作而成的，形状为球状，罐口的边缘平滑，分为大、中、小3种。优点是质地轻、制作简单，操作方便，是较为理想的拔罐用具。缺点是容易碎裂。

（八）瓶罐

瓶罐取材于罐头瓶，它的形状有的呈圆柱形，有的像陶罐，优点是方便取材，缺点是瓶口边缘容易裂口或缺损，拔罐时可能会划伤皮肤，因此操作时要格外小心。

二、拔罐辅助用品

拔罐前，除了为患者选择适合的拔罐工具，选择适宜的拔罐方法以外，辅助器材的选择也是必不可少的。以下是常用的必备辅助器材。

（一）打火机或火柴

拔罐时用来点火的工具。

（二）乙醇、纸片

乙醇多是采用浓度75%～95%的，如果没有乙醇，也可以用高浓度的白酒代替。纸片选择质薄的易燃纸，棉球可以选择医用的。

（三）润滑剂

可以使用凡士林、按摩乳等，增加皮肤的润滑和吸附力，保护皮肤不受损伤。

（四）清洁工具

主要是棉球、纱布、棉签等，便于清洁皮肤或罐具，或为患者的拔罐部位消毒。

三、拔罐基本手法

根据患者的疾病情况、施罐部位，掌握好拔罐的操作方法是拔罐治疗重要的一步，这直接地影响拔罐治疗的效果。

（一）火罐法

用热胀冷缩的原理，排去空气。即借燃烧时火焰的热力，排去罐内空气，使之形成负压而吸着于皮肤上，称火罐法。其又可分为4种。

1. 投火法：用小纸条点燃后，投入罐内，不等纸条燃完，迅即将罐罩在应拔部位上，即可吸于体表。

2. 闪火法：以镊子夹住点燃的酒精棉球，在罐内绕一圈，迅即将罐罩在应拔部位上，即可有吸住。

3. 架火法：用一不易燃烧及传热的块状物，直径2~3厘米，放在被拔部位上，上置小块乙醇棉球，点燃后将罐扣上，可产生较强吸力，使罐吸住。

4. 贴棉法：用1厘米见方的棉花一块，不要过厚，略浸乙醇，贴于罐内壁中段，然后点着，罩于选定的部位上，即可吸住。

（二）抽气法

抽出空气。先将抽气罐紧扣于需要拔罐的部位上，用注射器从橡皮塞中抽出瓶内空气，使产生负压，即能吸住。或用抽气筒套在塑料罐活塞上，将空气抽出，即能吸住。

（三）水罐法

用煎煮水热力排去空气。一般应用竹罐，先将罐放在锅内加水煮沸，用时将罐倾倒用镊子夹出，甩去水液，或用折叠的毛巾紧扪罐口，乘热扣在皮肤上，即能吸住。

（四）留罐法

即拔罐后，留置5~15分钟。罐大吸拔力强的应适当减少留罐时间，夏季及肌肤瘠薄处，留罐时间不宜过长，以免损伤皮肤。

（五）走罐法

吸拔后在皮肤表面来回推拉。一般用于面积较大，肌肉丰厚处，如腰背、臀髋、腿股等部位。须选用口径较大的罐，罐口要平滑，玻璃罐最

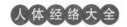

好，先在罐口处涂一些滑润油脂，将罐吸上后，以手握住罐底，稍倾斜，即后半边着力，向按，前半边不用力略向上提，慢慢向前推动，如此上下左右来回推拉移动数十次，至皮肤潮红或瘀血为止。

（六）药罐法

用中药煎煮竹罐后吸拔，称煮药罐。或在罐内存贮药液，称贮药罐。

1. 煮药罐：将配制成的药物装入布袋内，扎紧袋口，放入清水煮至适当浓度，再将竹罐投入药汁内煮15分钟，使用时，按水罐法拔于需要的部位上，多用于风湿病等症。常用药处方为：麻黄、蕲蛇、羌活、独活、防风、秦艽、木瓜、花椒、生乌头、洋金花、刘寄奴、乳香、没药各6克。

2. 贮药罐：在抽气罐内或玻璃罐内事先盛贮一定量的药液，药液量为罐的1/3～2/3，使吸在皮肤上。常用药为辣椒水、两面针酊、生姜汁、风湿酒等。常用于风湿病、哮喘、咳嗽、感冒、溃疡、慢性胃炎、消化不良、牛皮癣等。

（七）摇罐法

先将罐吸拔在皮肤上，手握罐具，均匀地摇动或转动20～30次，用力要柔和、平稳，动作协调一致。

（八）转罐法

罐具吸附到皮肤上后，手握罐体慢慢向左旋转90°～180°，然后向相反水平旋转，一个左右转动为一次，反复10～20次即可。可在操作前，在患者的皮肤上涂抹一些润肤乳，以免疼痛。

（九）提罐法

先将罐具吸附到皮肤上，反复均匀地提罐，但要注意罐体不要离开皮肤表面，反复进行20～30次，出痧后即可停止。

四、拔罐疗法禁忌

拔罐疗法，虽然天然无毒副作用，但是它也有一些禁止病症和禁忌部位。在进行拔罐的时候要谨记这些病症和部位，以免给患者造成不必要的伤害。

（一）禁忌病症

如果患有中度或重度心脏病、心力衰竭、全身性水肿、失血症、白血病、恶性肿瘤；全身剧烈抽搐或者痉挛；重度神经质或者术后部位溃烂；女性月经病，外伤骨折。有以上病症者禁忌拔罐。

（二）禁忌部位

凡大血管通过之处、乳头、心搏处，鼻部、耳部、前后阴、静脉曲张处、浅显动脉分布处、孕妇腹部及腰骶部应当慎用。

拔罐疗法的禁忌证与不宜拔罐的部位，不是绝对的，有人用此法治疗水肿、精神病、高热、活动性肺结核等，未见不良反应，且收效甚佳。也有用于乳头、心搏处、鼻部、耳部、前后阴等，无不良反应。何况拔罐疗法与其他疗法配合应用，亦有与其他疗法相适应病证，自当参合而定。但在临床应用时，以上情况要尽量避免使用，必须选用时，也应慎重。

五、拔罐注意事项

拔罐治疗之前，除了大致了解一下拔罐治病的原理，准备拔罐的器具，熟悉拔罐的手法之外，还应当注意以下拔罐的事项。

1. 选择适宜、清净的环境，避免风寒，注意温暖，以防止患者受凉。

2. 拔罐前检查一下拔罐的工具，是否清洁没有破损。患者选择舒适的体位。

3. 拔罐要根据患者的病情、年龄、皮肤状况等选择拔罐的时间。

4. 拔罐过程中，施术者应掌握好拔罐的力度和顺序，注意罐具间要留有空隙，避免不必要的罐具挤压或脱落。

5. 拔罐的时间一般为 5～20 分钟，但根据病情不同可增加或缩短拔罐时间，急性病 1 天拔罐 1～2 次，慢性病隔天 1 次。一个疗程一般是 10～15 天。

6. 留罐期间，应经常留心观察患者的反应及罐内的变化情况。若拔罐后患者出现头晕目眩，面色苍白，恶心呕吐，四肢冰凉，虚弱无力时，应当马上取罐让患者平卧，保暖，饮温开水或糖水，重者可针刺人中、内关、足三里等穴。特别是年老体弱、儿童，精神紧张、饥饿的初诊患者，更应注意防止出现不适。

7. 若出现烫伤，小水疱不必处理，可自行吸收；若较大的水疱或皮肤有破损现象时，应先用消毒细针挑破水疱。放出水液，再涂上龙胆紫即可。

8. 拔罐后应涂抹在充血处一些祛风油，让患者静躺片刻。如出现胸闷、发热等现象，可在患者背部的第 3、第 4 胸椎两侧吸拔一次。

刮痧法：清除代谢废物，让身心清爽自然

现实医学研究发现，痧是皮肤或皮下毛细血管破裂，是一种自然溶血现象，易出现在经络不通畅、血液循环较差的部位，它不同于外伤瘀血、肿胀。刮痧可使经络通畅，瘀血肿胀吸收加快，疼痛减轻或消失，所以刮痧可以促进疾病的早日康复。现代的刮痧是利用刮痧器具，刮拭经络穴位，通过良性刺激，充分发挥营卫之气的作用，使经络穴位处充血，改善

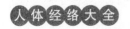

局部微循环，起到祛除邪气，疏通经络，舒筋理气，以增强机体自身潜在的抗病能力和免疫功能，从而达到扶正祛邪、防病治病的作用。

一、刮痧必备器具

刮痧工具，最早出现于春秋战国时期。古代用汤勺、铜钱等作为刮痧板，用芝麻油、水等作为润滑剂，这些器具虽然取材方便，但对有些穴位达不到有效的按压刺激，还会增加疼痛感。现代刮痧多选用专业刮痧工具，与身体解剖形态完美契合，刮拭效果好而且能最大限度地保护皮肤，减轻疼痛。

（一）专业的刮痧板

1. 刮痧板：是刮痧的主要器具。水牛角味辛、咸、寒，辛可发散行气、活血润养，咸能软坚润下，寒能清热解毒，具有发散行气，清热解毒，活血化瘀的作用。玉性味甘平，入肺经，润心肺，清肺热。据《本草纲目》介绍：玉具有清音哑，止烦渴，定虚喘，安神明，滋养五脏六腑的作用，是具有清纯之气的良药，可避秽浊之病气。玉石含有人体所需的多种微量元素，有滋阴清热、养神宁志、健身祛病的作用。

水牛角及玉质刮痧板均有助于行气活血、疏通经络且无副作用。

2. 美容刮痧玉板：美容刮痧玉板四个边形状均不同，其边角的弯曲弧度是根据面部不同部位的曲线设计的。短弧边适合刮拭额头，长弧边适合刮拭面颊，两角部适合刮拭下颌，鼻梁部位及眼周穴位。

3. 全息经络刮痧板：全息经络刮痧板为长方形，边缘光滑，四角钝圆。刮板的长边用于刮拭人体平坦部位的全息穴区和经络穴位。一侧短边为对称的两个半圆角，其两角除适用于人体凹陷部位刮拭外，更适合作脊椎部位及头部全息穴区的刮拭。

4. 多功能全息经络刮痧板梳：长边和两角部可以用来刮拭身体平坦部位和凹陷部位，另一边粗厚的梳齿便于梳理头部的经穴，既能使用一定的按压力，又不伤及头部皮肤。

（二）专业的刮痧油和美容刮痧乳

刮痧油是刮痧疗养必不可少的润滑剂，但是刮痧油是液体的，如果用于面部时，很容易流到或滴到眼睛里，脖颈处，所以在面部刮痧时最好用美容刮痧乳。刮痧油和美容刮痧乳含有药性平和的中药，对人体有益而无刺激及副作用。

1. 刮痧油：具有清热解毒、活血化瘀、消炎镇痛作用，而没有毒副作用的中药及渗透性强、润滑性好的植物油加工而成。刮痧时涂以刮痧油不但减轻疼痛，加速病邪外排，还可保护皮肤，预防感染，使刮痧安全有效。

2. 美容刮痧乳：具有清热解毒、活血化瘀、消炎镇痛、滋润皮肤、养颜消斑、滋养皮肤的功效。

3. 毛巾和纸巾：刮拭前清洁皮肤要选用清洁、质地柔软且对皮肤无刺激、无伤害的天然纤维织物。刮拭后可用毛巾或柔软的清洁纸巾擦拭油渍。

二、刮痧运板方法

正确的拿板方法是把刮痧板的长边横靠在手掌心，大拇指和其他四个手指分别握住刮痧板的两边，刮痧时用手掌心的部位向下按压。单方向刮拭，不要来回刮。刮痧板与皮肤表面的夹角一般为30°～60°，以45°角应用得最多，这个角度可以减轻刮痧过程中的疼痛，增加舒适感。

运板方法如下。

（一）角刮法

单刮痧板的一个角，朝刮拭方向倾斜度45°，在穴位处自上而下刮拭。双角刮法一刮痧板凹槽处对准脊椎棘突，凹槽两侧的双角放在脊椎棘突和两侧横突之间的部位，刮痧板向下倾斜45°，自上而下刮拭。用于脊椎部。

（二）面刮法

将刮痧板的一半长边或整个长边接触皮肤，刮痧板向刮拭的方向倾斜30°～60°，自上而下或从内到外均匀地向同一方向直线刮拭。

（三）平刮法

操作方法与面刮法相同，只是刮痧板向刮拭的方向倾斜的角度＜15°，向下的按压力大。适用于身体敏感的部位。

（四）推刮法

操作方法与面刮法类似，刮痧板向刮拭方向倾斜的角度＜45°，刮拭速度慢，按压力大，每次刮拭的长度要短。

（五）厉刮法

将刮痧板角度与穴位区呈90°，刮痧板始终不离皮肤，并施以一定的压力做短距离前后或左右摩擦刮拭，

（六）揉刮法

一刮痧板整个长边或一半长边接触皮肤，刮痧板与皮肤的夹角＜15°，均匀，缓慢，柔和地作弧形旋转刮拭。

（七）点按法

将刮痧板角部与穴位呈90°，向下按压，由轻到重，按压片刻后立即

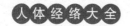

抬起。使肌肉复原，多次重复，手法连贯。

（八）按揉法

平面按揉法：用刮痧板角部的平面以＜20°按压在穴位上，作柔和、缓慢的旋转运动，刮痧板角部始终不离开接触的皮肤。

垂直按揉法：将刮痧板90°按压在穴位上，其余同平面按揉法。

三、刮痧补泻手法

从表面上看，刮痧疗法虽无直接补泻物质进入或排出机体，但依靠手法在体表一定部位的刺激，可起到促进机体功能或抑制其亢进的作用，这些作用是属于补和泻的范畴。刮痧疗法的补泻作用，取决于操作力量的轻重、速度的急缓、时间的长短、刮拭的方向，以及作用的部位等诸多因素，而上述动作的完成都是依靠手法的技巧来实现的。

（一）刮痧补法

刮拭按压力小，速度慢，每一板的刺激时间较长，辅以具有补益及强壮功能的穴、区、带，能使人体正气得以鼓舞，使低下的功能恢复旺盛，临床常用于年老、久病、体虚或形体瘦弱之虚证及对疼痛特别敏感的患者。

（二）刮痧泻法

泻法是运板压力大，板速快，每一板的刺激时间短，能疏泄病邪，使亢进的功能恢复正常的运板法，临床常用于年轻体壮、新病体实，急病患者，出现某种功能异常或亢进之证候，如肌肉痉挛、抽搐、神经过敏、疼痛、热证、实证等，以泻法运板刮之，可使之缓解，恢复正常功能。

（三）刮痧平补平泻法

其是补和泻手法的结合，按压力适中，速度不快不慢，刮拭时间也介于补法和泻法之间的一种通调经络气血的刮痧运板法，是刮痧临证时最常用的运板法，适用于虚实兼见证的治疗和正常人保健。

四、刮痧宜忌症状

刮痧对内科、外科、皮科、妇科、儿科、五官科、骨科刮痧都能有效。现代刮痧从工具到理论都有了巨大变化，尤其是理论上选经配穴，辨证施术使其治疗范围大大扩宽。刮痧对于疼痛性疾病，脏腑神经失调的病症具有显著的疗效，但对于危重疾病和比较复杂的疾病，应该采用药物和其他手段来治疗。

（一）刮痧的最佳适应证

1. 刮痧可保健身体。预防疾病，延缓衰老。亚健康部位早期诊断，有效改善亚健康。

2. 刮痧可治疗疼痛性疾病。比如：头痛、牙痛、各种神经痛、腰痛、腿痛、颈痛、肩痛等骨关节疾病。

3. 刮痧可治疗一些外感病。感冒发热、咳嗽气喘、肠胃病、食欲不振、糖尿病、乳腺增生、痛经、月经不调，以及各种神经血管失调的病症。

（二）刮痧的禁忌证

1. 严重心脑血管疾病者急性期、肝肾功能不全者禁止刮拭；体内有恶性肿瘤的部位，应避开肿瘤部位在其周边刮拭。

2. 有出血的倾向的病症、严重贫血者禁止刮痧。

3. 女性在怀孕期间、月经期间禁止刮拭腰骶部。

4. 韧带、肌腱急性扭伤，及外科手术瘢痕处，均应在3个月之后方可进行刮痧疗法。

5. 感染性皮肤患病处、糖尿病患者皮肤破溃处、严重下肢静脉曲张局部禁止刮拭。

五、刮痧注意事项

治疗刮痧时，皮肤局部汗孔开泄，出现不同形色的痧，病邪、病气随之外排，同时人体正气也有少量消耗。所以，刮痧的时候要做好一些小细节，从细节处保护好身体。

（一）避风和注意保暖很重要

刮痧时皮肤汗孔处于开放状态，如遇风寒之邪，邪气会直接进入体内，不但影响刮痧的疗效，还会引发新的疾病。刮痧半小时后到室外活动。

（二）刮完痧后要喝一杯热水

刮痧过程使汗孔开放，邪气排出，会消耗部分体内津液，刮痧后喝1杯热水，可补充水分，还可促进新陈代谢。

（三）刮痧3小时内不要洗澡

刮痧后毛孔都是张开的，所以，要等毛孔闭合后在洗澡，避免风寒之邪侵入体内。

（四）不可一味追求出痧

刮痧时刮至毛孔清晰就能起到排毒的作用。有些部位是不可以刮出痧的，还有室温低也不易出痧，所以，刮拭的时候不要一味地追求出痧，以免伤害到皮肤。

（五）每次只治疗一种病症

刮痧的时候要一次只治疗一种病，并且不可刮拭时间太长。不可连续

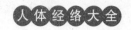

大面积刮拭，以免损伤体内正气。

贴敷法：由表及里，中药外治除顽疾

穴位贴敷法既有对穴位的刺激作用，又通过皮肤组织对药物有效成分的直接吸收，可以发挥明显的药理效应，因而具有双重的治疗作用。经皮肤吸收的药物不经过消化道，也极少通过肝脏，一方面可避免各种消化酶、消化液及肝脏对药物成分的分解破坏，从而使药物保持更多的有效成分，更好地发挥治疗作用；另一方面也避免了因药物对胃肠的刺激而产生的一些不良反应。所以，此法可以弥补药物内治法的某些不足。除极少有毒药物外，穴位贴敷法一般无危险性和毒副作用，是一种比较安全，而且简便易行的疗法。尤其适合于老年人、儿童、体质虚弱、不能服药的人群。

一、贴敷基本方法

在贴敷之前，首先要定准穴位，用温水将局部洗净，或用乙醇棉球擦净，然后再敷药。对于需要使用助渗剂者，在敷药前，应先在穴位上涂以助渗剂，与药物调和后再用。

对于所敷之药，无论是散剂、膏剂或捣烂的鲜品，均应将其很好地固定，以免移动或脱落。在固定的时候，可以直接用胶布固定，也可以先将纱布或油纸覆盖其上，再用胶布固定。目前市场上有专供贴敷穴位的特制敷料，使用和固定都很方便。

如果需要换药，可用消毒干棉球蘸温水或各种植物油，或液体石蜡轻轻揩去粘在皮肤上的药物，擦干后再敷药。一般情况下，刺激性小的药物，每隔1~3天换药1次；不需溶剂调和的药物，还可适当延长至5~7天换药1次；刺激性大的药物，应视患者的反应和发泡程度确定贴敷时间，数分钟至数小时，如需再贴敷，应待局部皮肤基本正常后再敷药。

对于寒性病证，可在敷药后，在药上热敷或灸法，可增强疗效。

二、贴敷选药原则

凡是临床上有效的汤剂、方剂，一般都可以熬膏或为研末用作穴位贴敷来治疗相应疾病。但与内服药物相比，贴敷用药多有以下特点。

1. 应有通经走窜、开窍活络之品，以帮助药物直达病所。现在常用的这类药物有冰片、麝香、丁香、花椒、白芥子、姜、葱、蒜、肉桂、细辛、白芷、猪牙皂、穿山甲等。

2. 多选气味俱厚之品，有时甚至选用力量猛，甚至有毒的药物。如生天南星、生半夏、川乌、草乌、巴豆、斑蝥、附子、大戟等。

3.需要补法治疗时，可用血肉有情之品。如羊肉、动物内脏、鳖甲等。

4. 选择适当溶剂调和贴敷药物或熬膏，以达药力专一、吸收快速、收效迅捷的目的。常用的溶剂有水、白酒或黄酒、醋、姜汁、蜂蜜、蛋清、凡士林等。此外，还可针对病情应用药物的浸剂作溶剂。一般来讲，用醋调贴敷药，可起到解毒、化瘀、敛疮等作用，即使用药力量较猛，也可缓和其性；如果酒调贴敷药，可以起到行气通络、消肿止痛等作用，虽然用的药的力量比较平和，也可以使其作用发挥得更好；用水调贴敷药，则不会影响药性，而专取药物本身的性能；要是用油调贴敷药，可起到润肤生肌的作用。

三、贴敷宜忌症状

贴敷疗法一般无明显禁忌证。必要时，还可以配合药物或其他民间疗法治疗，从而达到缩短疗程、提高临床治疗效果。但是，由于贴敷治病无异于内治，所以必须遵循以下用药原则。

（一）辨证论治

中医学认为"谨守病机，各司其属"，也就是说，只有审因，明位，定性，才能有的放矢。所以贴敷用药，必须以准确辨证为依据，这样才能达到药无虚发的效果。

（二）"三因制宜"

贴敷治病，与内治一样，同样要"因人制宜，因地制宜，因时制宜"。并采用适宜的治疗方药，否则会影响疗效。

（三）察病位，分先后主次

病有在表、在里、在脏、在腑之分，病变有先后、主次之别，尤当详察。

（四）审四时、察病情、分虚实

人与天地相应，病与四时之气相关，准确察病情，分虚实，补虚泻实，自能用药丝丝入扣。

（五）分内外

病在外者，贴敷局部或患部；病在内者则要精选要穴。

（六）知标本、明缓急

中医学认为"知标本者，万举万当；不知标本，是谓妄行"，"急则治其标，缓则治其本"，所以，贴敷治病，一定要知标本、分缓急，才能使疾病获得痊愈。

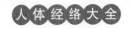

（七）随证立法

药随证变，及时调整所用方药，使之药切病机，达到治疗作用。要随时观察药后情况。

四、贴敷注意事项

中医学治病须遵内治之理，重视辨证论治。贴敷治病，也要按照中医基本原则，辨证选方用药，才能取得良好的治疗效果。此外，在贴敷治疗的过程中有一些较为常见的问题需要贴敷者学会处理。

1. 有些药物如麝香等孕妇禁用，以免引起流产。

2. 小儿的皮肤嫩薄，不宜用刺激性太强的药物，贴敷时间也不宜太长。

3. 贴敷前对要贴敷的部位及穴位进行常规消毒。这是因为皮肤受药物刺激会产生发红、水疱和破损，容易发生感染。一般可选用浓度为75%乙醇棉球进行局部消毒。

4. 合理选择稀释剂调和贴敷药，这样有助于发挥药物的药效。例如：用水调贴敷药，必须视药物的性能而定，并且热性贴易效，凉性贴次之；用醋调贴敷药可起到解毒、化瘀、敛疮的效果；用酒调贴敷药，可起到行气、通络、消肿、止痛的效果。

5. 穴位贴敷后要外加固定，以防止药物脱落或移位。通常选用纱布覆盖，医用胶布固定。如果贴敷的位置在头面部，就应该用绷带固定，这样可以防止药物掉入眼中，避免发生意外。

6. 同一部位不能连续贴敷太长时间，要适当交替使用，免得药物刺激太久，造成皮肤溃疡，影响继续治疗。此外，用药的厚度也要注意，不能太厚，也不能太薄。

7. 头面部、关节、心脏及大血管附近，不适合用刺激性太强的药物进行发泡，以免发泡遗留瘢痕，影响容貌或活动功能。孕妇的腹部、腰骶部以及某些过敏穴位，如合谷、三阴交等处不宜采用贴敷发泡治疗。

8. 要随时注意观察病情变化，中病即止。如有不适，要立刻去除药物，并适当选择其他药方继续贴敷，以治愈为度。

9. 贴敷治病，可单用，也可以与其他疗法并用。但是必须适当选择，不可背道而驰，影响治疗效果。

10. 一般来说，皮肤过敏者，以及皮肤有破损者，不宜用贴敷疗法。

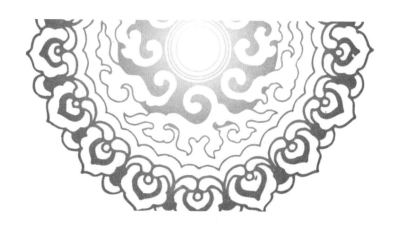

第二篇

人体特效穴位养生方

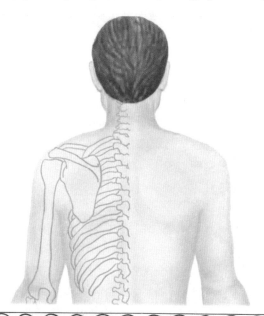

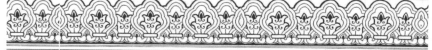

第一章　头部穴位一点通

百会穴：养胃降压找百会

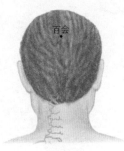

百会穴

百会穴有一个很特别的作用就是可以治疗胃下垂，每天用手指在百会穴上旋转按摩30～50下，就可以很好地提升胃气，防治胃下垂。在按摩的时候可以微微闭上眼睛，慢慢感觉，随着按摩的时间加长，会感到头顶处微微发胀。按摩结束之后，睁开眼睛，会感到眼睛很明亮舒适。

百会穴还有一些妙用，首先是降血压。手掌紧贴百会穴呈顺时针旋转，每次做36圈，可以宁神清脑，降低血压。其次为美发。用示指或中指按压百会穴，逐渐用力深压捻动，然后用空拳轻轻叩击百会穴，每次进行3分钟。这样可以促进血液循环，增强头皮的抵抗力，从而减少脱发断发。它和正确的疏通方式一样关键，比如梳头时应顺着毛囊和毛发的自然生长方向，切忌胡乱用力拉扯。因为头部有督脉、膀胱经、胆经等多条经脉循行，所以最好顺着经络的循行梳头，这样轻而易举就能调理多条经脉了。

在日常生活中，百会穴的保健方法主要有以下4种。

1. 按摩法：睡前端坐，用掌指来回摩擦百会至发热为度，每次108下。

2. 叩击法：用右空心掌轻轻叩击百会穴，每次108下。

3. 意守法：两眼微闭，全身放松，心意注于百会穴并守住，意守时以此穴出现跳动和温热感为有效，时间约10分钟。

4. 采气法：站坐均可，全身放松，意想自己的百会穴打开，宇宙中的真气能量和阳光清气源源不断地通过百会进入体内，时间约10分钟。

教你快速找穴位

百会穴很容易就能找到，将双耳向前对折，取两个耳朵最高点连线的中点，即前后正中线的交点就是。或者将大拇指插进耳洞中，两手的中指朝头顶伸直，然后就是环抱头顶似的，两手指按住头部。此时两手中指尖相触之处，就是百会穴。用指施压，会感到轻微的疼痛。

睛明穴：防治眼病第一穴

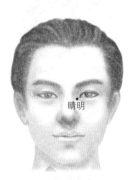

睛明穴

睛明穴最早出自《针灸甲乙经》，主治：迎风流泪、胬肉攀睛、内外翳障、雀目、青盲、夜盲、色盲、近视，及急慢性结膜炎、泪囊炎、角膜炎、电光性眼炎、视神经炎等。可以说，该穴是防治眼睛疾病的第一大要穴。"睛明"二字便是指五脏六腑之精气，皆上注于目。

我们平时用眼过度，感觉到眼疲劳的时候一定要及时地停下手头的工作，好好地揉按几分钟睛明穴。按此穴时，最好指甲剪平了，先用两手大拇指指肚夹住鼻根，因为这个穴特别小，如果你很随意地去揉，很容易就杵到眼睛，而且还可能把旁边的皮也杵破了，只有这样按起来才能安全，而且对眼睛的诸多疾病都有效果。

我们知道，睛明穴与脑、膀胱、督脉经气相连。同时，睛明穴与脑还有更直接的联系。正如《灵枢·寒热病》所曰："其足太阳有通项入于脑者，正属目本，名曰眼系……乃别阴蹻、阳蹻，阴阳相交，阳入阴，阴出阳，交于目内眦（睛明穴）。"此眼系即睛后与脑相连的组织，而且眼系通项入于脑，所以睛明穴通过眼系通项入脑。经络所通，主治所及，所以深刺睛明穴还可治因脑神失用，膀胱失摄之尿失禁；落枕、急性腰扭伤，头痛等痛证属督脉、太阳经病变者、中风急症等。

值得注意的是，在按摩攒竹穴时，用力不宜重，宜缓不宜急，两手用力及速度均匀对称，而且这个穴位不适宜灸。

教你快速找穴位

睛明穴在面部，目内眦角稍上方凹陷处。正坐或仰卧位，在目内眦的外上方陷中取穴。

承泣穴：明眸亮眼揉承泣

承泣是胃经上比较重要的穴位。胃经多气多血，而承泣穴是胃经最靠近眼睛的穴位，中医里讲"穴位所在，主治所及"，所以经常揉一揉这个穴位，会使眼部气血旺盛，眼睛得到足够的血液滋养。而目得血能视，它有了血才能看东西。经常揉这个穴位，可预防近视眼，缓解眼部疲劳。若能配上四白穴一起按摩，则效果更好。

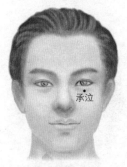

承泣穴

在临床上，承泣穴是治疗眼病非常重要的穴位之一，具有祛风清热、明目止泪的功效。按摩承泣穴，除了可以治疗近视，缓解眼疲劳，对夜盲、眼睛疲劳、迎风流泪、老花眼、白内障、青光眼、视神经萎缩等各种眼部疾病都有疗效。

在中医理论看来，脾胃与眼睛在经络上有着或多或少的联系。目为肝之窍，肝受血而能视，而肝血禀受于脾胃。脾胃所化生的气血，散精于肝，通过经脉上荣于目，眼睛因为得到这些营养而变得明亮。由此可见，我们的眼睛之所以能看东西，除了与肝有关外，还与脾胃有关。事实上，无论是因为脾胃失调导致的，还是其他原因引起的眼病，或是日常对眼的保养，都可以通过刺激承泣穴解决。

对于女性朋友来说，眼袋可以说是头号公敌，形成后很难消除。而眼袋的形成与脾胃有着直接的关系，尤其是脾功能的好坏，直接影响到肌肉功能和体内脂肪的代谢。眼袋的出现正是因为胃燥化水功能衰退，使痰湿和水液积在下眼睑造成的。从经络图上可以看到，胃经是经过下眼睑的，眼袋的位置正好是承泣穴和四白穴的所在。因此，有眼袋的女性要经常按摩承泣穴、四白穴；同时再配合按摩足三里穴、丰隆穴，以提高脾胃功能。

生活中，还有一些人的眼睛并没有什么异常现象，既不红也不肿不痒，可是外出时被风一吹，眼泪就会不自觉地流下来，眼睛模糊，视力也下降了。这种情况称迎风流泪，一般来说夏天比冬天症状明显。对于这种情况，我们可坚持每天按压承泣穴和四白穴各50次，效果非常明显。

除此之外，一般有足底、腹部发冷现象的寒证患者，以及常有便秘、下痢等肠胃症状的人，容易出现眼皮发沉、目中无神的症状。这时，只要按摩承泣穴、下关穴、中脘穴、胃俞穴，每个穴位每天按摩3～5分钟，效果就非常不错。

教你快速找穴位

承泣穴在面部，瞳孔直下，当眼球与眶下缘之间。

迎香穴：鼻炎鼻塞特效穴

迎香穴，别名冲阳穴，是大肠经的穴位，故有宣肺通窍的作用。而且，这个穴对于增强鼻子功能，强化鼻黏膜对于外界不好空气的抵抗力都有很好的作用。"不闻香臭从何治，迎香两穴可堪攻"，就是古人对迎香穴最好的治疗总结。可以说，所有跟嗅觉和鼻子有关的疾病，都可以用这个穴位调治。尤其是治疗鼻炎、鼻塞，效果极为明显。

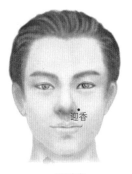

迎香穴

刺激迎香穴的方法也非常简单，用拇指和示指同时放在鼻翼的两侧，也就是迎香穴的位置，掐住鼻子，同时屏住呼吸，间隔5秒钟后，放松手指，进行呼吸。反复进行多次就可以达到刺激迎香穴的作用。

迎香穴可以使鼻子的功能得到强化，鼻黏膜也会增强抵抗炎症的能力，当然鼻炎也就不会再犯。但是实际上只通过刺激迎香穴的方法会让很多鼻炎严重的人感到效果不明显，这是因为这类的人群已经鼻子和肺脏的功能都相应的丧失了一部分，所以在进行治疗的时候就会不敏感。那么只要能配合足部的鼻子和肺的反射区，就完全避免了这样的事情发生。每天先在足部按摩刺激一下反射区，感到作用敏感的时候，再进行迎香穴的治疗，这样一个立体的综合治疗就建立起来了，鼻子和肺脏逐渐增加敏感性，功能也会慢慢地恢复。

所以想要缓解鼻炎，那么就记住迎香穴，辅助足部的反射区按摩，只要坚持一段时间，就能发现一窍不通已经变得窍窍通畅，呼吸也变得畅通无阻，嗅觉也越来越敏锐。

此外，患者平时应加强锻炼，适当进行户外活动，增强抵抗力。要注意营养，多吃维生素丰富的食物，保持大便通畅。患者用拇指、示指在鼻梁两边按摩，每天数次，每次几分钟，令鼻部有热感，具有保健预防的作用。

教你快速找穴位

迎香穴位于人体的面部，在鼻翼旁开约1厘米皱纹中。取穴时一般采用正坐或仰卧姿势，眼睛正视，在鼻孔两旁五分的笑纹（微笑时鼻旁八字形的纹线）中取穴。用示指的指腹垂直按压穴位，有酸麻感。

人中穴：醒神开窍急救穴

人中在我们身体上就类似于"120"的作用，是个重要的急救穴，手指掐或用针刺该穴位就是简单有效的急救方法，可以用于治疗中暑、头晕、昏迷、晕厥、低血压、休克等。但是按压人中进行急救，时间、力度和按压手法都有讲究。如果是轻度的头昏或中暑，可以用指肚按揉人中穴，每

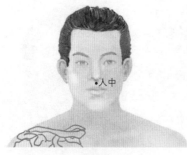

人中穴

次持续数秒，按揉2~3分钟一般即可缓解症状。如果患者已经晕厥、昏迷，则应该用指甲掐或针刺人中穴，适当的节律性刺激最为合适：每分钟掐压或捻针20~40次，每次持续0.5~1秒，持续1~2分钟即可。指掐人中穴是在模拟针刺效果，力度不要过大，以稍用力为宜。

需要注意的是，掐或针刺人中只是一种简便的应急措施，患者家属还应及时与医院联系，进一步抢救，以免延误病情。

为什么刺激人中就能让晕倒的人醒过来呢？在中医看来，人突然晕倒的原因可能就是阴阳失和，掐人中就是在刺激任督二脉，这是人体最重要的阴阳二脉，从而达到阴阳交合，人自然也就醒过来了。

在西医看来，刺激人中，一是具有升高血压的作用，血压是主要生命指征之一，任何原因造成的血压过低都会危及生命。在危急情况下，升高血压可以保证各脏器的血液供应，维持生命活动。二是刺激人中对另一主要生命指征——呼吸活动也有影响，适当的节律性刺激有利于节律性呼吸活动的进行。不管怎样，人中的重要性毋庸置疑，在遇到突发情况时使用，可能会挽救我们的生命。

教你快速找穴位

人中穴位于人体鼻唇沟偏上的位置，将鼻唇沟的长度分成3等份，从上往下的1/3就是人中穴所在的位置。

颊车穴：上牙齿痛找颊车

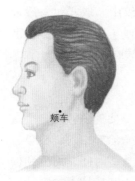

颊车穴

颊车穴有个很大的作用，就是可以治疗牙痛。在日常生活中，我们经常会因为一些外在因素，例如咬核桃、啤酒盖之类的硬物，牙齿经常用力，时间久了，腮帮子会酸痛。尤其是再次张口，或者大笑的时候，两耳前会疼痛得厉害。这时候，按摩颊车穴效果非常好。

我们知道，合谷穴也可以治疗牙痛，它们是有分工的。颊车治疗上牙齿痛，而合谷穴则是治疗下牙疼痛的好手。当感觉上牙齿痛的时候，鼓起腮帮子，找到颊车，轻轻地按摩3~5分钟。另外，颊车穴还可以缓解牙齿因为咬硬物造成的腮痛。这个时候，人们往往认为是牙齿出现了问题，会看牙医，其实我们自己就可以按摩颊车穴，效果也会不错。

值得注意的是，点、按颊车穴时力度稍大，使之有酸胀之感即可。对本穴的施治时间一般为2~3分钟即可，每天2~3次。

教你快速找穴位

颊车穴位于人体面颊部，下颌角前上方约1横指（中指），当咀嚼时咬肌隆起，按之凹陷处。

听宫穴：耳朵聪灵听力佳

在临床上，听宫穴主治耳聋、耳鸣、三叉神经痛、头痛、目眩头昏、聘耳、牙痛、癫狂痫。尤其是对于耳鸣，效果非常显著。

心开窍于耳，肾开窍于耳，足少阳胆经入耳，手太阳小肠经路过耳——耳朵这个部位可以说相当于四省通衢的地方，多条经络及脏腑之气在这里交汇，通常情况下这些不同的气保持相对的平衡状态，这样耳朵才正常工作。如果某天某种诱因把这

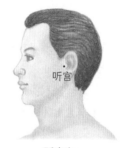

听宫穴

个平衡状态打破了，那么耳朵的疾病也就来了。像耳中轰鸣这样的情况，是足少阳胆经中进入耳朵里的离火之气太多了，寒气来了，火气自消，所以治疗得打运行太阳寒水之气的小肠经的主意，因此选择听宫穴。

有些人会觉得耳朵边上总有知了鸣叫声，或者是火车轰鸣声，这就是耳鸣。这种情况多出现在中老年朋友的身上，而且很多情况下这种声音持续不断，影响听力，影响睡眠，让人很苦恼。听宫穴主要用来治疗耳部的各种疾病，尤其是治疗因为火旺导致的耳中轰鸣，效果很好。如果你身边的朋友正为此苦恼，你可以告诉他坚持按摩听宫穴，每天按摩，按摩的时间和力度以自己能够承受为度，多多益善，慢慢地就会发现这个问题消失了。

教你快速找穴位

听宫穴位于头部侧面耳屏前部，耳珠平行缺口凹陷中，耳门穴的稍下方即是。或者下颌骨髁状突的后方，张口时呈凹陷处。

翳风穴：一切风疾通治穴

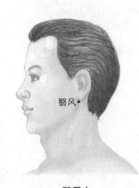

翳风穴

翳风能够对一切"邪风"导致的疾病有效，即"善治一切风疾"。风可分为内风及外风，内风常导致中风、偏瘫等疾病，外风则易导致伤风感冒。内风多是由于人体阴阳不协调、阳气不能内敛而生，比如肝阳上亢，动则生风，导致"肝风内动"而发生突然昏倒，相当于西医中的突发脑血管疾病。而外风是由于外界即自然界的不合乎正常时节的风，或者是正常的风但由于人的体质弱、免疫力下降致病。内风和外风可以相互转化。

大家能经常见到这种情况，有人睡了一觉后，嘴巴歪了，这就是面瘫。面瘫的主要诱因是受风。夏天贪凉，对着风扇或空调吹；开车时把窗户打开，任风吹；睡觉时不关窗，夜里着了风等，这些都会引发面瘫。而按揉翳风穴能预防和治疗面瘫。

坚持按揉翳风穴可以增加身体对外感风寒的抵抗力，能减少伤风感冒的概率，也能减少面瘫的概率。受了风寒感冒后我们如果按揉翳风，头痛、头昏、鼻塞等症状一会儿就没了；发现面瘫后，按揉或针刺翳风穴，不管是中枢性面瘫还是周围性的面瘫，都有很好的治疗作用。

有人研究过，周围性面瘫发作前在翳风穴上有压痛，好多人一觉醒来之后发现嘴歪了，或者是前一天晚上睡觉时一直吹风扇，第二天早上刷牙时发现嘴角漏水，照镜一看，嘴歪眼斜，这时你会发现在翳风穴确实存在压痛。而且在治疗几天后，如果用同样的力量来按压穴位，如果感觉疼痛减轻，病情一般较轻，反之，则病情较重。

作为日常的保健常识，当我们从外面的风天雪地里回到屋子里面后，一定要先按揉翳风3分钟。另外，天热时一定不要让后脑勺一直对着空调或电风扇吹，因为这样后患无穷。

按摩翳风穴，便可有效提神醒脑，放松精神。"春眠不觉晓"，尤其在春天，不少人都会觉得昏昏欲睡，这时就可以适当按摩一下翳风穴，来提提精神。按摩要领如下。

用双手拇指或示指缓缓用力按压穴位，缓缓吐气；持续数秒，再慢慢地放手，如此反复操作，或者手指着力于穴位上，做轻柔缓和的环旋转动。每次按摩10～15分钟为宜。此法适用于各种人群，且操作不拘于时，一天之中择方便的时候做1～2次即可。

教你快速找穴位

翳风穴在耳垂后，当乳突与下颌骨之间凹陷处。

玉枕穴：生发固发有奇效

玉枕穴在后脑勺，有一个非常好的作用就是防治脱发。现在很多人，精神时刻处于一种紧张状态，思虑过度，导致头发的毛细血管也经常处于收缩状态，供血不好，所以很容易掉头发。《黄帝内经》曰"头为诸阳之汇，四肢为诸阳之末"。"阳气者若天与日"，阳气就得动，不动就会老化。因而，按摩玉枕穴能够改善毛发的气血运行情况。用两手指腹对着两侧玉枕穴轻轻按摩，并且配合"手梳头"，即用五指自然的梳头，从前额梳到后脑勺，用指腹的位置，这样不容易伤到头皮，要稍微用劲一点，这样头皮才能受到刺激，梳个50次左右，一直到头皮有酸胀的感觉为止。这样能够很有效防止脱发，也有利于新发的再生。

另外，在中医的养生保健方法中有一个著名的"掩耳弹脑"。"弹脑"常用的就是玉枕穴，此方法有调补肾元、强本固肾的作用，《黄帝内经》认为，肾开窍于耳，耳通于脑，脑为髓之海，肾虚则髓海不足，易致头晕、耳鸣。弹脑时掩耳和叩击的动作可对耳产生刺激，因此可起到对头晕、健忘、耳鸣等肾虚症状有预防和康复作用。弹脑的具体操作方法是：两手掩耳，掌心捂住两耳孔，两手五指对称横按在两侧后枕部，两示指压中指，然后示指迅速滑下，叩击枕骨。双耳可闻及若击鼓声，可以击24下或36下。每天练习，长期坚持。会收到意想不到的效果。

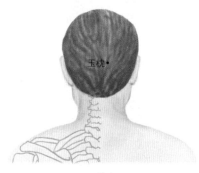

玉枕穴

教你快速找穴位

玉枕穴位于人体的后头部，当后发际正中直上2.5寸，旁开1.3寸平枕外隆凸上缘的凹陷处。从后发际，头发的起始处向上推，会摸到一个突起的骨头，在这个骨头的下面有一个凹陷的地方，这里就是玉枕。

风池穴：感冒头痛缓解穴

根据中医经络学说，风池穴属足少阳胆经，主治感冒、头痛、头晕、

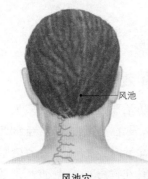

———风池

风池穴

耳鸣等。每天坚持按摩双侧风池穴，能十分有效地防治感冒。无感冒先兆时，按压风池穴酸胀感不明显。酸胀感若很明显，说明极易感冒，此时就要勤于按摩，且加大按摩力度。当出现感冒症状，如打喷嚏、流鼻涕时，按摩也有减缓病情的作用。这个防感冒良方效果明显，不妨一试。除此之外，风池穴还有以下两大功效。

一、常按风池缓头痛

头痛是由多种因素引起的，临床上颇为常见。头为诸阳之会，又为髓海之所在，其正常的生理活动要求是经络通畅、气血供应正常，使髓海得以充养。对于紧张性头痛、血管神经性偏头痛、青少年性头痛及功能性头痛，《黄帝内经》认为是经脉淤滞，气血运行不畅，不通则痛所致。

如果家里正在读书的孩子经常头疼，父母可以在孩子读书读累时，让孩子休息一会儿，在休息的过程中，一边跟孩子聊聊天，一边伸出双手，十指自然张开，紧贴后枕部，以两手大拇指的指腹按压在双侧风池穴上，适当用力地上下推压，以孩子能够稍微感觉酸胀为度，连续按摩15分钟左右。这样一方面可以加深亲子感情，使孩子精神放松，另一方面可以刺激颈后血液供应，使大脑的供血供氧充足，大脑的功能得到良好的发挥。

二、常按风池助降压

风池穴具有清热降火、通畅气血、疏通经络的功能，有止痛作用迅速、效果良好的特点。不少高血压患者差不多都有这种经验，只要头颈后面"板牢了"，往往一量血压，就比较高了。现代针灸研究发现，针刺风池具有扩张椎基底动脉的作用，能增加脑血流量，改善病损脑组织的血氧供应，使血管弹性增强，血液阻力减少。因此，经常按风池穴可以预防高血压。血压已经高了怎么办？再配合刮刮人迎穴，血压会降下来一些。

教你快速找穴位

风池穴位置在后脑勺下方颈窝的两侧，由颈窝往外约2个拇指的位置即是。

第二章　教你找准胸腹穴

中府穴：益气固金治哮喘

现在人们的生活压力较大，因此经常会导致长期闷闷不乐、心情烦躁等现象，也伴有胸闷、气短等症状。遇到这种情况，只要我们按压下中府穴就会好很多。《针灸大成》中记载"治少气不得卧"最有效。从中医的病理来说，"少气"即气不足的人，"不得卧"是因为气淤积在身上半部分，所以，按摩中府穴可使体内的淤积之气疏利升降而通畅。

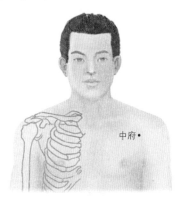

中府穴

除此之外，中府穴又是手、足太阴之会，故又能健脾，治疗腹胀、肩背痛等病。在日常保健中，灸中府对小儿哮喘有显著疗效，其法如下。

通常中府穴要与膻中、定喘二穴配合治疗，其顺序为定喘、中府、膻中，艾条悬灸，以温和为度，每穴每次灸10～15分钟，每天1次，5～7天为1个疗程，疗程期间需间隔2天。初期可集中治疗2～3个疗程，如效果明显，再进行2个疗程巩固一下；如效果不明显，须在集中治疗之后，每个月进行1个疗程，持续5～6个月方可见效。在具体治疗中，中府穴左右两侧可互换，这个疗程用左边，下个疗程用右边。

刺激中府穴，也可用按摩方法，但由于中府穴下方肌肉偏薄，日常保健建议不要使劲，稍稍施力按揉1～2分钟即可。所以日常保健与治疗疼痛不适时力度一定要区分好。

教你快速找穴位

中府穴位于胸前壁外上方，距前正中线任脉华盖穴6寸，平第1肋间隙处。两手叉腰立正，锁骨外端下缘的三角窝处为云门，此窝正中垂直往下推一条肋骨（平第1肋间隙）即本穴。

极泉穴：宽胸养胃理气穴

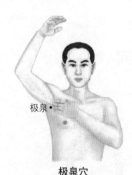

极泉●

极泉穴

在日常生活中，吃得太多，身体会有很多不舒服的症状，如胃胀、胃酸、胃疼、打嗝等，遇到这些情况，该如何处理呢？我们只要按摩刺激左侧极泉穴，这些不适症状就可以很快缓解并消失。

《黄帝内经》认为"胃如釜"，胃能消化食物，是因为有"釜底之火"。这釜底之火是少阳相火。显然人体的少阳相火不是无穷的，大量的食物进入胃里后，使得人体用于消化的少阳相火不够，于是人体便调动少阴君火来凑数，即"相火不够，君火来凑"。可惜，少阴君火并不能用于消化，其蓄积于胃首先是导致胃胀难受。所以，要想消除胃胀，就得让少阴君火回去。左侧极泉穴属于手少阴心经上的穴位，刺激这个穴位，就可以人为造成心经干扰，手少阴心经自身受扰，就会赶紧撤回支援的少阴君火以保自身。当少阴君火撤回原位了，胃胀自然就顺利解除了。

具体操作方法（选择其中一种即可）如下：

1.用右手在穴位处按压、放松，再按压、再放松，如此反复5分钟左右。

2.用筷子的圆头在穴位处按压、放松，反复进行，至少5分钟。

3.用小保健锤在该穴位处敲打，至少5分钟。

除此之外，极泉穴还有理气宽胸、活血止痛的作用。有的人，尤其是四五十岁的人，常会觉得自己前胸或者后背疼，但是到医院一检查发现什么问题也没有，这时极泉就可以帮你解决这个问题了。可以用手指弹拨极泉穴，可适当稍用些力，让局部有酸麻的感觉，要是觉得这种感觉顺着手臂向下传导直到手指那就更好了。这个穴位还对心情郁闷的人有帮助，可以帮你赶走忧愁。

刺激极泉穴的方法是：施治者一手托起被治者左侧上肢，使其腋窝暴露，另一手示指、中指并拢，伸入腋窝内，用力弹拨位于腋窝顶点的极泉穴，此处腋神经、腋动脉、腋静脉集合成束，弹拨时手指下会有条索感，注意弹拨时手指要用力向内勾按，弹拨的速度不要过急，被治者会有明显的酸麻感，并向肩部、上肢放散。

教你快速找穴位

按摩腋窝时，可明显感觉到有一条青筋，这条青筋的中间位置就是极泉穴。

乳根穴：产后缺乳随手治

乳根穴是治疗产后缺乳的要穴，针刺该穴可通经活络，行气解郁，疏通局部气血，促进乳汁分泌。不过，为安全起见，实施针刺疗法时一定要借助医师的帮助才行。

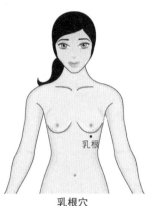

乳根穴

具体操作方法：患者端坐，全身放松，医者用左手捏住患者右侧（或左侧）乳头，把乳房轻轻提起，取乳根穴。消毒后用2.5寸毫针，沿皮下徐徐向乳房中央进针1寸，用导气手法行针1分钟；使针感向四周放射后，退针至皮下，再将针尖向乳房内侧徐徐进针1寸，行针1分钟；再进1寸，行针1分钟，针感直达膻中穴，此时出现全乳房沉胀、满溢感，即可退针。

用上法治疗一次后，乳汁分泌即可大增，两次后即可不添加牛奶哺乳，三次后，乳汁够吃有余。

另外，导气手法是一种徐入徐出、不具补泻作用的手法。进针至一定深度时，均匀缓慢地提插、捻转，上、下、左、右的力量、幅度、刺激强度相当。用导气手法可诱发出乳房自身的精气，增强乳汁分泌。此法对肝气郁结者见效快、疗效佳。

教你快速找穴位

乳根穴也很好找，它位于人体胸部，乳头直下，乳房根部，第5肋间隙，距前正中线4寸。

日月穴：帮你缓解胆囊炎

本穴有收募充补胆经气血的作用，故为胆经募穴，是可以防止肌肉老化，增强性能力的指压穴道之一。除此之外，这个穴位对胆囊炎极有疗效。胆囊炎是一个让医生和患者都非常头痛的问题，因为在胆囊炎的初期就是炎症的反应，西医并没有什么好办法，如果更加严重只能用手术处理，整个过程中患者都在忍受着胆囊炎的疼痛，而且还对饮食直接造成影响。

胆囊炎多发就是因为现在人们工作压力大，工作繁忙，导致很多人长期都不吃早餐。虽然不吃早饭的不良习惯大家都知道其严重性，但还

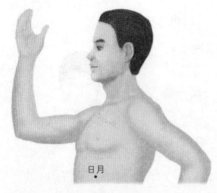

日月

日月穴

是有很多人无法改正的。当经过一夜的睡眠后，身体中的胆脏积攒了一部分的胆汁，胆脏是一个分泌消化液的脏器，分泌出胆汁来就必须找到一个消耗掉的地方。如果长时间的不吃早饭，这些胆汁也就长时间没有代谢出去，那么胆汁的淤积就造成了炎症。

说到这里，胆囊炎到底跟日月这个穴有什么关系呢，其实日月就是治疗胆囊炎的特效穴。日月穴就在双侧乳头的正下方，人的乳头位于第4肋间隙，而日月是在第7肋间隙。在身体中胆脏就是辨别是非之官，人体内无论有什么事情都需要胆脏来辨别一下，所以就把胆经上最关键的一个穴位称日月。

日月这个穴能够迅速给身体提个醒，对胆脏做得不足的地方予以纠正。所以治疗胆脏最多见的胆囊炎就是日月穴的拿手好戏了。每天都找到日月穴按摩5分钟左右，就可以让胆囊时刻保持健康。

除了日月穴以外，还能用阳陵泉来治疗胆囊炎，因为它是胆的下合穴。在阳陵泉附近还有一个叫胆囊的经外奇穴，对急慢性胆囊炎都有一定的治疗作用。

教你快速找穴位

日月穴位于人体上腹部，当乳头直下，第7肋间隙，前正中线旁开4寸。正坐或仰卧位，在乳头下方，在第7肋间隙处取穴。

中脘穴：温中健胃助消化

中脘穴有调胃补气、化湿和中、降逆止呕的作用。据《针灸甲乙经》记载："胃胀者腹满胃脘痛，鼻闻焦臭妨于食，大便难，中脘主之，亦取章门。"又载："伤忧思气积，中脘主之。"《玉龙歌》也曰："黄疸四肢无力，灸中脘、足三里。"现代根据实验观察发现，艾灸中脘穴后能使胃的蠕动增强，幽门立即开放，胃下缘轻度提高，空肠黏膜皱襞增深、肠动力增强。艾灸中脘有利于提高脾胃功能，促进消化吸收和增强人的抵抗力，对于胃脘胀痛、呕吐、吞酸、食欲不振等有较好疗效。

一般来说，艾灸中脘穴可采用4种方法，下面我们一一进行介绍。

1. 艾炷直接灸：每次最好保持在3～5壮，艾炷一般要小一些，并且要用无瘢痕灸，通常或3~5天灸1次。

2. 艾炷隔姜灸：每次5~7壮，艾炷可以略大一些，如青豆，隔天1次，这种方法对于胃中虚寒怕冷的人尤其合适。

3. 艾条悬起灸：以温和灸为主，每次最好保持在20分钟左右，隔天1次，连续1~2个月方可收效。

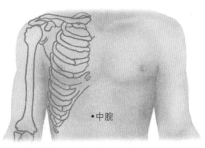

中脘穴

4. 温灸器灸。每次温灸的时间需要稍长一些，在30分钟左右，每天1次即可，但如果是在冬季，天气比较寒冷，或者自身虚寒较重，也可以每天灸2次。20天为1个疗程。间歇2~3天再灸，连灸2~3个月。

一些上了年纪的人会觉得胃肠的功能特别差，吃什么也不消化，还会感到胃部经常出现疼痛，或者是恶心干呕，闹肚子也是家常便饭了。这种情况就需要艾灸的时候选择一下方法了，因为老年人一般都会阳气不足，而对寒凉的刺激就会非常敏感。所以在艾灸的时候一定要选择隔姜灸，选择比较新鲜的姜，切成合适的薄片，不要太薄，然后在姜片上扎几个孔，选在中脘穴和神阙穴上，对准姜片进行艾灸。随着姜的药气进入到体内，到达胃部，寒凉的感觉就会消失，而消化不良等现象就逐渐得到改善。

除了艾灸之外，摩揉法也是中脘穴的常用保健方法，即是双掌重叠或单掌按压在中脘穴上，顺时针或逆时针方向缓慢行圆周推动。注意手下与皮肤之间不要出现摩擦，即手掌始终紧贴着皮肤，带着皮下的脂肪、肌肉等组织做小范围的环旋运动。使腹腔内产生热感为佳。操作不分时间地点，随时可做，但以饭后半小时做最好，力度不可过大，否则可能出现疼痛和恶心。

教你快速找穴位

本穴位于腹部正中线，脐上4寸。

神阙穴：腹部健康守护神

脐，位于腹部正中央凹陷处，是新生儿脐带脱落后，所遗留下来的一个生命根蒂组织，属于中医经络系统中任脉的一个重要穴位——神阙穴。

人体先天的禀赋与这个穴位关系密切，古人有"脐为五脏六腑之本""元气归脏之根"的说法。

肚脐皮薄凹陷，无皮下脂肪组织，皮肤直接与筋膜、腹膜相连，很容

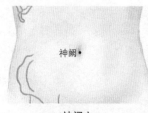

神阙穴

易受寒邪侵袭，但同时也便于温养，故神阙穴历来是养生要穴。

肚脐是最怕着凉的地方。肚脐和腹部的其他部位不同，脐下无肌肉和脂肪组织，血管丰富，作为腹壁的最后闭合处，皮肤较薄，敏感度高，具有渗透性强、吸收力快等特点。因屏障功能较差，它在人体又属相对虚弱之地，易受凉而染风寒。

按摩脐部可促进胃肠蠕动，有助于消化吸收，大便溏泄者可调，秘结者可通。仰卧，两腿弓起，先以右掌心按于脐部，左掌放于右手背上，顺时针轻轻按摩36圈。然后，换左掌心按于脐部，右掌放于左掌手背上，逆时针轻轻按摩36圈。

每晚睡前空腹，将双手搓热，掌心左下右上叠放贴于肚脐处，逆时针做小幅度的揉转，每次20～30圈，也可起到温养神阙穴的作用。

经常坚持揉按肚脐，可以健脑、补肾、帮助消化、安神降气、利大小便，促进肝脏肾脏的新陈代谢，使人体气血旺盛，对五脏六腑的功能有促进和调整作用，可以提高人体对疾病的抵抗能力。

教你快速找穴位

神阙穴，位于脐窝正中。

天枢穴：便秘腹泻都找它

天枢穴，隶属足阳明胃经穴位，是阳明脉气所发处。在这里，"枢"是枢纽的意思。《素问·六微旨大论》曰："天枢之上，天气主之；天枢之下，地气主之，气交之分，人气从之，万物由之。"张景岳注："枢，枢机也。居阴阳升降之中，是为天枢。"天地气相交之中点，古人穴位并不是瞎编的，每个穴位都有独到的含义。其实，天枢这个名称已经告诉我们吸收的营养物质从这个穴位开始分成清与浊，清归上，浊归下。说白了，就是精微物质变成血液，垃圾的东西从大肠排出体外，是个中转站。

事实上，天枢穴不仅是胃经上的重要穴位，还是大肠经的"募穴"。所谓募穴，就是集中了五脏六腑之气的胸腹部穴位。因为与脏腑是"近邻"，所以内外的病邪侵犯，天枢都会出现异常反应，起着脏腑疾病"信号灯"的作用。从位置上看，天枢正好对应着肠道，因此对此穴的刺激，能促进肠道的良性蠕动，增强胃动力。所以，腹泻、便秘之类的疾病都可以找天枢穴来解决。

《灵枢·灵兰秘典》曰："大肠者，传导之官，变化出焉。"大肠是胃降浊功能的延续，二腑以降为顺，大肠的传导功能失司可影响及胃。大肠的功能失常就会引起腹泻，六腑之病取其合，因此取大肠募穴天枢来治能取得非常好的效果。正如《胜玉歌》曰："肠鸣时大便腹泻，脐旁两寸灸

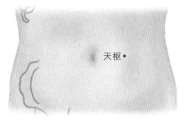

天枢穴

天枢。"当然，除了艾灸之外，还可以用按摩天枢的方式来治腹泻。其方法为：先排便，然后仰卧或取坐位，解开腰带，露出肚脐部，全身尽量放松，分别用拇指指腹压在天枢穴上，力度由轻渐重，缓缓下压（指力以患者能耐受为度），持续4~6分钟，将手指慢慢抬起（但不要离开皮肤），再在原处按揉片刻。经过治疗，患者很快就会感觉舒适，腹痛、腹泻停止，绝大多数都能一次见效。

如果说天枢可治腹泻说得通，那么为什么还能治便秘呢？要知道，便秘和腹泻不正是相反的吗？我们知道，经络养生也讲补与泄，同一个穴位，采用不同的方法，就可以治疗不同的疾病。灸天枢治便秘的方法为：艾条悬灸，每次10~20分钟，每天1次，5~7天为1个疗程，间隔2天可进行下一个疗程。便秘兼有消化不良，大便并不干硬结块，只是排便困难或者经常三五天才有便意的，多属于脾气虚，可加灸脾俞穴，先灸脾俞穴，艾炷直接灸，每次3壮或10分钟，然后再灸天枢，疗程与天枢相同。如果是便秘兼有腰膝酸软，尿频，素体怕冷等症状，或是老年患者，多属肾阳虚，可加灸关元、肾俞，先灸关元、肾俞，艾炷直接灸（或隔附子灸），每次3壮或10分钟，最后灸天枢。如果是身体健壮，便秘干硬结块为主要症状，这多是阴虚热盛引起的，可加灸照海穴，悬灸，每次10~20分钟，先灸照海，再灸天枢，疗程与天枢相同。

教你快速找穴位

仰卧，人体中腹部，肚脐向左右3指宽处，即为天枢穴。

气海穴：平衡阴阳养生穴

气海穴隶属任脉。气，就是人体呼吸出入的气息；海，就是海洋。气海与两肾相连，肾属水，水在身为阴，"孤阴不长，独阳不生"，必须阴阳相济才能保证身体的健康。人们吃饭、呼吸、睡眠，一切动静，无不是在调动人体的水火阴阳。所以，必须让心火下降肾脏，就好像天上的太阳照

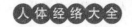

耀江海。这样，阴水得到阳火的照射，就能够化生云气，上达心肺，滋润身体，形成水升火降、通体安泰的局面。当身体处于一种和谐循环的状态时，邪气自然不得近身，人也就不会得病。

古代医学家十分重视气海的作用，认为气海之气由精产生，气又生神，神又统摄精与气。精是本源，气是动力，神是主宰。气海内气的强弱，决定了人的盛衰存亡，主治性功能衰退。对妇科虚性疾病，如月经不调、崩漏、带下，或者男科的阳痿、遗精，以及中风脱症、脱肛都有很好的防治作用，特别对中老年人有奇效。

艾灸气海穴是一个很好的保健方法。气海在下腹部，而下腹部是女性的子宫、男性的精囊藏身之处，都是极其重要的部位。古人说"气海一穴暖全身"，就是强调这个穴的保健养生作用。实际上，现代研究也证实了，艾灸气海可以使免疫球蛋白明显增加。可见，气海穴的确是极有作用的一个穴位。

刺激此穴除了用按揉或艾灸的方法外，还可以通过调整呼吸达到保健功效。日常生活中，人们采用的多是胸式呼吸，靠胸廓的起伏达到呼吸的目的，这样肺的中下部就得不到充分的利用，同时也限制了人体吸入的氧气量。而腹式呼吸是加大腹肌的运动，常有意识地使小腹隆起或收缩，从而增加呼吸的深度，最大限度地增加氧气的供应，就可以加快新陈代谢，减少疾病的发生。气功中的吐纳一般都要求腹式呼吸，以达到深、匀、缓的效果。呼吸规律是人类自然的律动，调之使气息细长乃是顺其功能而延伸之，以达到强健人体、延年益寿之功。

怎么让气海充实呢？正确的腹式呼吸是怎样的呢？首先放松腹部，用手抵住气海，徐徐用力压下。在压时，先深吸一口气，缓缓吐出，缓缓用力压下。6秒后再恢复自然呼吸。如此不断重复，则精力必然日增。

教你快速找穴位

气海在身体前正中线上，关元穴和肚脐的中间，可以先四指并拢取脐下3寸（关元穴），中点即是气海穴。

第三章　相互定位腰背穴

肩井穴：舒肩养脾揉肩井

肩井穴属于足少阳胆经，别名膊井、肩解穴。肩，指穴位在肩部；井，指地部孔隙。"肩井"是指胆经的地部水液从这个穴位流入地部，有祛风清热、活络消肿的功效。平时精神太集中或者压力太大的时候，颈部会不自主地往前探，这时候整个肩部就会拘紧、收紧，造成肩部肌肉过度紧张，或者是痉挛，按揉肩井穴会感到放松舒服，头晕头痛都能得到缓解。

在肩井治疗里，除了按揉肩井穴外，还有一个方法很好，即拇指和四指并拢放在肩部，捏起来，再放下去，再捏起来，这样反复做，会感到肩部很舒服。

除肩部疲劳外，很多工作的人会感觉全身疲劳、困倦、气色不足，这种情况往往是脾虚导致。脾虚表现在腹胀、无食欲、消化功能差，倦怠、疲劳，头晕，四肢无力，大便稀溏，怕冷，面色萎黄，腹泻，肥胖水肿，女性还可能出现月经不调。判断脾虚最简单的方法，是从镜子里看自己舌头边上是否有齿痕，舌头胖瘦如何，有无白色的苔，颜色是否正常，身体是否疲劳。

可用肩井穴缓解疲劳提高脾气，与大包穴配合治疗。大包穴是脾经最终末的一个穴位，称脾之大络。脾管人体的后天之本，气血生化之源，气血生发出来以后，由这个大络把它散布到身体的各个地方去，如果脾的整个运化有问题了，就找大包。该穴位深部相对应的器官有胸膜腔、肺、膈、肝（右侧）、胃（左侧），故不可深刺。

首先双拳相握，对在一起，然后

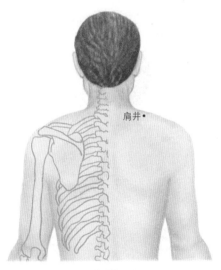

肩井穴

放到腋窝下，一般是放到与乳头相平的位置，用拳顶在这个地方，顶住的时候，拳的手指的缝隙刚好顶到肋骨的缝隙，以这里为支点，往里稍微用力一点，转肩，顺时针转，逆时针转都可以。这个方法其实是以大包为支点清理肩井穴，因为自己很难摸到肩井穴。这个动作让肩部转起来，刺激到了大包穴，也刺激到了肩井穴。在做这个姿势的时候，若能转肩以后再收肩，坚持10秒，然后做仰头，坚持10秒放松，再转2分钟，如此反复，就连颈椎都锻炼了。

教你快速找穴位

肩井穴位于大椎穴与肩峰连线中点，肩部最高处。低头时，颈部后方会突出一块骨头，肩井穴就在这块骨头与肩膀末端连接线的中间点。

大椎穴：消炎退热是良方

大椎穴别名百劳穴，是督脉、手足三阳经、阳维脉之会，有"诸阳之会"和"阳脉之海"之称。这个穴位在背部的最高点，背部就是阳面的，所以大椎是阳中之王。如果是怕冷的人，那是身体的阳气不足，那么我们就要在大椎施行艾灸，就能起到升阳之效。

我们这样说，大家就以为大椎穴仅仅是补阳的，那可就大错特错了。专家指出："（大椎）还可清脑宁神，增强智力，调节大脑功能。现代研究发现，大椎穴具有良好的消炎，退热，解痉，消除黄疸，预防流脑、流感，增加白细胞的作用。"事实上，一些相关资料也记载，大椎穴有解表、疏风、散寒、温阳、通阳、清心、宁神、健脑、消除疲劳、增强体质、强壮全身的作用。而现代研究则发现，艾灸大椎穴可以治疗感冒发热、百日咳、支气管炎、肺炎、肺结核、肺气肿、中暑、肝炎、黄疸、血液病、白细胞减少、脑炎、脑脊髓膜炎、咽炎、淋巴结炎、扁桃体炎、乳腺炎、乳腺增生、发际疮、疔疮、丹毒、静脉炎、风疹、荨麻疹、神经衰弱、神经分裂症、颈椎病、湿疹、银屑病、痤疮、面部黄褐斑。

艾灸大椎穴，采用艾条和艾炷都可以，如果是艾条灸，最好采用悬起灸，每次温和灸15～20分钟，以局部潮热微红为

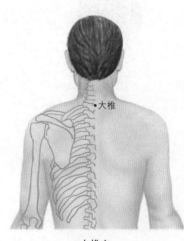

大椎穴

度，通常灸一次之后需要隔1～2天再灸。如果是艾炷灸，则需取麦粒大小的艾炷直接在穴位上施灸，每次5～7壮为宜，最好是发泡或无瘢痕灸，每周灸1次即可。

和身柱穴一样，大椎穴也是儿童的保健大穴，它对于小儿麻痹后遗症，小儿舞蹈病，小儿百日咳等多种病症都有奇效。长期艾灸本穴，还可有效治疗体内寄生虫、扁桃体炎、尿毒症等病。如果孩子不配合艾灸，父母可以采用按摩的方法，先让孩子背坐或俯卧，大拇指指尖向下，用指腹或指尖按揉；或者屈起示指在穴位上刮，效果会更好。每次按揉2～3分钟即可。

刺激大椎穴还有一个简易的方法，就是找个背部健身器材，用后背正中线挨着左右移动，这样会刺激到督脉上的很多穴位，是提升阳气的好方法。

教你快速找穴位

大椎穴位于后正中线上，第7颈椎棘突下凹陷中。

大杼穴：关节疾病找骨会

人体穴位中，跟大有关的一般都很重要的穴位，大杼穴也是如此。大，大也，多也。杼，古指织布的梭子，意指膀胱经水湿之气在此吸热快速上行。本穴物质为膀胱经背俞各穴吸热上行的水湿之气，至本穴后虽散热冷缩为水湿成分较多的凉湿水汽，但在本穴的变化为进一步地吸热胀散并化为上行的强劲风气，上行之气中水湿如同织布的梭子般向上穿梭，故名大杼。能为头部提供湿冷水汽，清热除燥。

大杼穴不仅是膀胱经穴位，大杼穴还是人体八会穴中的"骨会"，大杼穴与骨的关系，首先体现在所处的部位上。因脊椎骨两侧有横突隆出，形似织杼，故名大杼。其次，大杼穴为多条经脉相会处，而这些经脉均与肾有特殊关系，《黄帝内经》认为"肾主骨"，大杼主治肩胛骨痛、颈项强痛，不可小视。

大杼穴是治疗颈椎病的常用穴，长期不当的姿势、过度的紧张使颈肩部的督

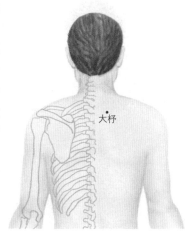

大杼穴

脉、足太阳膀胱经脉气受阻，大杼穴就容易气血不通。同时，姿势不良对脊柱骨质产生压力，时间久了，产生骨质增生，也就是"骨病"，会加重大杼穴气血淤阻的状况。因此，保持大杼穴气血畅通，颈肩部经脉气血的流通就有了保证，颈椎病的症状就能得到改善。

在刚开始感觉到颈部酸痛，肩部不适的时候，经常按摩、揉擦大杼穴，沿着大杼穴上下拍打，每天抽时间做2～3次，每次10分钟，可以促进气血的畅通，避免在大杼穴形成气血的淤阻。按摩大杼穴时会觉得酸痛感比较明显，但按摩之后会觉得舒服。还可以每天用梅花针敲打大杼穴一带3～5次，每次5分钟，也会收到较好的效果。

另外，膝关节疼痛患者的大杼穴附近，用拇指触诊，往往能找到如粗蚯蚓般条索状物，按压会有酸胀感，用拇指点按、弹拨、按揉1分钟后，酸胀感会减轻，膝关节疼痛也随之缓解，所以说按揉大杼穴还是一个快速缓解膝关节疼痛的好方法呢。还有，按摩大杼穴对于风湿性关节炎，肩周炎也有一定的疗效。

教你快速找穴位

先找到第7颈椎（颈椎下部最高的骨头尖），再往下的一个骨头尖是第1胸椎的棘突，从第1胸椎棘突下骨头缝之间旁开大约两横指的肌肉凹陷处即是大杼穴。

肩髎穴：舒筋活络护肩周

肩髎穴隶属手少阳三焦经。

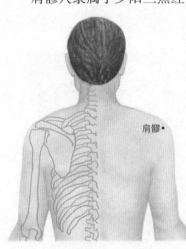

肩髎

肩髎穴

肩，指穴在肩部也。髎，孔隙也。该穴名意指三焦经经气在此化雨冷降归于地部。本穴物质为臑会穴传来的天部阳气，至本穴后因散热吸湿而化为寒湿的水湿云气，水湿云气冷降后归于地部，冷降的雨滴如从孔隙中漏落一般，故名。其有祛风湿、通经络的功效。

肩髎穴的主要作用是调整肱三头肌的状况。三角肌，就是我们将手臂举到正侧面的重要肌肉。肩髎即担任调整肌肉功能的作用。手持重物或进行激烈运动之际，会产生肩髎举不起来或疼痛、手臂困倦的症状，此乃因肩髎的三角肌轻度发炎之故。如果长期持续手持重物，会产生连手肘都无法伸直的症状，此乃因肱三头肌过度伸展，致使血液循环恶化所造成的。肩膀有重压感而使手臂抬不起或肘痛等的症状时，刺激肩髎，可得到治疗效果。治疗时，除了指压本穴位外，同时刺激肩髃臂臑，更可发挥治疗效果。另外，也用于因脑中风所造成的半身不遂。

除此之外，肩髎还常用来治疗肩周炎，《针灸甲乙经》上面记载说："肩重不举，臂痛，肩髎主之。"可见它治肩病的历史有多悠久了。知道了穴位的主治和位置后自己每天就可以花5分钟进行按揉，双手一定交替进行，因为即使只有一侧患病，这样交替进行的同时也是对肩关节功能活动的一个锻炼。

目前，对肩周炎的治疗，多数学者认为，服用止痛药物只能治标，暂时缓解症状，停药后多数会复发。而运用手术松解方法治疗，术后容易引起粘连。所以采用中医的手法治疗被认为是较佳方案，若患者能坚持功能锻炼，预后相当不错。下面介绍肩周炎的六个防治动作，能够刺激肩髎穴，防治肩周炎，供大家参考。

1. 屈肘甩手：患者背部靠墙站立，或仰卧在床上，上臂贴身、屈肘，以肘点作为支点，进行外旋活动。

2. 体后拉手：患者自然站立，在患侧上肢内旋并向后伸的姿势下，健侧手拉患侧手或腕部，逐步拉向健侧并向上牵拉。

3. 展臂站立：患者上肢自然下垂，双臂伸直，手心向下缓缓外展，向上用力抬起，到最大限度后停10分钟，然后回原处，反复进行。

4. 后伸摸棘：患者自然站立，在患侧上肢内旋并向后伸的姿势下，屈肘、屈腕，中指指腹触摸脊柱棘突，由下逐渐向上至最大限度后呆住不动，2分钟后再缓缓向下回原处，反复进行，逐渐增加高度。

5. 头枕双手：患者仰卧位，两手十指交叉，掌心向上，放在头后部（枕部），先使两肘尽量内收，然后再尽量外展。

6. 旋肩：患者站立，患肢自然下垂，肘部伸直，患臂由前向上向后画圈，幅度由小到大，反复数遍。

需要说明的是，上面6个动作不必每次都做完，可以根据个人的具体情况选择交替锻炼，每天3～5次，一般每个动作做30次左右，多者不限，只要持之以恒，对肩周炎的防治会大有益处。

教你快速找穴位

肩髎穴位于肩部，肩关节的后方，当胳膊向外展开时在肩部前后各有一个"小窝"，后面那个位置就相当于肩髎的位置。

天宗穴：迅速缓解肩背痛

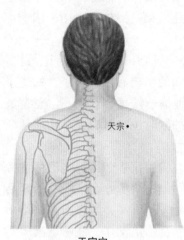

天宗

天宗穴

天宗穴位于肩胛部，当冈下窝中央凹陷处，与第四胸椎相平。与小肠经上的曲垣、秉风排列在一起，像星相一样，所以这几个穴位的名字都以星名命名。天宗穴也是如此。天宗穴内气血运行的部位为天部也。宗，祖庙，宗仰、朝见之意。该穴名意指小肠经气血由此气化上行于天。本穴物质为臑俞穴传来的冷降地部经水，至本穴后经水复又气化上行天部，如向天部朝见之状，故名。

天宗穴在进行肩背部软组织损伤的治疗和保健中可以说是必用的穴位。点、按、揉此穴会产生强烈的酸胀感，可以放松整个肩部的肌肉。取穴时一手下垂，另一手从肩关节上方绕过，向下顺着肩胛骨往下走。它的位置相当于肩胛骨的中线上中点处，点按时感觉非常明显。

随着电脑的普及和职业的需要，长时间的伏案工作或电脑操作会让人觉得整个身体发困，颈肩部僵硬、发紧，也就是现在经常被人提起的"颈肩综合征"。一开始症状轻的时候站起身活动一下，很快就能恢复如常，但日渐加重后，先是后背痛，继而脖子也不能转侧，手还发麻。这时，按1分钟的天宗穴，再加上1分钟的扩胸运动，意想不到的好效果就出来了。

值得注意的是，这个穴位自己按摩起来不方便，这里给大家推荐一个很简单的方法，现在的小区里有各式各样的健身器材，也有专门按摩后背的。我们可以利用这种器材来按摩后背，也能刺激到本穴位。而且后背上有很多的背俞穴，这些背俞穴也是我们脏腑的反射点。刺激它们，就相当于在给我们的脏腑做按摩了，强身健体的效果非常好。

教你快速找穴位

上半身保持直立，左手搭上右肩，左手掌贴在右肩膀1/2处。手指自然垂直，中指指尖所碰触之处就是天宗穴。

心俞穴：防治心病有绝招

心俞是足太阳膀胱经的要穴，边是心的背俞穴。心，心室也；俞，输也。心俞穴名意指心室中的高温湿热之气由此外输膀胱经，具有宽胸理气、宁心安神、通调气血，散发心室之热的功效。

在临床上，心俞穴常用来治疗心阴虚。我们知道，气为血之帅，血为气之母，血在经络中的流通要靠气的推动，而气也要靠血来当它的运载工具，二者是相辅相成、不可分割的。所以，当心血阴虚的时候，气就没有可以搭载的工具了，不能运行到全身各处，出现诸如心慌、气短等症状也就不奇怪了。另外，"心主神明"，在心气血两虚的情况下，心脏的功能必然会下降，那么它就没有足够的力量去控制人的精神意志了，人也就相应出现精神恍惚、注意力不集中等症状。所以，当出现心阴虚的症状时，一定要注意补心血。在人体的经穴中，补心血的最佳穴位是心俞。

因此，当心阴虚时，就可以灸一灸心俞穴。其方法为：艾条悬灸，或艾炷直接灸，每次10～20分钟，每天1次，5～7天为1个疗程，间隔2天可进行下一个疗程，症状消失或明显缓解之后即可停止，因为心脉调整之后进入良性循环，可借助自我调节获得健康。这种方法主要针对的是素质较好的青壮年，偶然出现健忘或精神恍惚等亚健康症状的，如果是长期失眠健康、精神迟钝，或病症虽暂时出现，但却很严重，则可加配神门穴，以增强疗效，方法同心俞。当然，还有更严重的一种情况，那就是年老体弱者，属于"真虚"，这些患者大多伴有食欲不振、形体疲惫、面色萎黄、腰酸腿软等症状，此时仅仅灸心俞来安神定志还远远不够，应加补益脾益的穴位，如脾俞、肾俞、气海等。

除了上述功效之外，灸心俞还可防治心肌炎、冠心病。当然，这种方法只能作为一种辅助疗法，而不能替代药物。其方法为：艾条悬灸心俞、肾俞、关元三穴，每穴每次10～20分钟，每天1次，或隔天1次，10次为1个疗程，每月1个疗程，感觉心温热为度。除了艾灸，按摩心俞也可缓解症状，尤其是对于老年心肌炎患者，其方法为：患者脱掉上衣后，趴在平板床上，双下肢并拢，双上肢放入肩平横线上。术者或家属可利用双手大拇指直接点

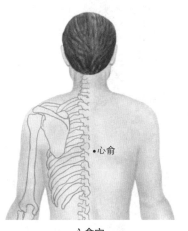

心俞穴

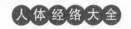

压该穴位，患者自觉局部有酸、麻、胀感觉时，术者开始以顺时针方向按摩，坚持每分钟按摩80次，坚持每天按摩2~3次，一般按摩5次左右，可起到明显疗效，再按摩2~3天可起到治疗效果。在治疗期间，患者应杜绝烟酒及任何辛辣刺激性食物，可以多吃些新鲜蔬菜和水果及豆制品和海产品。另外，坚持每晚用热水泡脚25分钟，可促进身体早日康复。

教你快速找穴位

心俞穴位于人体的背部，当第5胸椎棘突下，左右旁开两指宽处（或左右约1.5寸）。

脾俞穴：健脾益气治虚症

脾俞穴隶属足太阳膀胱经穴。脾，脾脏也；俞，输也。脾俞名意指脾脏的湿热之气由此外输膀胱经，有健脾和胃、利湿升清的功效。因此，对脾俞穴进行刺激就能健运脾胃，加强机体对营养物质的消化吸收和利用，补养气血，增强体质，对消化系统和血液系统均有很好的调整作用。

现代临床上，常用脾俞治疗胃溃疡、胃炎、胃下垂、胃痉挛、胃扩张、胃出血、神经性呕吐、消化不良、肠炎、痢疾、肝炎、贫血、进行性肌营养不良、肝脾肿大、慢性出血性疾病、肾下垂、月经不调、糖尿病、肾炎、小儿夜盲、荨麻疹、背痛等病症。

在日常保健中，大家最常用艾灸脾俞来防治经期腹泻和糖尿病，事实上这两种病的根源都在于脾气虚，而艾灸脾俞穴则恰恰起到健脾益气的效果。

中医学认为，年轻女性经期腹泻完全是脾气虚的缘故，尤其年轻的女孩子比较常见，因为处于这个年龄段的女孩子为了保持好身材常常会节食减肥，常吃一些青菜水果之类的食物，而远离肉类和主食，时间长了

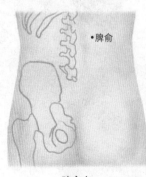

脾俞穴

就会使脾虚寒，当来月经的时候，气血就会充盈冲脉、任脉，脾气会变得更虚。因为脾是主运化水湿的，脾不能正常工作了，那么水湿也会消沉怠工，不好好工作，也就不能正常排泄了，所以就会出现腹泻，如果泛滥到皮肤就会出现脸部水肿。可见，要想经期不腹泻就要补脾气，而补脾气最好的办法就是灸脾俞穴。每天坚持灸此穴3分钟就能缓解经期腹泻的症状。灸此穴最佳时间应在早上7~9点进行。

同样，糖尿病也是脾虚造成的。在中医理论中，能量类似于气，而气是无形的，但无形的气却能承载和驱使身体里有形的血液等物质。血糖是有形物质和无形能量转化的重要中间物，血糖异常则是气血之间的转化异常。因此，无论糖尿病具体可分成多少类型，其最基本的病机就是气血转化的失常，而人体气血转化主要依赖于脾的功能，故治疗糖尿病最基本的就是健脾。治疗糖尿病的灸法多采用艾条悬起灸，每次 10～20 分钟。每天 1 次或隔天 1 次。10 次为 1 个疗程，每月做 1 个疗程即可。

教你快速找穴位

脾俞隶属于足太阳膀胱经穴，位于背部，第 11 胸椎棘突下，旁开 1.5 寸。

膏肓穴：运动膏肓除百疾

每当形容一个人病无可治时，人们常会用到一个词："病入膏肓"。事实上，膏肓确实是人体的一个部位，指的是心下隔上的脂膜，内与心膈之间的脂膜相对应，位置很深。除此之外，膏肓还是中医里一对重要的穴位，隶属于足太阳膀胱经。

膏肓穴自古以来便是人们常用的保健穴。艾灸膏肓可使人阳气宣通，身体健壮，此穴是补益虚损，宣肺通阳，预防结核、感冒，增强体质的重要穴位。日本民间很流行灸膏肓、风门二穴，一般小儿长到十七八岁时都要灸此二穴，以提高机体的抗病能力，预防结核和感冒。

膏肓灸法是中医针灸学中一种传统的特种灸法，其独特之处就在于首先强调取膏肓穴的体位姿势，务必使两肩胛骨充分分离，"筋骨空处，按之患者觉牵引胸肋中、手指痛，即真穴也"。其次，施灸壮数宜多，"灸至百壮千壮"。不过，结合现代临床的具体情况，一般以十多壮为宜。其三，灸完膏肓穴后必须灸气海、足三里三穴，"以引火气实下"，防气火壅盛于上。

膏肓灸法虽然操作起来较为烦琐，而且有艾烟熏燎的不便，但对那些尚缺少特效疗法的顽疾仍不失为良法。具体操作方法是：膏肓穴先以大艾炷灸，每次13壮；再使患者平卧，取气海、足三里穴，大艾炷各灸7壮。若需加灸至阴穴，则与灸膏

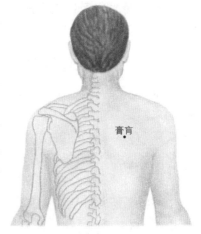

膏肓穴

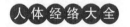

肓穴同时进行，小艾炷两侧各7壮。每天1次，15天为1个疗程，疗程间休息3天。

除此之外，中医典籍中还曾有"运动膏肓穴，除一身疾"的说法。建议经常伏案、用电脑的人多做下面几个动作，既可益寿延年，还对肩周炎、慢性支气管炎、肺气肿、颈椎病有一定的防治作用。

1. 肘部弯曲，分别向前向后转摇肩关节各50次，1天3次，这样可带动肩胛骨上下旋转，以运动背部的膏肓穴。

2. 两脚平行站立，两膝微曲，腰直，胸平，两手握拳，两臂缓缓抬起到胸前与肩平，然后用力向后拉至极限，使肩胛骨尽量向脊柱靠拢，挤压两侧膏肓穴，略停1～2秒，再恢复原姿态，后拉时深吸气，回收时呼气，动作在水平面缓慢进行，动作到位，使背后有酸胀、出汗的感觉。

3. 把椅子反过来坐，人趴在椅背上，充分展开两个肩胛，而两个肩胛骨向后挤压，就是在挤压膏肓穴。

同时，膏肓穴也是一个警示穴，当我们疲惫不堪，全身无力的时候，这时候的身体信号就在提醒我们的五脏已经很脆弱了，需要好好休息调理，不要等到身体到了不可挽回的地步才重视。当我们越来越健忘、越来瘦弱、越来越容易盗汗，就说明身体在走下坡路，五脏已经疲惫不堪了需要好好休息。这个时候我们不妨停下手头的工作，认真地调理自己的身体，刺激膏肓穴。轻轻地按揉几分钟，闭目养神一会儿，好让身体恢复元气。

教你快速找穴位

患者平坐床上，屈膝抵胸，前臂交叉，双手扶于膝上，低头，面额抵于手背，使两肩胛骨充分张开，在平第4胸椎棘突下，肩胛骨内侧缘骨缝处按压，觉胸肋间困痛，传至手臂，即是膏肓穴。

命门穴：滋肾壮阳保健穴

命门，即人体生命之门的意思，该穴是先天之气蕴藏所在，是人体生化的来源，是生命的根本。对男子所藏生殖之精和女子胞宫的生殖功能有重要影响，对各脏腑的生理活动起着温煦、激发和推动作用，对饮食物的消化、吸收与运输，以及水液代谢等都具有促进作用。近代中医的观点，多认为命门藏真火，而称之为命门火。

命门穴是滋肾壮阳，养生保健的重要穴位。根据中医文献记载，刺激命门穴常用于治疗腰痛、耳鸣、头痛、神经衰弱、阳痿、遗精、早泄、泄泻、遗尿、脱肛、月经不调、痛经、赤白带下、腰脊强痛、膝冷乏力、下肢麻痹等病症。现在，临床则常用于治疗脊椎炎、腰椎肥大、截瘫、小儿麻痹后遗症、贫血、消渴、硬皮病、荨麻疹、盆腔炎、子宫内膜炎、不孕症、血栓闭塞性脉管炎、阴部湿疹、皮肤肿瘤等疾病。

命门穴

如果采用艾灸方法来刺激命门，可以有以下4种方式。

1. 艾炷直接灸：采用无瘢痕灸10～15壮，每周1次，1个月为1个疗程，可连续灸1～3个疗程。

2. 艾条悬起灸：温和灸10～20分钟，每天或隔天1次，连续灸3～6个月为1个疗程。

3. 隔附子灸：每次3～5壮，每天或隔天1次，连续灸1个月为1个疗程。

4. 隔姜灸：每次3～7壮，每天或隔2天1次。此种方法最适宜肢冷腹寒，阳气不足的患者。

除了艾灸之外，掌擦命门穴也可起到强肾固本，温肾壮阳，强腰膝固肾气，延缓人体衰老等功效。采用这种方法，还可疏通督脉上的气滞点，加强与任脉的联系，可以促进真气在任督二脉上的运行，并能治疗阳痿、遗精、腰痛、肾寒阳衰、行走无力、四肢困乏、腿部水肿等症。其方法为：用掌擦命门穴及两肾，以感觉发热发烫为度，然后将两掌搓热捂住两肾，意念守住命门穴约10分钟即可。

还有一种采阳消阴法，也是对命门的有效锻炼，方法是背部对着太阳，意念太阳的光、能、热，源源不断地进入命门穴，心念必须内注命门，时间约15分钟。

教你快速找穴位

命门穴位于后背两肾之间，第2腰椎棘突下，与肚脐相平对的区域。取穴时采用俯卧的姿势，命门穴位于腰部，当后正中线上，第2腰椎棘突下凹陷处。指压时，有强烈的压痛感。

肾俞穴：慢性肾病缓解穴

肾俞，别名高盖。肾，肾脏也。俞，输也。肾俞作为肾的俞穴，其名意指肾脏的寒湿水汽由此外输膀胱经，有益肾助阳、强腰利水的功效。因此，对肾俞穴进行刺激就能补益肾精，温通元阳，强身壮腰，延缓衰老。

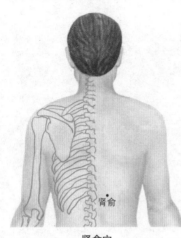

肾俞穴

除保健作用之外，临床上肾俞穴常被用来治疗肾炎、肾绞痛、遗尿、尿路感染、阳痿、早泄、遗精、精液缺乏等泌尿生殖系统疾病；肾下垂、膀胱肌麻痹及痉挛、胃出血、肠出血、痔疮、肝大等外科系统疾病；以及月经不调、腰痛、哮喘、耳聋、贫血、肋间神经痛、脑血管病后遗症等其他疑难杂症。

虽然肾俞穴对很多病都有疗效，但其最显著的作用还是在于慢性肾病的治疗。在中医理论中，肾病大体包括"水肿"和"淋证"两类，其中水肿在《黄帝内经》中直接被称为"水"，主要包括我们平常所说的肾性水肿，而淋证实际上就是指各种尿异常。中医认为，无论水肿还是淋证，基本病机都在肾与膀胱。当肾阳虚衰或膀胱气机不利时，身体里的水就不能正常气化吸收，变成尿液排出，就会出现身体水肿及小便异常。因此，对于肾病的治疗，基本原则就是温肾阳，利膀胱，而艾灸肾俞则恰恰能有此功效。

治疗慢性肾病，可以用灸法，具体方法为：以肾俞为主穴，委阳为辅穴，艾灸悬灸，肾俞每次灸10~20分钟；委阳每次灸5~10分钟。隔天1次，10次为1个疗程，其顺序通常是先灸肾俞，再灸委阳。此套方法总体的作用是，在慢性肾病的恢复期稳定病情，预防病情进一步恶化或发生严重的并发症。但值得注意的是，这种方法只能作为肾病的辅助方法使用，不能替代常规的疗法。

教你快速找穴位

肾俞穴位于腰部，当第2腰椎棘突下，旁开1.5寸。俯卧位，在第2腰椎棘突下，命门（督脉）旁开1.5寸处取穴。

腰阳关穴：让腰痛不再可怕

提到腰阳关，容易让人想到曾经有一句古诗"劝君更尽一杯酒，西出阳关无故人"。这里的阳关在甘肃，是古代中原通往西域的门户，军事地位极其重要。因为位于南边，所以称之为阳关，与之相对的还有一个重要的关隘叫玉门关。玉门关原本称阴关，与阳关一北一南遥相呼应，后来为了好听，改称玉门关，两道关隘一起扼守着河西走廊的咽喉要道。

在我们人体上，也有这样两相呼应的两个"关隘"，这就是任脉上的关元和督脉上的腰阳关。关元穴很多人都知道，在腹部。关是关口，元是元气，关元就是元阴元阳相交之处。而腰阳关就相当于关元穴在背部的投影。腰是指位置在腰上；阳是指在督脉上，督脉为阳脉之海。腰阳关就是督脉上元阴元阳的相交点。这个穴在人体的位置堪比上文中的阳关，"战略地位"极其重要，是阳气通行的关隘。

腰阳关是专门治疗腰部疾病的穴位，尤其对于现代人经常犯的腰痛僵硬治疗效果非常好。中医认为，腰为肾之府，腰痛与肾的关系极其紧密。外邪多侵袭或内伤均能伤肾，而至经脉不利，导致腰痛。腰痛及腰脊，病机多为腰部经脉失养，腰府虚乏，而至关节不利。腰阳关为督脉要穴，灸之可通调督脉气血，缓解腰痛。具体方法为：艾条悬灸，或艾炷直接灸，每次10～20分钟。每天1次，5～7天为1个疗程，间隔2天可行下一个疗程。如果疗效不满意，还可加灸大杼，方法及疗程与腰阳关相同，但顺序一定是先灸腰阳关，再灸大杼。

除此之外，按摩法也不失为一个好方法。发现腰部疼痛的时候，可以躺下来，趴着，用热毛巾，或者热水袋，在腰阳关的位置热敷，保持这个部位的热度，每次敷20分钟到半小时即可。如果身边没有合适的物品的话，也可以采用按摩的方式，用大拇指在腰阳关的位置打转按摩，每次按揉100下，可以很好地改善疼痛的症状。

中医将人体的颈、胸、腰椎分为三关，分别为风寒关、气血关、寒冷关。我们的腰阳关穴就在第4腰椎，正好处于寒冷关的中间地带，而这里又是阳气通行的关隘。很多老人到了冬天经常感到后背发凉，很大一个原因就是这里的经络不通，阳气无法上行。这时候，只要打通了腰阳关，阳气顺行而上，所有的问题自然就能迎刃而解了。

教你快速找穴位

腰阳关位于腰部，背后正中线，第4腰椎棘突下凹陷中。

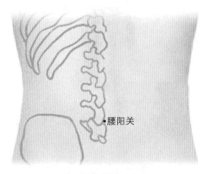

•腰阳关

腰阳关穴

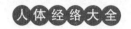
第四章　上肢穴位随手用

尺泽穴：肺部健康守护神

尺泽穴，别名鬼受、鬼堂，最早出自《灵枢·本输》，为手太阴肺经的合穴。尺，"尸"（人）与"乙"（曲肘之形象）的合字，指前臂部。泽，浅水低凹处。因其位置特点而名。《黄帝内经·明堂》杨上善注："泽，谓陂泽水钟处也。尺，谓从此向口有尺也。尺之中脉注此处，流动而下，与水义同，故名尺泽。"由于尺泽穴对肺部疾病有特效，整个呼吸的不适都要靠尺泽穴来减缓，所以它被称为身体里肺部健康的守护神。

我们知道，一般肺部如果出问题，不外乎就是咳嗽、喘、咳痰，上火以后甚至会出现干咳、咯血的症状，尺泽穴是手太阴肺经的穴位，而且是"合"穴，《四总穴歌》中不是说"合"穴治内腑吗？所以啊，但凡你觉得有些个咳嗽、气喘，或者是经常容易感冒的，平时总感觉胸部胀满，还有爱抽烟的朋友想保护你的肺的话，那么，坚持刺激尺泽穴就是非常好的保健方法。艾炷灸3～5壮，艾条灸5～10分钟。

在日常生活中，灸尺泽还常常被用来治疗儿童感冒咳嗽。儿童感冒有一个特点，很容易遗留咳嗽症状，即当感冒的其他症状消失后，往往还会有咳嗽，并且有的孩子咳嗽的持续时间还很长，甚至数十天都是很常见的。这是什么原因呢？原来，儿童的身体特点与成人是不同的，相对来说，他们"易损，易养，易乱"，易损就是说身体娇柔，容易损伤；易养的意思是说，身体处于生长旺盛时期，补养靠平日饮食就行了，而不必刻意使用补药；易乱就是气机变化迅急不定，由于这个原因，小儿在病邪祛除之后，肺气没有立即通畅，从而导致感冒后遗留咳嗽。此时，灸尺泽可谓对症施术。其方法为：悬灸，以感觉温和为度，每次10～20分钟，每天1～2次，最好是晨起

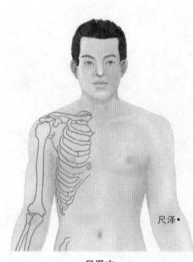

尺泽·

尺泽穴

后1小时和入夜后1小时各1次，咳嗽症状消失后即可停止治疗。

关于尺泽之名的由来，还有一种说法：尺在这里暗指肾的意思，泽是雨露的意思，就是恩泽、灌溉，尺泽意思就是补肾的穴位。因此中医学认为，尺泽穴是最好的补肾穴，通过降肺气而补肾，最适合上实下虚的人，高血压患者多是这种体质。肝火旺，肺亦不虚，脾气大但很能克制自己不发火的人常会感到胸中堵闷，喘不上气来。此时可按摩肺经的尺泽穴。值得注意的是，按揉本穴时，用力要大，这样才能有好的效果；儿童除外，不可太过用力。同时，按揉本穴时也不宜时间过长，每天3~5次，每次2~3分钟即可。

教你快速找穴位

尺泽穴位于肘部横纹中，肱二头肌腱桡侧凹陷处，可将手掌向上，微屈肘，在肘横纹上，肱二头肌腱桡侧缘处取穴。

郄门穴：急症缓解有奇效

郄门为手厥阴心包经郄穴。郄，孔隙也。门，出入的门户也。该穴名意指心包经的体表经水由此回流体内经脉。本穴物质为曲泽穴传来的温热经水，行至本穴后由本穴的地部孔隙回流心包经的体内经脉，故名。

郄穴一般作为触诊中的要穴和治疗急性病。根据郄穴的这一特点，手法治疗中如能妙用，能快速缓解疾病急性发作时的症状，配合其他穴位按疗程治疗，就能达到标本兼治的目的。以点穴为主的手法治疗者，知郄穴特点，在急病治疗中一定会获益无穷。郄穴在经络中具有特殊功效，专门用于治疗急性病。每条经都有一个郄穴，如胃经的郄穴称"梁丘"，膀胱经的郄穴称"金门"。

戌时正是心包经当令的时候，这个时候的心包经经气最盛，所以戌时也是强心的好时候，有心血管方面疾病的朋友此时一定要抓住这个机会，按摩一下心包经上的相关穴位。生活中，我们常常会遇到心动过速、心绞痛等心胸疾患突然发作的患者，这时我们可以取患者左手手厥阴心包经上的郄穴——郄门穴，这个穴会很痛。我们可用左手拇指按定该穴，右手握住患者左手向内侧转动45°再返回，以一分钟60下的速度重复该动作，一分钟左右，患者大多能缓解症状，为去医院救治争取时间。

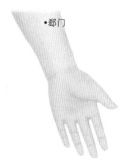

郄门穴

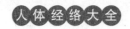

患者自救时，也可用右手拇指按定左手郄门穴，然后左手腕向内转动45°再返回，以一分钟60下的速度重复该动作，一分钟左右即可缓解症状。

郄门穴有宁心、理气、活血的功效。可治胸痛、胸膜炎、痫证、神经衰弱、乳腺炎、心悸、心动过速、心绞痛等症。有心动过速和心绞痛的患者记住这个穴，发病时它可用于急救，平常多点按还有很好的治疗作用。急病不要忘了用郄穴。

最好平日就多揉揉心包经和上面的相关穴位，不要非等到急性发作时再去找，恐怕那时就是想揉也没有力气了。

教你快速找穴位

郄门穴在前臂掌侧，当曲泽与大陵的连线上，腕横纹上5寸。

内关穴：心肺健康守护神

到过古城西安、开封的人都知道，这类古城有城里城外之分。城里住的是皇亲国戚、国之重臣，只有经过东、西、南、北的4个关口才能入内。人体也一样，它有一套非常完整的免疫系统，外邪要想入侵人体，就必须冲过重重关卡，而内关穴就是守护人体"内城"的关口。

内关是手厥阴心包经上的穴位，是守护心脏的一个重要关口。因此，常按内关穴对心脏有很好的保健作用，对治疗心、胃疾病以及神经性疾病都有明显的效果，能宁心安神、宣痹解郁、宽胸理气、宣肺平喘、缓急止痛、降逆止呕、调补阴阳气血、疏通经脉等。在平日的养生保健中，你可以经常按压这个穴位，能够舒缓疼痛，消除疲劳。

现代医学研究也证实，内关穴能提高肺脏功能，也能提高心脏功能，是对心脏调节作用最强的穴位之一。内关穴是治疗心血管病的首选穴位，对心痛、胸闷、心动过速及过缓、心律失常、冠心病、心绞痛都有很好效果。刺激内关穴对心脏疾病有双向调节的作用，也就是说在心跳过快时能使心跳慢下来恢复正常；在心跳过慢时，振奋心脏，使心跳快起来，直至恢复正常。特别是心绞痛发作时，指掐内关穴可起到急救作用。

其方法为：以一手拇指指腹紧按另一前臂内侧的内关穴位，先向下按，再做按揉，两手交替进行。对心动过速者，手法由轻渐重，同时可配合震颤及轻

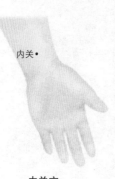

内关·

内关穴

揉；对心动过缓者，用强刺激手法。平时则可按住穴位，左右旋转各10次，然后紧压1分钟。

我们平时可通过按揉内关穴来保养心脏，特别是对于有心脏疾病的人更可以来做一做。可在每晚的戌时来按揉内关穴，此时是心包经旺盛的时间，此时按揉内关可增加心脏的代谢和泵血能力。用拇指按下对侧内关穴持续揉半分钟，然后松开。如此一按一放，每次至少按揉3分钟，两手交替进行，先左后右。注意操作时不可憋气。

打嗝时，用拇指对内关进行一压一放会很快止住。比如有些人会突然打嗝，怎么也止不住，这时就可以用按压内关的方法进行治疗。内关还可以止呕，呕吐和打嗝一样，在中医里面的病机是都属于"胃气上逆"。本来胃气应该是向下的，就是说"脾主升清，胃主降浊"，但是胃气不降反升，浊气上泛，就会产生恶心呕吐、呃逆等病症。按压内关穴可缓解这些症状。

教你快速找穴位

手掌朝上，当握拳或手掌上抬时就能看到手掌中间有两条筋，内关穴就在这两条筋中间，腕横纹上2寸。取穴时你可以将右手3个手指头并拢，环指放在左手腕横纹上，右手示指和左手手腕交叉的中间点就是内关穴。

列缺穴：头颈疾病找列缺

列缺穴，别名童玄、腕劳。列，裂也，破也。缺，少也。列缺名意指肺经经水在此破缺溃散并溢流四方。本穴物质为孔最穴下行而来的地部经水，因其位处桡骨茎突上方，下行的经水被突出的桡骨（巨石）所挡，经水在此向外溢流破散，故名列缺。

李白在《梦游天姥吟留别》一诗中写道："列缺霹雳，丘峦崩摧，洞天石扉，訇然中开。青冥浩荡不见底，日月照耀金银台。"意思是说：惊雷闪电，将山峦震倒，神府之门打开，里面是一片金光璀璨，和之前的云山雾罩截然不同。在这里，列缺指闪电，列式分开，缺则是指破裂。闪电的形状就是一分为二的，中间有一条裂缝，所以称之为列缺。

中医中的列缺穴也有通上彻下的功能：这个穴在解剖上的位置就正好位于两条肌腱之间。而且列缺是

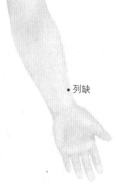

• 列缺

列缺穴

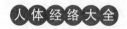

肺的络穴，从这里又开始走入大肠经，一分为二，贯穿于两条经络之间，正好应了列缺之名。《四总穴歌》曰："头项寻列缺。"也就是说，列缺的主要作用是治疗头部疾病。当人们头晕目眩的时候寻列缺，能很好地提精神，使人头脑清醒。

列缺穴还是八脉交会穴之一，通任脉，有宣肺散邪、通调经脉之功，对于预防颈椎病有独到的效果。可迅速缓解颈椎突发性疼痛；主治落枕、偏头痛、口眼㖞斜，对感冒、哮喘、咳嗽、牙痛等有辅助疗效，适用于头部、颈部经常出现病痛的人。偶感风寒而引起的头痛，也可以通过按揉列缺穴来疏卫解表。

用列缺穴的手法主要是弹拨。弹拨的手法是在穴位或部位做横向推搓揉动，使肌肉、筋腱来回移动，以有酸胀等感觉为佳。平时感到脖子不适，发现脖子僵硬疼痛，就可以拨动列缺穴，不适感就能迅速减轻。

另外，对于现在的人来说，列缺还有一项很好的功能，那便是戒烟。想戒烟的人可要好好关心这个穴了。每天用大拇指或者按摩棒刺激列缺穴，对于烟瘾有很好的克制作用。抽烟伤害最重的就是肺，而列缺是肺经上的穴，对于肺肯定是有调理作用的。所以，一些从事容易伤害肺的工作的人也有必要经常按摩列缺穴。

教你快速找穴位

将两臂自然抬起，两只手从虎口处自然交叉，示指自然地搭在手腕上突起的骨头处，示指尖所指向的位置就是列缺穴。

通里穴：味觉迟钝灸通里

通里，手太阴心经之络穴。通，通道也。里，内部也。该穴名意指心经的地部经水由本穴的地部通道从地之天部流入地之地部。本穴物质为灵道穴传来的地部经水，因本穴有地部孔隙通于地之地部，经水即从本穴的地之天部流入地之地部，故名。

中医学认为，通里穴有宁心安神，和营息风，通经活络，调理气血之功效。对头晕目眩、心痛、心悸怔忡、失眠、咽喉肿痛、暴喑、舌强不语、腕臂痛、遗尿、月经过多、崩漏等病症有疗效，现代临床上还常用于治疗心绞痛、心律失常、心房颤动、急性舌骨肌麻痹、神经衰弱、癔症性失语、癔症等。而对于老年人来说，它则是一个不错的保健穴位，如果老年人味觉迟钝了，不妨灸一灸通里。

在日常生活中，老年人味觉迟钝是一个很常见的现象，但通常自己不容易发现，很多时候是慢慢发觉家里的饭菜吃起来没有滋味了，这才明白是自己的味觉出了问题。那么，味觉迟钝是什么原因造成的呢？《黄帝内经》中说"舌为心之苗"，不能辨味或味觉下降归根究底是心脉气虚或心脉气乱造成的，治疗原则就应该通理心经气血，故选用心经之通里来治疗是恰当的。当然，还可以配合口腔局部的颊车穴，效果会更好。其灸治方法如下。

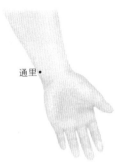

通里

通里穴

艾灸悬灸，通里穴每次10～15分钟，颊车穴每次5～7分钟，其顺序为先通里，后颊车，颊车穴两侧可交替使用，通里穴以温热为度，颊车穴感觉当再略弱一些，隔天灸治一次，症状消失或明显改善即可停止治疗。如果兼有心烦意乱，失眠健忘，耳聋耳鸣等症，可加灸太溪、心俞，其顺序为通里、太溪、心俞、颊车，隔天1次，10天为1个疗程。

当然，味觉迟钝的人也并非只有老年人，据说现在有很多人丧失了味觉。因为现在实在太流行吃辛辣食品了，比方说，一个人刚刚吃完很辛辣的食品，为了能继续品尝美味，就要把已经被刺激很深的味觉用另一种刺激来唤醒，通常会选择吃一块巧克力。这样一会儿吃辛辣的东西，一会儿吃甜腻的东西，味觉很容易麻痹，在这样一个追求刺激的年代，饮食生活也失去了平淡清爽的特点，所以导致了味觉的消失。对于这类情况，也可通过上述方法治疗。

除此之外，灸通里还可以安抚心神，帮助我们增长智慧。如果经常感到自己心慌，没办法安静下来做事，自觉心智不够的人，可以经常刺激通里穴。在日常生活中经常有这样一类人，总是丢三落四，捡了这个忘了那个，这就是因为心经的气血不足造成的，通里穴就可以解决这个问题，它可以帮助我们开心窍，通心神，长心眼。灸治方法为：艾灸条，每次5～10分钟。对于上班族来说，如果感觉工作累的时候，在办公室里腾出几分钟的时间，握拳立起，将手的小鱼际放在桌子上边沿上，从手腕内侧开始，沿着桌边向上推，一直推到手肘部位，这样反复推个30～50次，大脑得到了休息的同时，还可以疏通心经，增长智慧。

教你快速找穴位

通里穴位于前臂掌侧，当尺侧腕屈肌腱的桡侧缘，腕横纹上1寸。仰掌，在尺侧腕屈肌腱桡侧缘，当神门与少海连线上，腕横纹上1寸处取穴。

太渊穴：补肺治胸闷大穴

太渊穴，别名太泉，属于手太阴肺经。一提到"渊"，大家都会不自主地想到深渊，就是指水很深。太呢，隐含的意思就是大。太渊就是指宽广很深的水。在神话传说中，太渊是天池，也就是西王母的瑶池，在昆仑山，昆仑河的源头。此处穴位的手内横纹的凹陷处，经水的流向是从地之天部流向地之地部的，就如同经水从山的顶峰流进地面深渊的底部，因此得名太渊穴。

在人体中，太渊就是指气血藏得很深的地方。确实，太渊是肺经的原穴，原同"源"，就是生命的源泉。原穴储藏的是肾的先天之气，脏腑经络的气血要是得到元气才能发挥作用，维持生命的正常活动。所以，这里的气血是非常旺盛的。而肺呢，又是相傅之官，是调节一身之气的，它的原穴必定气血充足，取太渊之名。

中医学认为，刺激太渊穴可清热宣肺，止咳平喘，利咽消肿，通血脉，对于咳嗽气喘、咯血、吐血、心悸胸痛、咽喉肿痛、腕骨痛、冻伤、手皲裂等病有疗效，现代临床则常用于治疗流感、鼻炎、百日咳、支气管炎、脉管炎、无脉症等。在日常生活中，如果感到胸闷憋气了，不妨灸一灸这个穴位。其方法为：艾条回旋灸，每次5～15分钟，以感觉温热为度，不可火力过猛，症状出现时使用，症状消失或明显好转后即可停止。如果效果不明显，可加灸经渠穴以增强疗效，方法及疗程同太渊。

除上述病症之外，在日常保健中，太渊穴还有一个功效，即调解心脏，预防"心衰"。这种情况一般多发生于老年人。年纪比较大了，就会感觉心脏的功能出现问题，血液运行也慢了。究竟怎么才能让心脏强壮起来呢，毕竟心脏是人体上最重要的器官了。所以一定要掌握一个好方法来保护自己的心脏，防止出现心力衰竭的情况，那么太渊穴就是保健要穴。

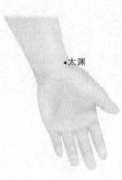

•太渊

太渊穴

中医有一个观点是说血液就通行在脉之中，而心是主宰血液的，所以脉是心脏的反应。而太渊穴就在腕口脉搏的地方，没有比太渊更能反映心脏功能强弱的地方了，当然反过来能够调节心脏最好的位置就是太渊穴。确实在医学上也发现，太渊穴有预防心力衰竭的作用。

老年人一般都会起得很早，天还没有亮的时候就醒了，一般在这个时间也是最好的感受心脏功能的时间。将右手搭在左手上，在手腕的位置自己来感觉心脏的跳动节律，如果有不规律的情况发生的话，太渊穴就是最佳的解决方案。直接在床上就按摩一段时间，等到心率平稳了，再进行日常的活动。

因为心力衰竭的原因是心脏的功能太弱了，也就是气血过于亏虚。那么从气血深藏的地方开始刺激，就会让气血的运行变快，上行供给其他的器官组织。如果年纪大了心脏出现了不适，比如说走路、跑步，或者其他的运动，上气不接下气了，就可以立刻坐下来，用手刺激一下太渊穴，提升一下气血，保持身体长久的活力。

教你快速找穴位

正坐，手臂前伸，手掌心朝上，用一只手的手掌轻轻握住另一只手腕，握住手腕的那只手的大拇指弯曲，用大拇指的指腹和指甲尖垂直方向轻轻掐按，会有酸胀的感觉，即是太渊穴。

大陵穴：癫痫发作急救穴

大陵是心包经俞和心包经原穴。俞，输也。本穴向外输出的是脾土中的气化之气，为心包经经气的重要输出之地，故为心包经俞穴。原，本源也。本穴脾土中生发的干热之气性同心包经气血，为心包经气血的重要输出之源，故为心包经原穴。

这个穴"泻心火而生脾土"。经络的走向包括两个方面：一个是标有穴位的主经，还有一个是在经络图上找不到的"暗行之路"。如《灵枢·经脉》上说心包经的走向"起于胸中，出属心包，下膈，历络三焦"。（三焦指整个体腔）"下膈，历络三焦"就是心包经的暗行之路。虽然这条"暗道"上没有穴位，但是既然经络循行过此，按"经脉所过，主治所病"的原则，可以看出心包经可以通治上、中、下焦的病症，真是所谓"包"治百病。

戌时刚好是晚饭后这段时间，戌时应补土，在饭后我们不仅可以按摩足三里来补脾土，还可以按摩大陵来泻心火补脾土。具体操作方法是以一手的大拇指放于大陵上，另外四指握住手腕附近，用大拇指的力量来按压穴位，每侧5分钟，以有酸麻胀痛的感觉为度。

其实治愈疾病的过程，就是把新鲜血

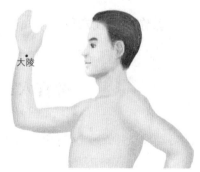

大陵穴

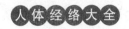

液引到病灶的过程。脾生血，对于迁延不愈的慢性病，最稳妥有效的方法就是调理脾胃而不去管其他症状。大陵穴在心包经，为阴经俞穴，穴性属土，正是健脾高手。至于进补，"药调不如食补"，所以在饭后按摩一下大陵是非常必要的。

再者，既然找穴位时提倡"离穴不离经"，专家说："如果肚子上压着痛，你要看痛点压在什么经上，然后就按摩腿上相应经络的穴位就行了。"那么凡属心包经所治，操作大陵穴都会有些效果。更何况阴经以俞代原，大陵可是心包经原穴。

很多朋友受到口臭的困扰。口臭最可能的原因是牙周病导致食物嵌塞过久后食物发臭造成的，但口臭常常让人尴尬不已。中医穴位按摩保健除口臭可以有效帮你解决烦恼，方法很简单，就是按摩大陵穴，具体操作方法如上，也是按摩5分钟，左右交替。

大陵穴善治口臭，中医认为口臭源于心包经积热日久，灼伤血络，或由脾虚湿浊上泛所致。大陵穴最能泻火去湿，火生土则火自少，脾土多则湿自消。

大陵穴还有一个重要的作用是治疗癫痫。癫痫，也就是俗话说的羊角风。中医认为癫痫的病因主要是：七情失调，多则惊恐；先天因素，尤重孕产；外伤致痫常见，但需临床详察；外感六淫邪气，尤重风毒；饮食劳作失宜等。目前还没有特别好的药物可以保证断根。在中医当中，癫痫的发作病因和头脑以及心有很大的关系，很多人对这个病无能为力。而且发作又很突然，完全无法控制。

当癫痫突然发作的时候，赶紧刺激手腕上的大陵穴，用力掐按，能够很好地抑制病情的发作。待病情控制住之后，再进行下一步的工作。这也算是我们身上随身携带的急救穴，当只有一个人，感觉不好的时候，也要赶紧坐下来，刺激大陵穴，这样能够防患于未然。

教你快速找穴位

大陵穴在腕掌横纹的中点处，当掌长肌腱与桡侧腕屈肌腱之间。

劳宫穴：清心热，泻肝火

劳宫穴。劳，劳作也。宫，宫殿也。该穴名意指心包经的高热之气在此带动脾土中的水湿气化为气。此高温之气传热于脾土使脾土中的水湿亦随之气化，穴内的地部脾土未受其气血之生反而付出其湿，如人之劳作付出一般。最后因"手任劳作，穴在掌心"而定名为劳宫穴。

劳宫为手厥阴心包经的穴位，为心包经荥穴，五行属火，火为木子，所以，劳宫穴可清心热，泻肝火。劳宫有清心泄热，开窍醒神，消肿止痒的功能。临床能治疗心痛、癫狂、中风、口疮、口臭、中暑、瘾症、口腔炎、发热无汗等。

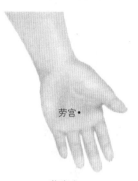

劳宫·

劳宫穴

因为劳宫穴有清心火，安心神的作用，所以长期坚持调养可使心火下降，促进睡眠。按摩可采用按压、揉擦等方法，左右手交叉进行，每穴各操作10分钟，每天2～3次，不受时间、地点限制。也可借助小木棒、笔套等钝性的物体进行按摩。下面介绍几个按压劳宫的小方法。

1. 可在每晚的戌时，先擦热双手掌，右掌按摩左劳宫，左掌按摩右劳宫各36次，可使心火下降，促进睡眠。

2. 先将右手放在左手心上，拇指、示指两指在左手拇指外边，其他三指按在劳宫穴上。稍加力度搓摩至手发热为度，然后以同法用左手搓右手。要持之以恒，坚持每天早、晚2次按摩方可获得奇效。这个方法可降压健脑。

3. 两只手心搓热以后，用手心捂眼睛1～3分钟，可以养护眼睛，会使眼睛感到湿润，有明目润燥的作用。用电脑或看书累了，用这个方法也能很快缓解眼疲劳，缓解眼睛干涩。

4. 治疗手掌多汗。汗液为心火动心阴，在手掌蒸腾而出，人在紧张、焦虑时，手心出汗明显，在中医属于心神不安，心火妄动，因此劳宫具有缓解出汗症的作用，刺激时以拇指按压劳宫穴，其余四指置于手背处，拇指用力按压揉动，30秒到1分钟即可。

教你快速找穴位

在手掌有两条比较大的掌纹相交成人字形，沿中指中线向手掌方向延伸，经过人字相交点的下方区域，这个重合的地方即是劳宫穴。可屈指握掌，在掌心横纹中，第3掌骨的桡侧，屈指握拳时，中指指尖所点处取穴。

少商穴：启闭苏厥急救方

少商穴，别名鬼信穴，是肺经上最后一个穴位，在拇指上，是肺经的经期传入大肠经的起始处。少，与大相对，小也，阴也，指穴内气血物质虚少且属阴；商，古指漏刻，计时之器，滴水漏下之计时漏刻也。该穴名意指本穴的气血流注方式为漏滴而下。本穴物质为鱼际穴传来的地部经水，因经过上部诸穴的分流散失，因而在少商的经水更为稀少，流注方式就如漏刻滴下。少商在拇指之端，其滴下的位置是从地之上部漏落到地之下部，即由体表经脉流向体内经脉。

中医学认为，少商穴具有清肺利咽，醒脑开窍，启闭苏厥之效，为急救穴之一，临床上常可用于治疗咳嗽、鼻出血、咽喉肿痛、热病昏厥、中暑呕吐、癫狂、中风闭证、小儿惊风、手指挛痛、流行性感冒、急性咽喉炎、扁桃体炎、腮腺炎、白喉、百日咳、精神分裂症、休克、胎位不正等病症。在《针灸大成》中，由于位于手指末端，容易造成操作，少商穴曾被列为禁灸穴，后来很长一段时间人们都不对其使用艾灸法。事实上，如果采用艾条灸法，此穴还是可灸的，而且保健功效也很显著，尤其是在于醒脑开窍，启闭苏厥等方面，可以说是一个急救的良药，当有人昏厥之后，灸少商5～10分钟往往能收效。

当然，如果不愿艾灸，或条件不允许，按摩也是一个不错的选择。不过，少商在我们大拇指的指角，无法像其他穴位一样按摩，这时候可以找来一根棉棒，或者将牙签倒过来，甚至取一根圆珠笔，用它的笔尖都可以。总之，不管在哪里，也不管是什么东西，只要是圆钝头的东西都可。必要的时候，还可采用刺血疗法。少商放血，就相当于将肺经过热的气血引出去，还肺一个清凉的天地。刺血的时候，先用乙醇将针和皮肤都消毒，然后捏起一点点少商处的皮肤，用针快速在皮肤上刺两下，同时挤3～5滴血，然后迅速用棉棒轻轻按住，以便于止血（此法有一定危险，非专业人士勿用）。

除了上面所说的一些疾病之外，少商穴还有一个用处，那就是阻止打呃。在生活中，我们经常会连续不断的打嗝。其实，引起打嗝的原因有多种，包括胃、食管功能或器质性改变。也有外界物质、生化、物理刺激引起。比如：进入胃内的空气过多而自口腔溢出，精神神经因素（如迷走神经兴奋、幽门痉挛）、饮食习惯不良（如进食、饮水过急）、吞咽动作过多（如口涎过多或过少时）等，而胃肠神经官能症、胃肠道慢性疾病引起胃蠕动减弱所致时则发病率频繁且治疗时不易改善。打嗝虽然不是什么大毛病，但在有些场合，打嗝是很尴尬的，但往往又很难控制。这时候，我们不妨用一用手指的少商穴。方法很简单：用指压少商穴，同时配合用意念把上逆之气往下引，至下腹丹田处，再由下吞咽口水，

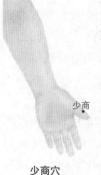

少商

少商穴

如此数次即可止住，少商穴在大拇指侧距指甲一分处，按压以有酸痛感为度，持续15秒到1分钟即能生效。也可以用右手作剑指，指喉头处，从上往下导引，同时意念配合往下吞，只三两下即止，大家不妨一试。

教你快速找穴位

少商穴在手拇指末节桡侧，距指甲角0.1寸（指寸）处。

中冲穴：护心，除睑腺炎

中冲为手厥阴心包经穴，又是十宣穴之一，具有开窍泄热的功效，中冲有调节心律的作用，主治心绞痛，位于中指尖中央，距指甲角一分许，可用拇指指甲切按。

建议大家在戌时按揉一下中冲穴。戌时与心包经的联系，前面已经讲了很多，而且中冲又是心包经的井穴。如你或家人有心脏病或经常胸闷不舒、心律失常，觉得心脏经常怦怦跳的，可以平时多按揉中冲、内关、神门这三个穴位，因为它们是心脏病的保健穴位。

按摩中冲穴的具体操作如下：每次按压3~5分钟，一般以徐出徐入点按或平揉手法为宜。此穴取穴方便，一个人自我点按方便，左手按右手，右手按左手，甚至一只手也可以按。即用左手的拇指切按左手的中冲穴，右手的拇指切按右手的中冲穴，十分方便。若平时心脏有不适的时候，应立即点中冲、内关治疗。若症状不缓解时还可以加按少海、极泉、至阳、太溪等穴。

实践证明，凡患有冠心病、心绞痛的患者，注意日常的自我保健不仅能减少心绞痛的发作，而且还有降血脂、降血压的作用，特别对心律失常、早搏、心肌劳损的患者，每天坚持按摩会有意想不到的效果。

另外，中冲穴还可以治疗睑腺炎，睑腺炎别名麦粒肿，俗称"针眼"，是一种普通的眼病，人人可能罹患，多发于青年人。此病顽固，而且容易复发，严重时可遗留眼睑瘢痕。睑腺炎是皮脂腺和睑板腺发生急性化脓性感染的一种病症，分为外睑腺炎和内睑腺炎，切记不可自行挤脓。

民间有一个治疗的方法称放血疗法，最常用的一个就是刺破十指尖，挤出几滴血出来。现在医生也经常用到，这里就利用"井穴主泻"的原理。中冲穴也不例外，在中冲放血是治疗睑腺炎的好方法。很多人

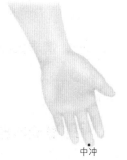

中冲

中冲穴

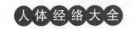

在眼睛周围经常会长一些小痘粒，因为在眼睛旁边，也不敢随便乱动，但无论是从美观还是从生活方便来说，长个睑腺炎都非常不方便，很苦恼。

其实，这时候在中冲穴放血是非常简单且安全的办法。用三棱针，或者家用的缝衣针，用火或者95%的乙醇消毒之后，捏紧中冲穴处的皮肤，迅速地点刺几下，挤出5～10滴血，然后迅速地用棉球压紧止血，一般来说，1～3次放血就可以见到效果了。

教你快速找穴位

中冲穴在手中指末节尖端中央。

消泺穴：解除胸闷就找它

消泺穴。消，溶解、消耗也。泺，水名，湖泊之意。该穴名意指三焦经经气在此冷降为地部经水。本穴物质为清冷渊穴传来的滞重水湿云气，至本穴后，水湿云气消解并化雨降地，降地之雨在地之表部形成湖泊，故名。

消泺别名臑窌、臑交，这也是有原因的。首先说臑窌。臑，动物的前肢，前为阳、后为阴，此指穴内气血为天部之气。窌，地窖也。臑窌名意指穴内的天部之气在此化为地部经水，理同消泺名解。再说臑交。臑，动物的前肢也，此指穴内气血为天部之气。交，交会也。臑交名意指穴外臂部的天部阳气交会于本穴。本穴物质为天之下部的水湿云气，其性寒湿，其变化为冷降，穴内气血对穴外天部的阳气有收引作用，臂部外散的阳气因而汇入穴内，故名臑交。

中医认为，灸消泺有着清热安神、活络止痛的作用，对头痛、头晕、颈项强痛、臂痛背肿、癫痫、牙痛等症皆有疗效。而在日常保健中，最常用的消泺功效则是缓解胸闷。

胸闷是指胸部闷，有堵塞感或气短，伴见心悸、胸痛、情绪不宁、头昏体倦、食少腹胀等症。胸痹、心悸、痰饮、肺胀等病症均可见此症。胸闷形成的原因如下。

一、情志失调

忧思恼怒、气机失常、脾不化津、聚湿生痰、肝气郁结、气滞血瘀、痰瘀交阻、胸中气机不畅，则为胸闷。情绪不好、爱生气的人常有此症。

二、饮食不当

过食膏粱厚味、肥甘生冷，损伤脾胃，运化失常，聚湿生痰，痰阻脉络，气滞血瘀而成胸闷。

三、其他病所致

冠心病、胸膜炎、肺气肿等疾病可出现胸闷。

现代的上班族们，由于工作紧张，压力大或者饮食不当，可能会有胸闷、心悸的现象，如果你有这种症状请不用慌，只要你每天坚持敲消泺穴就能治愈。因为胸闷是上焦气郁而成，而消泺穴正是三焦经的一个穴位，所以如果平时感到胸闷，可以按摩或者敲击此穴位，它会使你的胸闷消失。

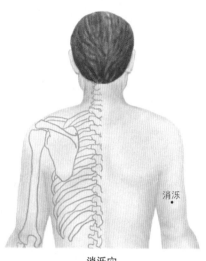

消泺

消泺穴

敲消泺方法很简单。这里还有一个故事：一紧张就胸闷的小林，看书、看报、看电视都会莫名地胸闷憋气，上腹堵胀，胸口就像勒上了禁锢的外壳，不停喘息，经过西医多次体检也没查出一点毛病来，都认为是神经紧张造成的。在一次聚会上，一个朋友无意间用拳头捶了他胳膊一下，原本是玩笑之举，没想到，他却觉得胸闷好多了，真是奇怪。其实，这是敲到消泺穴了。

教你快速找穴位

消泺穴在外侧，当清冷渊与臑会穴连线的中点处。正坐垂肩，前臂旋前，先取三角肌后下缘与肱骨交点处的臑会穴，当臑会与清冷渊之间的中点处是该穴。

曲池穴：调节血压显神功

曲池穴，别名鬼臣、洪池、阳泽，是手阳明大肠经的合。曲，隐秘也，不易察觉之意；池，水的围合之处、汇合之所。曲池名意指本穴的气血物质为地部之上的湿浊之气，本穴物质为手三里穴降地之雨气化而来，位处地之上部，性湿浊滞重，有如雾露，为隐秘之水，故名曲池。

曲池这个穴可以用神奇来形容，因为虽然曲池穴是大肠经上的一个穴位，但是曲池穴的作用确实非常广泛的，包括现在很多人都困扰的高血压。如果遇到了不知道怎么治疗的疾病，可以先从曲池下手。

在现代社会，高血压患者很多，一般来说，上午6～10点，下午3～5

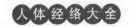

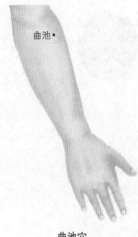

曲池穴

点这两个时间段是高血压的发作高峰，一定要加以注意。这里可以教给大家一个小方法，对降血压有很好的帮助。闲来无事的时候，甚至看电视的时候都可以做，先将右手手掌摊开，左臂微微弯曲，用右手的掌侧，来敲打左手的手肘处，也就是曲池穴所在位置。这样敲打，可以同时刺激曲池以及它旁边的穴位，对于我们右臂也有一个很好的锻炼作用。如果觉得无聊的话，还可以合着节拍来，用手掌的方式敲两下，换成握拳的姿势，可以增加趣味性，像在做一个手部的体操一样，不知不觉就刺激了曲池，平稳了血压。

除了降血压之外，曲池还有其他一些功效，下面一一介绍给大家。

1. 治疗咽喉肿痛、齿痛、目赤肿痛：阳明经所属脏腑是脾胃，咽喉为脾胃的门户，因此，咽喉肿痛、牙龈、牙齿肿痛等相关的口腔内的疾病，曲池穴是可以治疗的。

2. 治疗隐疹、热病、癫狂：曲池穴本身的作用可以清热降火，因此对于一些由热病、血热引起的皮肤疹疾还有热病导致的神昏甚至癫狂，都可以通过刺激曲池穴来治疗。

3. 治疗腹痛、吐泻等肠胃疾病：这其中的道理太简单了，曲池穴本身就是手阳明大肠经的穴位，而且又是特殊的合穴，合治内腑，因此，对于肠胃疾病选择按压刺激曲池穴是最合适不过的了。

4. 治疗上肢不遂、手臂肿痛：因为曲池穴的位置在肘关节附近，因此，由于穴位的近治作用，完全可以治疗上肢、手臂的不适。

教你快速找穴位

曲池穴是位置在屈肘成直角，位于肘横纹外端与肱骨外上髁连线的中点处。

支沟穴：肠燥便秘润滑剂

支沟穴，别名"飞虎"穴。支，指树枝的分叉；沟，沟渠。"支沟"的意思是指三焦经气血在这个穴位吸热扩散，有清利三焦，通腑降逆的作用。

支沟是治疗便秘的好穴位，是三焦经上的火穴，可以宣泄火气，防止肠道干燥形成便秘。《黄帝内经·灵兰秘典论》有曰：
"大肠者，传导之官，变化出焉。"便秘主要在于大肠的传导功能失调，大肠为六腑之一，六腑者，泄而不藏，腑气以通为顺。便秘的主要病机是腑气不顺，通降传导失司，故而通下法是治疗便秘的主要治法。

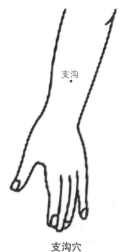

支沟穴

便秘包含多重的症状，例如，排便用力、硬便、腹部胀满感、不完全排空感、痛或腹胀、知觉排便受阻，或难以放松肌肉而减少肠蠕动。而客观的数据则以每周排便少于3次者为便秘患者。成人慢性便秘之定义为1周内排便少于3次，且排便困难或有硬便，维持6周以上。另外，有些人虽每天排便，但量很少，仍有以上不舒服的症状，仍可视为有便秘情形。影响便秘的原因，有服药所引发的副作用、饮食习惯、大肠结构或功能障碍、体力衰弱，亦可能找不出原因。

支沟穴在手上，很方便按揉。当有便秘现象的时候，我们可以将中指指尖垂直下压，揉按穴位，会有酸，痛的感觉。每天早、晚各揉按1次。坚持下去就能促进脾胃的运化，也能够保证三焦的气血运行更顺畅。

现代研究也表明支沟穴是治疗便秘的特效穴。但现在很多人反馈，说光揉这个穴好像没有什么明显效果，还要说明支沟穴作为主穴治疗多用于肠燥型便秘，这一型老年人和产后妇女多见，在使用支沟穴时，先打通三焦经的经络，单用一个穴位效果是不大的。这时，可以配合摩腹，其法为：仰卧于床上，用右手或双手叠加按于腹部，按顺时针做环形而有节律的抚摸，力量适度，动作流畅，3～5分钟。以上的自我按摩法能调理肠胃功能，锻炼腹肌张力，增强体质，尤其适于慢性便秘的人，但必须坚持早晚各按摩一遍，手法应轻快，灵活，以腹部按摩为主。

另外，支沟穴治肋间神经痛特殊疗效。比如你某处岔气了，上下窜着痛，揉支沟穴的偏上部分马上就好。如果偏下部分痛，那就归胆经的阳陵泉管，而支沟穴不管。实际上，三焦经在腿上称胆经，在胳膊上称三焦经，它们是一条经，都管岔气，但各管一半。有的人一敲胆经头就胀，这是胆经的浊气跑到三焦经上来了，所以还得把三焦经给揉开，才不会有不良反应。

教你快速找穴位

伸臂俯掌，支沟穴于手背腕横纹中点直上3寸，尺骨与桡骨之间，与

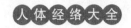

间使穴相对。

外关穴：让痛风不那么痛

外关穴隶属手少阳三焦经。外，外部也。关，关卡也。该穴名意指三

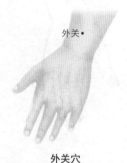

外关·

外关穴

焦经气血在此胀散外行，外部气血被关卡不得入于三焦经。本穴物质为阳池穴传来的阳热之气，行至本穴后因吸热而进一步胀散，胀散之气由穴内出于穴外，穴外的气血物质无法入于穴内，外来之物如被关卡一般，故名外关穴。

中医学认为，刺激外关穴有清热解毒，散风解表，通经活络，利胁镇痛之功效，对于热病头痛、目赤肿痛、齿痛颊肿、耳鸣耳聋、胁肋痛、肘臂屈伸不利、手指痛、手颤等病症有极好的疗效，现代临床上常用它来于治疗感冒、肺炎、急性结膜炎、中耳炎、腮腺炎、遗尿、腕下垂、神经性皮炎、手癣、冻疮、近视等疾病。

外关穴的灸治方法为：如果用艾炷灸，每次5～7壮；如果用艾条灸，每次5～10分钟。如果效果不明显，还可以加灸脾俞与阳陵泉，灸法可参考相应穴位的灸法。作为日常保健，还可以每天按摩这三个穴位，方法为：每天用手指指腹或指节向下揉压脾俞穴和阳陵泉，并以画圆的方式按摩；用拇指的指腹向下按压外关穴，并以画圆的方式按摩，左右手交替进行。

在日常生活中我们会发现，很多小孩在白纸上写字的时候，写出来的往往不是一条直线，要么就是一条斜线，要么就是弯弯曲曲的，这实际上就是手部不平衡导致的。对于这种情况，在平时多给孩子按摩外关穴是很有效的，如果效果不是那么明显，也可以加上内关穴，内外关一起刺激，就可以达到平衡。

教你快速找穴位

外关穴位于前臂背侧，手脖子横皱纹向上3指宽处，与正面内关相对（或当阳池与肘尖的连线上，腕背横纹上2寸，尺骨与桡骨之间）。

养老穴：老年专属康健穴

养老穴有清头明目、舒筋活络的作用，对老年人易患的种种疾病，都有很好的缓解作用，几乎可以看作专为老年人保健而设的穴位，所以被人们称为"养老穴"。

　　总体来说，刺激养老穴有清热明目，舒筋活络的功效，而具体来说它可以治疗精神神经系统、运动系统、五官科三大疾病，如脑血管病后遗症、肩臂部神经痛；急性腰扭伤、落枕、肩臂酸痛；近视眼、耳聋、眼花等众多老年性疾病。很多老年人都有起夜的问题，有的甚至每晚要起来五六次，甚至更多，严重影响睡眠，有这样经历的人可以适度地按摩养老穴调气活血，远离虚幻的便意。人随着年龄的增长，身体各部分都在逐渐退化，比如说耳聋眼花、上下楼梯或者久坐站立时，都会明显地感到膝盖不舒服或者疼

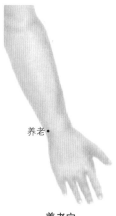

养老·

养老穴

痛，等等。这些和退化相关的疾病，我们都可以灸养老穴。其灸治方法为：艾条悬灸，每次10～20分钟，每天1次，5～7天为1个疗程，疗程期间须间隔2天方可进行下一个疗程。

　　在现实生活中，很多老年人经常会遇到没有明确原因的肌肉酸痛，疼痛不强烈，但是往往酸软难耐。对于这种情况，如果是上肢酸痛，可灸养老穴，方法同上；如果是下肢酸痛，则可加灸阳陵泉穴，方法同养老穴灸法。除此之外，还可用按摩法刺激养老穴，按摩时可加阳谷穴，其方法为：两手屈肘在胸前，用一只手的四指放在另一只手的养老穴处，用指端作推擦活动，连做1分钟；接着两手屈肘于胸前，一手前臂竖起，半握拳，另一只手的四指托在前臂内侧，拇指指端放在阳谷穴处，用指端甲缘按掐，一掐一松，连做14次；最后两手屈肘在胸前，一手前臂竖起，半握拳，用另一只手的拇指指腹按揉阳谷穴处，连做1分钟。

　　按摩养老穴以每天的未时为佳，就是下午的1～3点，因为未时是小肠经主时，这段时间它的气血最旺，功能最好，因而治疗的效果也更好。

教你快速找穴位

　　掌心向下，用另一手的示指按在尺骨小头的最高点上，然后掌心转向胸部，当手指滑入的骨缝中即是养老穴。

阳溪穴：攻克肩手综合征

　　阳溪别名中魁穴，穴位于手背上，就是指阳气的溪流。阳，热也、气也，指本穴的气血物质为阳热之气。溪，路径也。该穴名意指大肠阳溪穴经经气在此吸热后蒸升上行天部。本穴物质为合谷穴传来的水湿风气，至

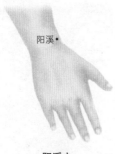

阳溪穴

此后吸热蒸升并上行于天部，故名。阳溪穴有清热散风，通利关节的功效，主治狂言喜笑、热病心烦、胸满气短、厥逆头疼、耳聋耳鸣、肘臂不举、喉痹、痂疥等症。

阳溪最大的作用就是可以治疗肩手综合征，也就是手腕、手肘、肩膀等部位的疼痛。如果手肩部酸痛，这有一个非常好刺激的方法，用右手握住左手的腕部，同时左右握拳，用拳头前后晃动，这样来帮助腕部的活动。在腕部活动的时候也能很好地刺激阳溪穴。

现代人的生活中离不开电脑，但是长期使用电脑的人经常在电脑前一坐就是很长的时间，长时间保持固定的姿势会使肩臂部甚至手指的肌肉僵硬，这都是气血流通不畅惹的祸。很多人在缓解腕部酸痛的时候都会活动活动手腕，其实做这个动作就是在刺激自己的阳溪穴，促进气血的流通。在临床中，医生也常常利用阳溪穴治疗腱鞘炎，中风半身不遂、腕关节及其周围软组织疾病等。

许多白领常因工作压力大，出现白天头痛、头昏、全身无力想睡觉，但晚上又心烦意乱睡不着。怎么办？点点阳溪穴！操作时可先用右手示指尖点按左手阳溪穴，先点按不动一会，然后指尖不离位全手转动，时间3～5分钟。之后换左手示指点右手阳溪穴，方法同上。每天早、晚各1次。对头痛、目赤肿痛、耳聋、耳鸣、齿痛、咽喉肿痛、手腕痛以及失眠、头晕、胸闷、心烦等病症有很好的疗效。

下面，再为大家说一说使用阳溪穴的注意事项。

1. 按摩本穴时，手要自然放松，不要紧张弯曲，以防影响到效果。

2. 儿童按摩时要适度，不要用力太大。

3. 每次按揉2～3分钟，每天施治2～3次。

4. 刺法：直刺0.5～0.8寸。

5. 灸法：艾炷灸3～5壮，艾条灸10～20分钟。

教你快速找穴位

阳溪穴在腕背横纹桡侧，手拇指上翘起时，在拇短伸肌腱与拇长伸肌腱之间的凹陷中。

腕骨穴：治疗糖尿病要穴

腕骨穴为手太阳小肠经俞穴。腕，穴所在部位为手腕部也。骨，水也。该穴名意指小肠经经气行在此冷降为地部水液。本穴物质为后溪穴传来的天部水湿之气，行至本穴后散热冷降为地部的水液，故名。

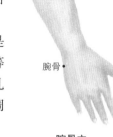

腕骨·

腕骨穴

腕骨穴具有舒筋活络、泌别清浊的功效，不仅是治疗上肢疾病的常用穴位，还可以用来治疗糖尿病等出现口渴等症状。因为糖尿病患者的小肠功能是紊乱的，而腕骨穴是小肠经的一个原穴，所以它就可以调整小肠的功能，对糖尿病有很好的效果。

糖尿病患者不能喝茶、饮料、酒，要多喝白开水。红茶有脱钙作用，茶、饮料含有脱水剂。治疗手法：在环指的桡侧，用一只手拇指轻轻地从指尖向指根推动，推4分钟，越轻越好。另一只手也推4分钟。再在手部腕骨穴顺时针方向旋转揉3~4分钟。双手6~8分钟。

高血压是一种以动脉血压升高，尤其突出的是舒张压持续升高的全身性慢性血管疾病，主要与中枢神经系统和内分泌液体调节功能紊乱有关，也与年龄、职业、环境、肥胖、嗜烟等因素有关。中医理论认为主要由于肝肾阴阳失调所致。

具体治疗方法：治疗高血压要按压腕骨、血压反应区、零落五、心包区、合谷、阳溪。手法是用力按压。用一束牙签强刺，会获得更高的疗效。

良好的心脏功能，是保证血脉通畅的必要条件。所以要促进全身血液循环，必须加选手心的心包区，手背的腕骨穴的按摩、刺激才奏效。在体检或是定期检查时，如果医生说你的血压高，应立即开始做穴位疗法，用牙签刺激穴位，按摩穴位，很快血压就出现下降。每天坚持治疗，血压会持续逐渐下降。

腕骨穴又是祛湿的要穴，如果你觉得体内有湿热，有风湿症，揉腕骨穴效果会很好。实际上，腕骨穴是靠通利二便来祛湿的。所以还可以治疗便秘。

教你快速找穴位

在我们的掌根下有一条掌横纹，侧面有一根骨头，这根骨头前边的凹陷就是腕骨穴。

后溪穴：统治颈肩腰椎病

现在得颈椎病的人非常多，患者的年龄也越来越小，甚至有小学生也得了颈椎病，原因很简单：伏案久了，压力大了，自己又不懂得怎么调理，所以颈椎病提前"光临"了。不仅仅得颈椎病，腰也弯了，背也驼了，眼睛也花了，脾气也糟了，未老先衰，没有足够的阳刚之气。这是当今多数人面临的一个严重问题。

很多人认为这些都是脑力劳动的结果，其实不然，当长期保持同一姿势伏案工作或学习的时候，上体前倾，颈椎紧张了，首先压抑了督脉，督脉总督一身的阳气，压抑了督脉也就是压抑了全身的阳气，久而久之，整个脊柱就弯了，人的精神也没了。人体的精神，不是被脑力劳动所消耗掉的，而是被错误的姿势消耗掉的。

这些问题通过一个穴位就能全部解决，这就是后溪穴。后溪穴是小肠经上的一个穴，奇经八脉的交会穴，最早见于《灵枢·本输篇》，为手太阳小肠经的俞穴，又是八脉交会之一，通于督脉小肠经，有舒经利窍、宁神之功，能泻心火，壮阳气，调颈椎，利眼目，正脊柱。临床上，颈椎出问题了，腰椎出问题了，眼睛出问题了，都要用到这个穴，效果非常明显。它可以消除长期伏案或在电脑前学习和工作对身体带来的不利影响，只要坚持，百用百灵。

后溪穴最擅长治疗脖子上的问题，如颈椎病、落枕。有些人晚上睡觉着凉了，姿势不对了，早上起来发现脖子不能动了，也就是我们通常说的落枕，这个时候我们可以轻轻地按摩后溪穴，在按摩的时候轻轻转动脖子。一直到脖子可以自由转动的时候停下来。

此外，这个穴位对驾车族也有很好的帮助，开车的时候，需要精力集中，长时间保持一个姿势，颈椎很容易受伤。在等待红绿灯的时候、别心急，静下心来，一手握着方向盘，另一只手顺势在握方向盘的手上按摩，几乎不影响任何事情，却可以很好地按摩后溪穴，保护自己的颈椎。

对后溪穴的刺激不用刻意进行，如果你坐在电脑面前，可以双手握拳，把后溪穴的部位放在桌沿上，用腕关节带动双手，轻松地来回滚动，就可达到刺激效果。在滚动当中，它会有一种轻微的酸痛感。每天抽出三五分钟，随手动一下，坚持下来，对颈椎、腰椎有非常好的疗效，对保护视力也很好。

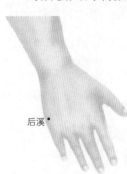

后溪

后溪穴

教你快速找穴位

微握拳，在第5掌指关节尺侧后方，第5掌骨小头后缘，赤白肉际处取后溪穴；或是轻握拳，手掌感情线的尾端在小指下侧边凸起如一火山口状处即是。

合谷穴：肺阴虚最佳穴位

合谷穴，别名虎口、容谷、合骨、含口，手阳明大肠经的原穴，大肠经气血会聚于此并形成强盛的水湿风气场。合，汇也，聚也；谷，两山之间的空隙也。因其在大拇指和示指的虎口间，拇指、示指像两座山，虎口似一山谷，因而得名合谷穴。"合谷"穴名意指本穴物质为三间穴天部层次横向传来的水湿云气，行至本穴后，由于本穴位处手背第1、第2掌骨之间，肌肉间间隙较大，因而三间穴传来的气血在本穴处汇聚，汇聚之气形成强大的水湿云气场，故名合谷。

合谷穴是调养肺阴虚的最佳穴位。中医有"肺为娇脏"之说，指出肺是娇嫩，容易受邪的脏器。肺既恶热，又怕寒，它外合皮毛，主呼吸，与大气直接接触。外邪侵犯人体，不论从口鼻吸入，还是由皮肤侵袭，都容易犯肺而致病。即使是伤风感冒，也往往伴有咳嗽，说明肺是一个娇嫩的脏器，故名。所以，肺对外邪的抵抗力是很低的，尤其是老人和小孩，抵抗力就更低了。

因此，在平时，我们一定要注重肺的保养。肺不阴虚了，抵抗力强了，这些症状也就自愈了。只要坚持每天按摩两侧合谷穴3分钟，就可以使大肠经脉循行之处的组织和器官的疾病减轻或消除，胸闷气短、多咳多痰、爱发高烧、多出虚汗等症状慢慢消失。但要注意的是体质较差的患者，不宜给予较强的刺激，孕妇一般不要按摩合谷穴。

除了调养肺阴虚之外，中医认为合谷具有疏风止痛、通络开窍之功，可以治疗很多疾病，主要包括以下几种。

1. 头部、面部五官疾病：如头痛、头晕、眼斜口㖞、流鼻血、牙痛、疟腮等，中医学著作《四总穴歌》中言"面口合谷收"，明确指出了合谷穴能够治疗头面部的诸多疾病。

2. 各种痛证：包括手指痛、手臂痛、头痛、牙痛、腹痛、痛经等各种疼痛疾病，中医讲"不通则痛，不荣则痛"，由此可知，形成疼痛症状的病机无非就是两条，一是气血不通，淤滞则痛；二是气血不足，不能濡养而导致疼痛。合谷穴是一个特殊的穴位，它集攻邪和补虚的双向作用于一身，通过不同的刺激手法、力度可以起到补虚或者攻邪的作用，从而达到止痛的目的。

合谷

合谷穴

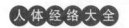

3. 双向调节人体汗液代谢：多汗或者无汗都是人体汗液代谢失常的表现，通过刺激合谷穴能将人体异常的排汗调整至正常。

4. 治疗感冒发热、皮肤疹疾，合谷穴有解表透疹的功效，因此，对于感冒发热、皮肤湿疹有宣发透表的作用。

5. 大便异常，合谷穴本身就是手阳明大肠经的穴位，因此，治疗便秘是它的本职工作。

教你快速找穴位

以一手的拇指之骨关节横纹，放在另一手拇指、示指之间的指蹼缘上，在拇指尖下就是合谷穴。

中渚穴：耳鸣头晕找中渚

中渚为三焦经穴位，位于手背第4、第5掌指关节后方凹陷中，液门穴直上1寸处。中渚穴可以治眼疾，如眼睛痛、胀、酸涩和急性结膜炎，急性扁桃体炎、咽喉痛、耳痛、中耳炎、着急上火引起的突发性耳聋、耳里轰轰响的耳鸣等症状，揉中渚穴也会特别管用，因为它是祛火的。

突然站立时，或者突然回头，就会有头晕目眩，这都称为目眩，头晕眼花，发生这种情况的时候是比较危险的，一般明智的做法就是蹲下。这里，可以介绍一种有效的缓解方法：在你突然觉得头昏眼花的时候用手按住中渚穴（或者用示指和大拇指夹住手掌），深呼吸后按压，大约6秒后，缓慢吐气再按压，左右交替，各做5次。

中气不足的情况下，同时也会耗损肾气，肾气不足，很容易引起耳鸣眼花，这时候我们可以通过刺激中渚穴来缓解病况。用另一只手的大拇指从指关节向手背的方向有力推，如果感觉疼痛的话可以涂抹一点润肤油，每次推50～100下，就可以很好地缓解耳鸣的症状。

生活中，有人手老是攥着、不能伸开，有点像脑血栓的后遗症，这时候可以选用中渚穴，就要经常掐中渚穴，一掐手就张开了。除了掐这个穴位，还要掐十指指缝。这几个缝称八邪，就是有邪气进去了，所以手才攥住张不开。另外，掐的时候不能生扳手指，否则手指马上就会产生抗力。

另外，伏案工作过久或长时间姿势不变地工作，猛然改变姿势时会突然头晕目眩。解除此类眩晕，不妨按摩一下中渚穴。

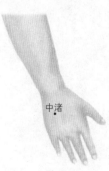

中渚

中渚穴

　　中渚穴还是治疗诸多痛症的要穴。痛证的含义非常广，比如肩膀痛、腰后面脊椎痛、膝盖痛、肩周炎、头痛、耳痛、牙痛、胃痛，中渚穴统统都管。

　　按这个穴时一定要把指甲剪平。如果找不准没关系，你就把骨缝这一溜都揉了，哪个地方最痛，就把哪个地方当成中渚穴。功用为清热通络，开窍益聪。揉中渚穴有个技巧：先掐进去，然后搓着揉，让它发麻，一麻就通了。

教你快速找穴位

　　在手背第4、第5掌指关节后方凹陷中，液门穴直上1寸处。

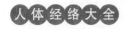

第五章　轻松打通下肢穴

血海穴：最天然的补血良方

健康的身体是每个人永远追求的目标，但现实生活中往往因某些原因，导致很多人无法实现这个梦想，其中最大的敌人便是肝血虚。一旦肝血虚，随之而来的便是面容憔悴、头昏眼花、心悸失眠、手足发麻、脉细无力，等等，如不及时治疗，还会让疾病乘虚而入，引发各种肝胆上的大病，威胁身体健康。那么，如何不用吃药就能补血呢？血海是首选。

血海这个穴位从名字上就可以看出来，和血有着密切的关系，血海就是血液汇聚的海洋。如果身体里血液运行不畅了，或者是血液不足，或者是其他和血有关的疾病，都可以用这个穴位来治疗。在取穴的时候，要把膝关节屈起来，这个穴位在大腿内侧，髌底内侧端上2寸，股四头肌内侧头的隆起处。

我们已经多次提到过了，脾胃为气血生化之源，如果脾胃的功能虚弱，就会导致气血不足，出现头晕眼花、乏力、失眠、心烦等许多症状。这个时候，就可以找血海来帮忙了。血海穴属于足太阴脾经，屈膝时位于大腿内侧，髌底内侧上2寸，股四头肌内侧头的隆起处，是治疗血症的要穴，具有活血化瘀、补血养血、引血归经之功，按摩刺激血海，可以帮助补益气血。

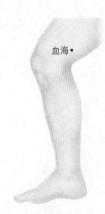

血海·

血海穴

每天9~11点刺激血海穴最好，因为这个时间段是脾经经气旺盛的时候，人体阳气处于上升趋势，所以直接按揉就可以了；每侧3分钟，力量不要太大，能感到穴位处有酸胀感即可，要以轻柔为原则，21~23点再进行艾灸。

中医还讲，脾主统血，意思是说脾有统摄血液，使其正常运行。如果脾统血的功能减弱的话，会导致血液不循常道，引起出血的现象，就好像是河水泛滥，淹没了农田，这时也可以借助血海来帮忙治理，让血流回到正常的轨道上。

大家都知道，在一生中女性会不断地重复生血和失血的过程，中医讲"女子以血为用"，可见，血对于女性来讲非常重要。因此，血海可以用来治疗女子和血有关的疾病，比如说月经量少、月经量多、痛经、崩漏、贫血等。

血海还可以治疗皮肤病，这又是为什么呢？这是因为荨麻疹、湿疹等很多皮肤病是由于血热或者血燥等原因，导致生风，从而出现瘙痒等症状。这时就要找到问题的根源，从根本上治疗，才能解决问题。中医有句话称"治风先治血，血行风自灭"，说的就是这个道理。因此对于荨麻疹等皮肤方面的问题，可以用血海来治疗，如果配合曲池、合谷等穴位的话，效果会更好。

教你快速找穴位

正坐屈膝位，在髌骨内上缘上2寸，当股内侧肌突起中点处取穴；或正坐屈膝，医生面对患者，用手掌按在患者膝盖骨上，掌心对准膝盖骨顶端，拇指向内侧，当拇指尖所到之处是血海穴。

梁丘穴：胃痉挛快速止痛

梁丘穴，别名鹤顶穴，为人体足阳明胃经上的重要穴道。梁，屋之横梁也；丘，土堆也。梁丘名意指本穴的功用为约束胃经经水向下排泄。本穴物质为阴市穴下传的地部经水，至本穴后，因本穴位处肌肉隆起处，对流来的地部经水有围堵作用，经水的传行只能是满溢越梁而过，故名梁丘。

梁丘又是足阳明胃经的"郄穴"，"郄"就是"孔隙"的意思。郄穴的特点是善于调治各种急性病，而本穴的特征是囤积的胃经水液，如胃经的水库一般，针刺本穴有水库的开闸放水作用，能最快地调节胃经气血的有余与不足状态，故为足阳明郄穴。通常，阳经的郄穴一般是用来治疗急性病的，梁丘在治疗急性胃痛、胃痉挛方面效果非常好，更是治疗一般胃肠病的常用穴位。夏天的时候天气太热，很多人都喜欢吃凉的，如果过于贪凉饮冷，很容易出现胃部疼痛，这时我们就可以用手指按摩梁丘穴，有很好的止疼作用。

现在很多人都不爱运动，或者没有时间运动，还有很多人冬天穿得少，年轻的时候还不觉得，但到了

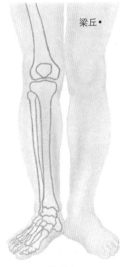

梁丘穴

四五十岁毛病就都出来了，比如腰膝酸软无力、膝盖冰冷等。也可以用这个穴位来治疗，它能够促进下肢气血的运行，使经脉通畅，从而使疼痛得到缓解。

虽然我们不可能随时都把针带在身上，而且没有学过针灸的人也不会扎针。但是，这些都不是问题。通过对穴位的艾灸就可以解决这个问题。对胃痉挛这种病，艾灸梁丘穴就有很好的效果。但由于胃痉挛通常是急性发作，很多时候手边没有艾条，这时就可以用按摩的方法，当肚腹部急剧疼痛的时候，要赶紧坐下来按摩梁丘穴，用大拇指使劲地在穴位上施加压力，尽可能用力，施加压力的时候最好能感觉到疼痛。每次压20秒，停下来休息5秒，再继续下一次施压。另外，它对胃炎、腹泻、痛经以及膝关节周围的病变和关节炎也挺有用的。如果每天用艾条灸5～10分钟，对于由于受凉引起的疼痛，效果会更好。

教你快速找穴位

梁丘穴位于髂前上棘与髌底外侧段连线上，髌底上2寸。伸展膝盖用力时，筋肉凸出处的凹洼处，即为梁丘穴。

阳陵泉穴：强壮筋骨养胆穴

阳陵泉穴，别名筋会穴、阳陵穴，前人依其所在部位而命名。阳，阳气；陵，土堆；泉，源源不断。胆属阳经，膝外侧属阳，腓骨小头部似陵，陵前下方凹陷处经气象流水入合深似泉，故名"阳陵泉"。

阳陵泉是胆经的合穴，是气血汇集的地方，同时也是八会穴中的筋会，许多的筋都汇集到这里，因此是强壮筋骨，舒通经脉的常用保健穴，可治疗许多和筋有关的疾病。如《马丹阳天星二十穴歌》有这样的记载："膝肿并麻木，冷痹及偏风，举足不能起，坐卧似衰翁，针入六分止，神功妙不同。"

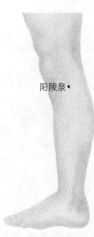

阳陵泉·

阳陵泉穴

除了治疗与筋有关的疾病，阳陵泉还有一个特殊的作用，就是可以治疗胆结石。如《灵枢·邪气藏府病形篇》中有曰："胆病者，善太息，口苦，呕宿汁，心下澹澹，恐人将捕之，嗌中吤吤然数唾，在足少阳之本末，亦视其脉三陷下者灸之，其寒热者，取阳陵泉。"这里说的就是治疗胆腑的病症。

对于阳陵泉的取穴法，历代文献有很多种说法，如

《灵枢·本输篇》中曰"伸而得之"就是让患者将下肢伸直，然后取穴；《针灸大成》中曰"蹲而取之"就是嘱患者取下蹲姿势再定穴；而《中国针灸学》又曰"坐，屈膝重足……取之"。根据临床经验发现，这几种方法对于老年人、儿童、体质虚弱者均不适宜，而最好的方法则是采用仰卧位或侧卧位取穴，仰卧时对下肢微屈，在腓骨小头前下凹陷中取之。这种方法取穴患者感到舒适耐久，并容易引起经气，得气快，感传好。

这个穴位既可以针，也可以灸，当然对一般家庭治疗来说，艾灸无疑是最安全实用的，可采用艾条悬起灸，也可采用艾炷直接灸，前者每次温和灸 10～20 分钟，每天或隔天 1 次，连灸 1～3 个月方可见效；后者建议用麦粒大小的艾炷，每次灸 1～3 壮为宜，最好采用无瘢痕灸或发泡灸，每周或每月灸 2 次，灸 2～3 个月为 1 个疗程。

对于胆结石患者来说，当肝脾和胆疼痛的时候，还可以采用按摩阳陵泉方式来缓解，当然配合阴陵泉一起按摩会起到更好的效果。按揉时我们见大拇指弯曲，用指腹垂直揉按穴道，有酸、胀、痛的感觉。先左后右，两侧穴位每次各揉 1～3 分钟。在穴位上，阳陵泉在外，阴陵泉在内，一起刺激这两个穴位，使其里内迎合，达到人体最平衡的状态。

教你快速找穴位

阳陵泉穴在小腿外侧，当腓骨头前下方凹陷处。

足三里穴：人体第一长寿穴

足三里是足阳明胃经的主要穴位之一，它具有调理脾胃、补中益气、通经活络、疏风化湿、扶正祛邪之功能。"三里"是指理上、理中、理下。胃处在肚腹的上部，胃胀、胃脘疼痛的时候就要"理上"，按足三里的时候要同时往上方使劲；腹部正中出现不适，就需要"理中"，只用往内按就行了；小腹在肚腹的下部，小腹上的病痛，得在按住足三里的同时往下方使劲，这称"理下"。

从古至今，人们一直非常重视足三里穴的保健作用，民间有"肚腹三里留"这种说法。现代人通常气血不足，身体处于亚健康状态，这在很大程度上都是受了消化不好的影响。胃肠功能不好，人体的吸收能力就弱，吃进身体里的食物经常因为无法吸收而直接排出，营养得不到充分利用，身体自然就不好。所以，每天用手指揉上 5 分钟，坚持十来天，

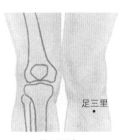

足三里

足三里穴

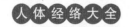

食欲就会有改善，身体也会明显感觉舒服。

按揉足三里穴能预防和减轻很多消化系统的常见病，如胃十二指肠球部溃疡、急性胃炎、胃下垂等，解除急性胃痛的效果也很明显，对于呕吐、呃逆、嗳气、肠炎、痢疾、便秘、肝炎、胆囊炎、胆结石、肾结石绞痛以及糖尿病、高血压等，也有很好的作用。

按揉足三里要遵循"寒则补之，热则泻之"的原则，如果胃部不适或病症是因为受了寒气，手法上的指腹方向就得往上，如果是暴饮暴食而引起的胃痛、腹部不舒服，手法上的指腹方向就得往下，通过泻法来排出淫邪之气。按压时，用大拇指指腹稍用力，分别对准两腿足三里穴，先按顺时针方向旋转按压50次后，再用逆时针方向按压50次，至皮肤有热感，病症消失。病症严重者按这个方法，每天进行3次左右的按压，连续两三天，胃痛症状就会明显减轻。

刺激足三里也可用艾灸，就是把艾炷直接放在穴位上面灸，皮肤上面不放置任何导热的东西。这样对提高人体自身免疫力有好处，对于那些由于机体免疫力下降导致的慢性疾病效果很好，比如哮喘。每周艾灸足三里穴1~2次，每次灸15~20分钟，艾灸时让艾条离皮肤2厘米，灸到局部的皮肤发红，缓慢地沿足三里穴上下移动，注意不要烧伤皮肤。

还可以用手或按摩锤经常按揉敲打足三里，每次5~10分钟，做到使足三里穴有一种酸胀、发热的感觉即可。

总之，不管使用哪种方法，一定要每天都坚持，并按要求去做。每天花上几分钟就能换来身体健康，非常值得。

教你快速找穴位

从下往上触摸小腿的外侧，右膝盖的膝盖骨下面，可摸到凸块（胫骨外侧髁）。由此再往外，斜下方一点之处，还有另一凸块（腓骨小头）。这两块凸骨以线连接，以此线为底边向下作一正三角形。而此正三角形的顶点，正是足三里穴。

丰隆穴：化痰消食减肥穴

丰隆，在古代神话中指的是两位神仙：雷神和云师。这用在我们的穴位上怎么理解呢？在二十四节气当中，一个是惊蛰，是春天的第3个节气。惊指的是雷，春天的第一声响雷，将蛰伏在地下的万物全都震醒了。这时候会怎么样呢？春雷的响起，会促使地下潜伏的虫子四处逃窜，也会促进地面沉伏的气往上走，到天空中变为云，云层累积到一定程度就化为雨。雨再降落下来，会怎么样？雨过天晴。被雨水洗过的天空一片清朗，而地面也是干净清新的，就和阳光普照的春天一样，让人非常地舒服。

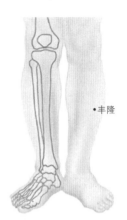

•丰隆

丰隆穴

这便是阳气上升，与天上的阴气相结合，所形成的阴阳平和的境界。丰隆穴就是这样一个主管气升降的穴位。它所处的位置肌肉丰满结实，隆起来，就好像一个小土丘一样。而且，它同时是脾经和胃经的络穴，刺激它，就好像春雷响起，促使气往上走。

丰隆穴是足太阴脾经的穴位，同时也是胃经的络穴，脾主升，胃主降。因此，在刺激这个穴位的时候，可以调和脾胃，从而沟通起到表里、上下的作用。

中医讲"百病皆由痰作祟"，意思是说痰作为一种病理产物，可以引起很多种疾病。这里的痰既包括有形之痰，比如说我们咳嗽出来的痰，也包括无形之痰，比如说存在于肌肉、经络的痰。痰是由于脾虚产生的一种病理产物。丰隆是健脾祛痰的要穴，凡与痰有关的病症，如痰浊阻肺之咳嗽、哮喘，痰浊外溢于肌肤之肿胀，痰浊流经经络之肢体麻木、半身不遂，痰浊上扰之头痛、眩晕，痰火扰心之心悸、癫狂等，都可配取丰隆穴疗治。

对于胖人来说，一般属于痰湿体质，也就是体内的痰湿比较盛，这和平时的饮食习惯及饮酒有一定关系。如果平时爱吃肥甘厚味，饮食没有节制，暴饮暴食，或者经常饮酒，这些都会损伤脾胃，使水液代谢失常，聚而成痰。丰隆穴通过健脾的作用，使得水湿痰浊得以运化，脾胃强健了，自然也就不会有饮食积滞了。

丰隆穴还是瘦腰收腹的减肥良穴，经常按摩可以起到消食导滞，化痰消脂。这和丰隆穴的特殊功用是分不开的。前面已经说过了，丰隆穴既是脾经的穴，又是胃经的络穴，脾胃对于消化吸收来说十分重要，按摩丰隆穴，可以消食祛痰，从而起到帮助减肥的作用。

另外经常灸丰隆的话，还可以缓解疲劳，预防中风。在治疗疾病的时候，可以根据病情，配合适当的穴位，加强疗效。比如说眩晕的话用丰隆配风池。如果感冒，咳嗽痰多，用丰隆配肺俞、尺泽。

教你快速找穴位

丰隆穴位于小腿前外侧，外踝尖上8寸，胫骨前缘外2横指（中指）处。内与条口相平，当外膝眼（犊鼻）与外踝尖连线的中点。

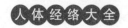

太冲穴：消气泻火揉太冲

眼睛酸涩、视物不清；夜里总做噩梦，两三点钟便会醒来，再难入睡；精神涣散，注意力无法集中；两胁隐隐作痛、抑郁，总想长出一口气；女性月经不调……这些症状都可以找太冲穴来帮忙。

太冲是肝经的原穴，原穴的含义有发源、原动力的意思，也就是说，肝脏所表现的个性和功能都可以从太冲穴找到形质。在中医里面，有"肝为刚脏，不受怫郁"的说法，也就是说，肝脏的阳气很足，火气很大，不能被压抑。我们经常说"某某肝火旺"，其实肝火旺是一种上天的禀赋，通常肝火旺的人都有胆有识、精力充沛，能成大事，一旦生气也能很快地宣泄出来，不会伤到身体。有的人先天肝火不旺，气血不足，这样的人一旦生气，很容易被压抑，无力宣发，只能停滞在脏腑之间，形成浊气。还有一些人，每天精神涣散，注意力很难集中，或者半夜两三点钟就会醒来，再难入睡，这些其实都是肝部的毛病，可以通过刺激太冲穴解决。

但是，太冲穴并不适合那些脾气火暴的人，就是一有不痛快就马上发泄、吵闹，并且吵闹后觉得痛快，还能谈笑风生的人，这种人的火气已经发泄掉了，不用再揉太冲穴。这个穴位是为那些爱生闷气，有泪不轻弹但又不能释怀的人准备的，还有对那些容易郁闷、焦虑的人都很适用。

其实，发脾气也不一定是坏事，因为很多时候我们会发脾气，并不是由于修养差、学问低，而是体内的浊气在作怪，它在你的胸腹中积聚、膨胀，最后无法控制地爆发出来。那么这种气又是如何产生的呢？从根源上来讲，是由情志诱发的。其实这种气起初是人体的一股能量，在体内周而复始地运行，起到输送血液周流全身的作用。肝功能越好的人，气就越旺。肝帮助人体使能量以气的形式推动全身物质的代谢和精神的调适。这种能量非常巨大，如果我们在它生成的时候压抑了它，如在生气的时候强压下怒火，不能使它及时宣发，它就会成为体内一种多余的能量，也就是我们经常说的"上火"。"气有余便是火"，这火因为没有正常的通路可宣发，就会在体内横冲直撞，窜到身体的哪个部位，哪个部位就会产生相应的症状，上到头就会头痛，冲到四肢便成风湿，进入胃肠则成溃疡。揉太冲穴就是给这股火找一个宣发的通路，不要让它在体内乱窜。

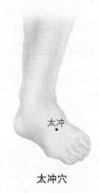

太冲

太冲穴

感冒初起，有流涕、咽痛、周身不适等感觉时，可通过按摩脚上的太冲穴减轻感冒带来的不适，甚至可以使感胃痊愈。具体方法是：先用温水浸泡双脚10~15分钟，而后用大拇指由涌泉穴向脚后跟内踝下方推按，连续推按5分钟，然后，再用大拇指按摩太冲穴，由下向上推按，双脚都按摩，每侧按摩5分钟。按摩后，即刻会感到咽痛减轻，其他症状也会随之减轻；甚至痊愈。

除了按摩法，还可用外敷穴位法保健、治疗。一是贴人参片法，把片放在穴位上，用医用胶布固住，每12小时换一次，隔天贴1次。二是贴黑干桑椹法，贴法同上。桑椹能滋补肝肾、收敛肝之元气，太冲穴是肝的元气集中地，通过它，肝气能够迅速回归肝脏。脂肪肝的根本病因是肝脏本身精气不足，不能够自行维持肝脏的功能所致，用此法补足肝的精气着手，能治疗脂肪肝。

另外，太冲穴还可以缓解急性腰痛。超过半数的成人都出现过急性腰痛症状，多数是由于劳累过度、不正常的姿势、精神紧张以及不合适的寝具等因素引起。这时，就可以用拇指指尖对太冲穴慢慢地进行垂直按压，一次持续5秒左右，到疼痛缓解为止。

教你快速找穴位

太冲穴在足背上第1、第2脚趾缝向上，大约有两指宽的地方，在两个骨头之间，按下去会有很强的酸胀或胀疼感。

太白穴：补脾解乏灸太白

太白穴隶属足太阴脾经。太，大也。白，肺之色也，气也。太白穴名意指脾经的水湿云气在此吸热蒸升，化为肺金之气。本穴物质为大都穴传来的天部水湿云气，至本穴后受长夏热燥气化蒸升，在更高的天部层次化为金性之气，故名太白穴。由于太白穴是脾经的原穴，健脾补气的效果比其他穴都强。所以人们很重视它，把它称作"健脾要穴"。

脾经是个少气多血的经脉，气不足、血有余，所以常会出现脾气虚的症状。究竟脾气虚都有什么症状呢？消化不良，吃完东西不一会儿就腹胀，或者是觉得胃疼，大便总是特别稀，面色发黄、没有光彩，睡觉流口水，舌两边有齿痕，血液循环不到末梢、手脚冰凉，身体沉重、女性崩漏，白带量多，月经淋漓不尽，因气血上不到头部而头晕眼花，没有精神、总觉得特别累，连说话也是有气无力的，等等。这些症状都是脾的运化能力差造成的。虽然脾虚的症状有很多，但揉太白穴全都可以防治。因为它

太白穴

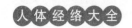
是原穴，能补充脾经经气的不足。

一般来说，用太白穴补脾气灸法最好，方法很简单：取艾条一段，在两侧太白穴施灸，采用温和灸法，每次持续3～5分钟。如果使用艾炷灸，每次灸1～3壮即可。其疗程可根据病程长短自行调节，症状消失或明显改善即可停止。

除灸法之外，还有一种好方法推荐给大家。就是用人参切片后，放在太白穴这里，外面用纱布叠成的小方块盖在上面，然后用胶布固定，如果没有胶布的话，也可以用膏药代替。两侧的太白穴都要贴上，而且要12个小时以后再取下来。隔天贴一次就可以了。如果要是你对胶布过敏的话，也可以直接用手来揉，按摩时要让穴位有轻微的胀痛感，每天坚持按揉3～5分钟。揉太白穴也有个窍门，就是用大拇指的内侧多硌它，这样健脾的效果会更好。如果用艾灸的话，健脾效果也很好。按揉太白穴来健脾的功效说简单点就像是吃山药薏米粥，既可以健脾，也可以利湿。

除了健脾之外，太白穴还可以解除身体疲乏，特别是脚上和腿上的疲乏。很多人都有这个体会，逛了一天的街，回到家里，马上就想把鞋子脱下来，用手揉捏脚趾、脚背。其实这是一件很自然的事，却反映出我们身体的本能。在捏脚的过程中就刺激了各个穴位，不仅促进了局部的血液循环，也使全身的血液都流动起来，自然就会解乏了。太白穴就是这众多穴位中的一个。当然，如果想"精准打击"，迅速见效，最好还是用艾条灸，通常几分钟症状就会得到缓解。

教你快速找穴位

太白穴在脚的内侧，用手沿着赤白肉际，从大脚趾趾跟开始，往踝关节方向摸，摸到的第一个突起称跖骨小头，在它后下方有个凹陷处，那就是太白穴的所在了。

行间穴：肝脏郁结去火穴

说到行间，最早并不是用来指代穴位的，而是用来说军队的，即"行伍之间"。如《商君书》曰："行间之治连以五，辨之以章，束之以令，拙无所处，罢无所生。"《史记·卫将军骠骑列传》也记载："青幸得以肺腑待罪行间，不患无威。"那么，行间穴应该如何解释呢？行，行走、流动、离开也。间，二者当中也。该穴名意指肝经的水湿风气由此顺传而上。本穴物质为大敦穴传来的湿重水气，至本穴后吸热并循肝经向上传输，气血物质遵循其应有的道路而行，故名。

行间穴是一个火穴，肝属木，木生火，如果有人肝火太旺，就泻其心火，这称"实则泻其子"。行间穴是一个泻心火的穴位。如果你经常两肋胀痛、嘴苦，那是肝火旺；而像牙痛、腮帮子肿、口腔溃疡、鼻出血，尤其是舌尖长泡，就是心火成盛，这时火已经不在肝上，多揉行间穴就可以消火，掐此穴对眼睛胀痛尤有显效。

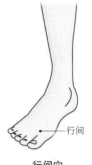

行间

行间穴

《类经·图翼》曰："泻行间火而热自清，木气自下。"另外，此穴还治心里烦热，燥咳失眠。因肝经环绕阴器，所以行间还善治生殖器的热症，如阴囊湿疹、小便热痛、阴部瘙痒等。对痛风引起的膝踝肿痛，点掐行间也有很好的止痛效果。

行间穴还可以配睛明穴治青光眼、降眼压；配太冲穴、合谷穴、风池穴、百会穴治肝火上炎、头痛、眩晕；配中脘穴、肝俞穴、胃俞穴治肝气犯胃之胃痛；配中府穴、孔最穴治肝火犯肺干咳或咯血。

刺激行间穴，可以采用大拇指指尖掐的方式，还可以艾炷灸3～5壮；或艾条灸5～10分钟。按压行间穴，会强痛，在这些穴道上每天两次指压，每次30下的强烈刺激即可。而有肝硬化和酒精肝、脂肪肝则用香烟或艾炷每天灸20次，每天坚持下去，并同时注意饮食起居，效果十分显著。

前面已经说了许多行间穴的治疗功效，其实还有一种病我们没有谈到，那就是懒病。这种现象现实生活中很常见，许多年轻人会经常或某段时间内存在慵懒无力的状态，到医院检查又查不出什么问题，于是大家就认为这些人好吃懒做，但实际上与身体功能下降有关，而造成此局面的最主要原因就是精力暗耗、中气不足、肝失条达三个方面。

首先是精力暗耗，现代人通常是轻体力重脑力，表面上没有消耗精力，但实际长时间的注意力集中和思维运动消耗的精力比体力更甚；其次中气不足，思维运动过度，体力劳动却很少，两者之间不平衡，导致气机郁滞，脾失健运，中气不足；第三，气机郁滞，中气匮乏，就会引起肝失疏导，而肝性喜条达，如果疏导不利，通常就会在情志方面表现出来，人也就会慵懒无力。这时候就应当温振中阳、养精疏肝，而艾灸行间恰恰有此功效。其方法为：艾条悬灸，每次灸10～20分钟，以温热为度，隔天1次，10次为1个疗程。如果疗效不显著，还可加灸气海、鸠尾，有一个辅助作用，方法与行间相同，但顺序则当为气海、鸠尾、行间。

教你快速找穴位

行间穴在足背侧，当第1、第2趾间，趾蹼缘的后方赤白肉际处。

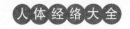

大敦穴：消气化郁养肝穴

大敦穴，是肝经上的第一个穴位。大敦，大树墩的意思，这里指穴内气血的生发特性。大敦穴，性情敦厚，担负着调和周围的穴位的重担。它也是肝经上的井穴，就是经气汇聚的地方。

大敦穴自古以来就被视为镇静的要穴。现代人生活压力很大，经常需要工作到很晚，早晨起来感觉头昏脑涨，一点工作状态也没有。休息质量差不仅会影响工作效率，而且长此以往还会影响身体健康。告诉你个很简单的方法，用手指按压大敦就可以起到缓解焦虑急躁的作用，按压时要用力按压7~8秒，再慢慢吐气，每天晚上睡觉前重复10次左右。这是什么道理呢？中医认为肝主疏泄，如果平时工作紧张，压力大，就会使肝的疏泄功能受到影响，身体里的气血运行不畅，因此出现头晕乏力、眼睛干涩等症状。按压大敦穴可以促使肝的功能恢复正常，也就起到了治疗的作用。

当然，大敦的功效还不仅如此，下面这些症状都是它的管辖范围。

一、疝气

疝气并不是很常见的一种病，是指人体组织或器官一部分离开了原来的部位，通过人体间隙、缺损或薄弱部位进入另一部位。最常见的症状就是在大腿根或者肚脐鼓出来一个包，躺着或者用手揉揉可以回去，一般发生在咳嗽、喷嚏、排便等腹压增高的时候，发育不良的婴幼儿和体弱多病的老年人较多见。很多家长对孩子疝气并不放在心上，认为疝气进进出出，对身体没什么影响。其实这种想法是不正确的，虽然在大多数情况下，疝气可以自行进出，但是偶尔也会发生嵌顿、上不去的情况，这就麻烦了，如果不能及时恢复，时间一长会造成疝内肠段的缺血性坏死，甚至肠穿孔而危及生命。如果你身边有这样的患者，你可以告诉他坚持按揉大敦穴，这个穴位可是治疗疝气的特效穴。除了大敦穴外，还可以配合太冲、气海、地机一起来治疗，疗效更好。

二、癫痫

癫痫俗称"羊癫风"，发作时，患者经常突然昏倒，口吐白沫，这个病有两大特点，一是突然发作，二是反复发作。大敦穴是足厥阴肝经的井穴，具有开窍醒神的作用。对于有癫痫病史的患者，平时可每天早晚按压大敦穴，预

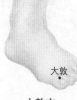

大敦

大敦穴

防发病；如果遇到癫痫发作的患者，也可以帮他刺激大敦穴，促进他苏醒，不过这时需要给予强刺激，可以用钥匙等来辅助。

三、泌尿系统疾病

泌尿系统疾病包括泌尿系统感染、肾炎、肾结石、排尿困难、尿不尽等。泌尿系统感染其实是很常见的一种病，尤其是女性朋友容易得。这是由女性的生理结构所决定的。女性的尿道口与阴道距离很近，而且尿道长度短，细菌很容易上行，从而引起泌尿系感染。最主要的症状就是小便次数多、而且憋不住，小便的时候还有疼痛灼热的感觉。如果你得了泌尿系感染，不必惊慌，可以用按压大敦穴来治疗，同时注意多喝白开水，多排尿，很快就会痊愈。

四、生殖系统疾病

生殖系统疾病包括女性的月经失调、闭经、功能性子宫出血、子宫脱垂，男性的阳痿、遗精、睾丸炎、附睾炎、阴茎疼痛等。配太冲、气海、归来、曲泉等穴。肝经循行时经过泌尿生殖系统，所以可以用来治疗这里的疾病。中医讲，肝主藏血，所以肝经上的大敦穴能治疗出血症，而且多用来治疗下部的出血，像崩漏、月经过多等。治疗时如果能采取艾灸的方式，效果更好。比如说功能性子宫出血的患者，经常会出现月经量多、时间长，由此可能引起头晕眼花、乏力等一系列症状，这时可以用大敦配隐白，直接艾炷灸，有补益肝脾，调理冲任的作用。子宫脱垂的话，用大敦配百会、三阴交、照海，有调补肝肾，益气固脱的作用。

另外，大敦配合神门穴还有一定的降压作用。大敦穴还有调节大肠运动功能的作用，可以用指甲掐按大敦穴来治疗便秘。同时此穴还是治疗脂肪肝、肝炎、酒精性肝病、肝硬化等肝脏慢性病必不可少的治疗和保健要穴。

总之，大敦穴是肝经的起始穴，可以用来治疗肝经经过部位的疾病，也可以治疗由肝引起的各种疾病，只要掌握住这两点，你就可以用大敦来轻松应对上述各种问题了。最后提醒你一点，这个穴位在孕妇生孩子前后都不宜艾灸。

教你快速找穴位

大敦穴在足大趾末节外侧，距趾甲角0.1寸。可从拇趾爪甲外侧缘与基底部各作一线，于交点处取穴。

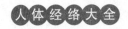

太溪穴：滋阴益肾大补穴

太溪隶属足少阴肾经，别名大溪、吕细。太，是大的意思；溪，溪流的意思。"太溪"的意思是指肾经水液在此形成较大的溪水。它是足少阴肾经的俞穴和原穴，俞穴就是本经经气汇聚之地，而原穴也是本经经气较大的"中转站"，太溪穴合二为一，所以太溪穴处肾经的经气最旺。足少阴肾经在五行中属水，肾主水，所以刺激太溪穴能够很好发挥"补水"也就是滋阴的作用。《医宗金鉴》说它主"房劳"，也就是可以调治性生活过多过频所导致的肾阴虚。

有人经常足跟痛，这就是肾虚。你应多揉太溪穴，顺着太溪穴把肾经的气血引过去。只要太溪穴被激活了，新鲜血液就会把瘀血冲散吸收，然后再循环带走。为什么会痛？痛就是有瘀血，停在那里不动了，造成局部不通，不通则痛。你把好血引过去，把瘀血冲散，自然就不痛了。揉太溪穴就是帮助冲散瘀血。

有人经常咽喉干，喝水也不管用，没有唾液，这是肾阴不足。揉太溪穴就能补上肾阴。可以一边按揉一边做吞咽动作，这样效果会更好。

如果家里有高血压、肾炎患者，也可以经常给他们按揉太溪穴，可使高血压有一定程度的降低，而且对尿蛋白有一定的治疗效果。手脚怕冷或发凉的人，可以在睡前按摩太溪穴，在每天反复刺激之下，慢慢会感觉到暖和的。

除此之外，太溪穴还有养发的功效。中医学认为，头发的盛衰与肾气是否充盛有很大关系。头发伴随人的一生，从童年、少年、青年、壮年到老年，均和肾气的盛衰有直接和密切的关系，也就是《素问·六节脏象论》中"肾者……其华在发"的含义。因此，要想使自己的秀发飘逸、有光泽，就要注意补肾，补肾最好的办法就是按摩太溪。按摩时，用对侧手的拇指按揉，也可以使用拳头突起的关节按摩，留意力量要柔和，以感觉酸胀为宜。

事实上，太溪穴不但是肾经上的大穴，而且还是全身的大补穴。众所周知，足三里穴是人体的第一长寿穴，它是胃经上的合穴，偏重于补后天，而太溪穴偏重于补先天。所以，要补肾回阳、修复先天之本就得从太溪穴开始。

太溪是肾经上的原穴，也就是说肾经的元气大会于此，是人体当中元气旺盛，无与伦比的穴位。肾是我们

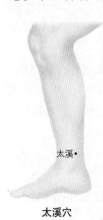

太溪•

太溪穴

的后天之本，中医说肾阴和肾阳是生长发育的根本，五脏六腑皆根植于肾，肾一旦出现问题，人体就会百病丛生。太溪，作为肾经的原穴，是人体一大功臣，肾经的经水从涌泉当中出来，进入然谷的川谷当中，流注于太溪，再滋养五脏六腑，为人体提供所需的营养。

太溪主要用来补阴，所以不要用灸，因为灸是热性刺激，容易伤阴，最好是按揉。按揉太溪，将四指放在脚背上，大拇指弯曲，从上往下刮按，左右脚上的穴位，按揉时一定要有痛感，每天早、晚各按1~3分钟。

按揉太溪一年四季都可以，但春秋季节天气干燥的时候，按揉的时间应该长一些，因为燥易伤阴，多揉一些时间，既可补阴，又可防燥伤阴；夏季可以时间短一些，因为夏季湿气比较重，按揉时间长了，体内的阴气太重反倒不好。冬季比较折中一些，每天每穴5分钟就行了，但是无论什么季节，最好在（晚上9~11点）按揉，这时身体的阴气较旺，可以趁热打铁。刺激太溪穴，还可以将人参切片，外贴在穴位上，用折叠成方块的纱布覆盖在上面，再用医用胶布固定，两侧的太溪穴都要贴，12小时后取下，隔天再贴一次。

教你快速找穴位

太溪穴在足内侧，内踝后方，当内踝尖与跟腱之间的凹陷处。可采用正坐位，将一条腿的小腿放在另一条腿的大腿上，即"4"字腿状，太溪穴则位于足内踝与跟腱之间的凹陷处。

丘墟穴：释放压力通脉穴

丘墟穴隶属足少阳胆经。丘，土堆或土坡也。墟，故城遗址或废墟。丘墟名意指在胆经的风气作用下，地部的脾土为空虚之状。本穴物质为悬钟穴降行而至的水湿风气，在风气的吹刮下穴内脾土为空虚之状，只有皮骨而无脾土（肌肉），故名丘墟。

在中医学理论中，丘墟穴具有推动神经和血液循环的作用，通过刺激丘墟穴，脚部的瘀血就会循环代谢出去，当然存在于身体末端的垃圾和有害的物质也会被全身的循环运输到体外。于是，供氧和其他有用的物质都会一起改善，慢慢地思路逐渐清晰，头脑也变得清醒，情绪变得稳定，所以丘墟对人在承受不幸时释放心理压力有很重要的作用。

一、丘墟穴使人头脑清晰

经常坐在办公室中，或者本身就是担任领导岗位，会议、加班就成了

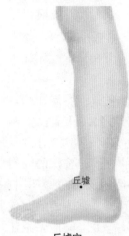

丘墟

丘墟穴

常事，也许就一直工作到深夜，甚至会连续很多天都忙碌直至深夜。那必然会出现头昏脑涨，仿佛气血都淤阻在头脑当中，思维也变得不是很清晰敏捷了。

那到底身体出现了什么变化，会使得头脑无法清晰，全身的感觉都让人不舒服呢。这是因为长时间的劳累，工作强度大，会使身体血液循环变慢，逐渐地，一些身体末端产生的垃圾和有害的物质就堆积在一起。那么，其他的系统也慢慢地失去原有的活性。也有人说长时间的身体压力大，会形成微微的瘀血，这些瘀血会阻碍血液的循环，神经以及其他地方缺少养分，自然全身都会感觉非常不舒服。而产生瘀血的位置就在丘墟穴。

找到了原因应该如何来解决呢，为什么丘墟穴就可以使人的头脑变清晰呢。原来出现瘀血的原因是因为长时间的开会加班，导致下肢没有很好地活动，这种瘀血没有出现在腿部，也没有出现在脚掌，而是出现在了脚和腿之间的踝关节。虽然人体的脚和大脑距离最远，但是通过足部的反射可以了解到，足部对大脑的血液循环起着至关重要的作用。如果脚上的运动代谢通畅，那么头部连接身体一直延续到脚上的往复就会运行通畅，一旦出现淤阻，那么由于重力的原因必然会出现在下方。

所以，千万不要小看在脚踝位置的丘墟，它可是能够远程遥控大脑的开关，如果想使人头脑清晰，那么选取丘墟穴，另外加上脚踝后方的昆仑穴，缓慢地按摩、点按。开始的时候要先放松整个腿部和脚步的肌肉，然后边按摩边深呼吸，这样操作几次就能感到明显的效果。

二、丘墟帮你勇敢面对不幸

每个人都会面对一些不幸的事情，而人体自身也有一些调控的能力。但是随着现代生活压力越来越大，工作越来越紧张，每天神经都在高负荷地运转。当出现一些不幸的时候，就会让人感到难以承受，甚至痛不欲生。现代医学也证明身体出现疾病，首先是源自精神上的异常。也有说这个世界每一个人都存在心理疾病的说法，这就意味着人体的疾病并不是仅仅局限在生理上的改变，还应该注意精神上的、情绪上的异常表现。

如果人出现精神不稳定、烦躁不安的情况，多半都和疾病有关联，不是直接引起非常严重的疾病，就是导致其他的病痛加重。那么在人受到精神上的打击时，往往会出现不理智的情况，身体出现疾病也就是不可避免的了。

　　无论是工作上的还是生活上的紧张因素都变得越来越多，现代人也就随时在高强度的压力下生活。各种各样的打击也就频繁发生，对于当事人来说，这些烦恼都使内心变得忧郁无助，长时间的持续就会引起失眠、神经衰弱、郁郁寡欢。

　　遇到这种精神的打击也应当立即给予治疗，不要等身体出现明显的不适，甚至疼痛都已难忍的时候再悔之晚矣。但是治疗的方法却不是很多，经络穴位恰恰是有效的手段之一。出现不高兴的事情，按压一下丘墟穴，根据经络的原理，调节了身体肝胆的功能，不仅仅能使心情舒畅，压力也会缓解，那么精神情绪上的一些紧张也会慢慢消失。

　　如果经常对丘墟穴做一下按摩的治疗，那么人内心的性格、想法都会出现变化。当遇见不幸的事情，自然的承受能力也会变得提高，心胸宽广了压力也会减少。疾病当然也不会主动找上门来。

教你快速找穴位

　　丘墟穴位于人体双脚外踝突出位置的前下方，趾长伸肌腱的外侧凹陷处。

水泉穴：调治痛经有奇效

　　水泉穴隶属足少阴肾经穴。水，水液也。泉，水潭也。该穴名意指肾经水液在此聚集形成水潭。本穴物质为大钟穴传来的地部经水，在本穴聚集后如同水潭，故名水泉穴。

　　水泉穴具有传递水液、清热益肾、通经活络之功用，可治月经不调、痛经、经闭、子宫脱垂、小便不利等症。如果女性痛经，一时不便到医院找中医大夫诊治，可以自己按摩水泉穴。很多人不知道怎样定位水泉穴，可以在内踝高点和足跟连线的中点四周寻找压痛点，用手指或指关节按揉，如果家里备有艾条，可边灸边按揉，等到按揉穴位不再疼痛时，你会发现腹痛也随之消失了。

　　痛经者无论在经前或经后，都应保持大便通畅。尽可能多吃些蜂蜜、香蕉、芹菜、红薯等。因便秘可诱发痛经和增加疼痛感。有人认为，痛经患者适量饮点酒能通经活络，扩张血管，使平滑肌松弛，对痛经的预防和治疗有作用。如经血量不多，可适量地饮些葡萄酒，能缓解症状，

水泉

水泉穴

在一定程度上还能起到治疗作用。葡萄酒由于含有乙醇而对人体有兴奋作用。情绪抑郁引起痛经者适当喝点葡萄酒，能够起到舒畅情绪、疏肝解闷的作用，使气机和利。另外，葡萄酒味辛甘性温，辛能散能行，对寒湿凝滞的痛经症，可以散寒祛湿，活血通经；甘温能补能缓，对气血虚弱而致的痛经，又能起到温阳补血、缓急止痛的效果。

痛经患者平时饮食应多样化，不可偏食，应经常食用些具有理气活血作用的蔬菜水果，如荠菜、香菜、胡萝卜、橘子、佛手、生姜等。身体虚弱、气血不足者，宜常吃补气、补血、补肝肾的食物，如鸡、鸭、鱼、鸡蛋、牛奶、动物肝肾、鱼类、豆类等。

教你快速找穴位

水泉穴在足内侧，内踝后下方，当太溪直下1寸（指寸），跟骨结节的内侧凹陷处。

申脉穴：怕冷族最佳礼物

申脉，别名鬼路、阳跷，为八脉交会穴之一，通阳跷脉。申，八卦中属金也，此指穴内物质为肺金特性的凉湿之气。脉，脉气也。该穴名意指膀胱经的气血在此变为凉湿之性。本穴物质为来自膀胱经金门穴以下各穴上行的天部之气，其性偏热（相对于膀胱经而言），与肺经气血同性，故名。

中医认为，申脉主治：后枕部头痛、目眩、目赤痛、癫痫、失眠、腰腿酸痛等。事实上，申脉穴一个最大的功效则是治疗怯寒症。

怯寒症，顾名思义就是怕冷，所以人们又简单地称之为怕冷症。这是一个什么症状呢？我们知道，世界上有四季之分，所以人就会感到温热和寒冷。到了冬天，人们感觉到寒冷是很正常的，且通常情况下还是可以承受的，但对于患有怯寒症的人来说，冬天就意味着地狱，简单恨不得整天都缩在被窝里不出来。当然，这样说只是一个系统的概念。一般所言的怯寒症，是因人而异的，有种种的形态。有腰部发冷型，有脚发冷型，也有肩及手腕发冷型等，以部位的怯寒症最多。但是因体质虚弱而消瘦及全身机能低下的人，全身都会冷，其痛苦很难忍受。有些人会抖个不停，有些甚至会局部发痛，以致无法动弹等。另外，关于怯寒症还有一种分法，将其分为两类：其一是与其他部位比较皮肤的温度甚低，

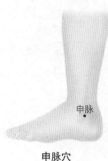

申脉

申脉穴

这是因为该部位的血管收缩，血液的流动太细所致。其二是皮肤的温度与其他部位的皮肤温度几乎相同的人，但总会有一冷就认为冻得不得了的感觉。特别是年轻的女性，即使是血液流得非常顺畅，但有错觉的想法的人还是不少。

对于怯寒症，灸申脉是一个不错的选择。我们知道，人体的膀胱经上边的穴位非常多，而整个经络走行的距离也非常远，沿头部通过整个背部。在中医里人体的阳气都集中的背部，所以想要改善阳气不足的情况，那么必须要选取膀胱经上的穴位。而申脉穴就是这里面最重要的穴位。因为申脉穴位于人体的足部，所以从这里开始改善阳气，使身体内部得到振奋，所有的阳气都上升到上方，这样怯寒症就逐渐消失了。申脉的灸法为：艾炷直接灸3～5壮，艾条温和灸5～10分钟。

当然，对于不同位置的祛寒症，艾灸的穴位不尽相同，肩膀和手腕寒冷可单灸申脉穴，除此之外，在灸申脉的基础上，全身寒冷可加灸气海穴，脚部寒冷加灸梁丘穴，腰部的寒冷加灸腰阳关穴，上面所说的这些穴位都是祛除寒冷的有效穴位，可以结合自己的情况选择使用。

事实上，申脉还有一个作用，那就是增强人们的"耐性"。现在有很多人都会经常说"我没有这份耐性"，不是对工作半途而废，就是在生活中没有足够的坚持。如果这种缺乏耐性出现在工作和生活中，难免对事业以及爱情产生不良的影响，或者是商业的伙伴离开了，刚刚开始的事业就搞砸了，或者是女性朋友远离自己，认为缺少一种应有的韧性。

所以很多的地方都在思考，为什么人会越来越缺乏耐性呢？如果工作中保有一份坚持不懈的态度，那么会让工作非常的顺利，有时甚至是不可思议的，好像引发连锁反应一样，一顺百顺，什么事都得心应手。

从临床上的总结能够发现，在治疗疾病的过程中，选用的申脉穴进行治疗，一段时间后，那种对任何事情都感到厌烦的情况不见了，缺乏耐性的人变得集中精力做事，稳定性也会增强。所以如果遇见了自己心烦意乱，没有耐性去做一些事情的时候，可以自我按摩一下申脉穴。

具体的方法可以用手指去按压穴位，微微感到酸胀的感觉，同时尽量地深呼吸，维持几分钟后，可以稍作放松。持续一段时间这种治疗方法，心情会有所改变，耐性也就回归心理，对于工作和生活也就会充满追求。

教你快速找穴位

申脉穴位于人体的足外侧，在脚外踝中央下端大约1厘米的地方，这里是一个凹陷处。

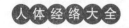

涌泉穴：益寿延年养肾穴

涌泉穴是足少阴肾经的第一个穴位。涌，外涌而出也。泉，泉水也。古人把经脉比作河川，气血就好像是流淌其中的水流，人体有很多与水相关的穴位名称，比如说"肩井""太溪""涌泉"等。这些穴位名称形象地描述出了气血的状态。《黄帝内经》曰："肾出于涌泉，涌泉者足心也。"意思是说：肾经之气犹如源泉之水，自此不断涌出，流向全身各处。这就是涌泉穴的意思。

涌泉穴不仅是肾经的起始穴位，同时也是心、肾两条经相交接的地方，因此涌泉穴可以治疗和肾、心有关的多种疾病。肾为先天之本，是人体生命的原动力，五脏六腑要想正常工作，都离不开肾，所以肾经和肾的功能联系非常广泛，作用非常强大。涌泉穴的功能自然也就很强大，可以补肾填精、益髓壮骨，可以治疗肾及其经脉循行部位的病症，以及与肾有关的肝、脾、胃、心、肺等脏腑及骨、髓、脑的病症。具体来讲，有失眠健忘、头晕眼花、烦躁不安、精力减退、倦怠乏力、腰膝酸软、耳鸣耳聋，以及妇科病、男科病、神经衰弱、高血压、低血压、便秘、腹泻、咽喉肿痛等几十种病，这比任何一种药物的功能都强大，而且绝对安全，没有副作用。

涌泉穴是身上常用的穴位，而且有"长寿穴"之称。这里还有个小故事：相传在古代广东福建地区曾有瘴气流行，这是一种有毒的气体，能引起疟疾，很多人都得病了，甚至因此而丧生，但有个武将却多年安然无恙，而且面色红润，腰腿轻快。后来人们终于发现了其中的秘密，原来，他每天清晨就起床打坐，盘腿而坐，两脚脚心相对，把双手擦热后不停地摩擦涌泉穴，直到身体微微出汗为止。之后，很多人都仿效他，不仅很少得病，而且就连多年的老毛病也不治而愈。

按摩涌泉穴之所以能防治各种疾病，尤其是老年性的哮喘、腰膝酸软、头痛头晕、便秘等病效果较明显，这是因为：第一，人体的经络系统内连脏腑，外络肢体，沟通了人体的内外上下，涌泉穴是肾经的第一个穴，也是心经和肾经交接的地方，按摩涌泉穴就可以达到对肾、肾经及全身起到整体性调节的目的。第二，人体的双脚有着丰富的末梢神经，以及毛细血管、毛细淋巴管等，通过按摩，可以促进局部血液、淋巴液的循环，从而对全身的新陈代谢起到促进作用。第三，由按摩时摩擦产生的热感半身对身体也是一种良性刺激。俗

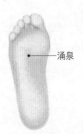

涌泉

涌泉穴

话说："若要老人安，涌泉常温暖。"说明了对涌泉的热刺激可以改善身体状态，对老年人尤其有益。

涌泉穴在人体养生、防病、治病、保健等各个方面都显示出它的重要作用。经脉就像是一条大河，每条河流都有自己的发源地，涌泉就是肾经的源头。别小看这涓涓细流，这里涌出的可是生命的力量，滋养着身体，这里就是生命的泉眼。

教你快速找穴位

在人体的脚底，不算脚趾的部分，脚掌的前1/3那里有个凹陷，这就是涌泉穴的位置。你可以看一下脚底，会发现在脚掌前1/3处，有个像"人"字一样的纹路，在这个"人"字的交叉位置的凹陷处就是涌泉穴。

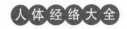

第六章 经外奇穴有奇效

印堂穴：人体气血查看图

印堂穴穴位在我国医籍中早有记载。在《素问·刺疟》就有"刺疟者……先头痛及重者，先刺头上及两额、两眉间出血。"的记载。这里提及的"两眉间出血"实际就是今天所说的印堂穴。在金元时期王国瑞在《玉龙经》中正式提出了印堂穴的穴名及其所在位置，印堂穴在"两眉宛宛间"。

虽然印堂所占的位置不大，却是人体三大经络的汇集之地。这三条经络条别为：起于内眼角的足太阳膀胱经；起于鼻旁的足阳明胃经；从印堂正中穿过的任脉。膀胱经主宰人体的阳气，胃经主宰血气，任脉则主宰人一身之阴。印堂汇集了人的阳气、血气、阴气，所以它的状况好坏与我们的健康有莫大的关联。

在临床实践中，医生很喜欢从印堂判断一个人的气血情况。如果体内气血顺畅，印堂就会红润饱满。这个时候，你就会反应敏捷，情绪高涨，干事业就很容易成功。反之，气血运行不畅，印堂就会下陷发黑，反应力下降，情绪也比较低落，做事情往往半途而废，以失败而告终。当然，如果一个人的印堂红得厉害，这并不说明他的身体棒，相反，这种症状说明他的阳明经有热气。这个时候，建议大家用自己的中指自下向上推印堂。这小小的一推，不仅可以推走阳明经的实热之症，还能使体内的气血更加通畅。

可以说，印堂穴是人体中最不怕冷的部位，不怕冷说明阳气集中，它下连祖窍，上接天目，是练神和练性功的部位，对外界信息接收也敏感，还能反映人的气血运行及盛衰状况。当二目垂帘，或闭目的时候这个部位会聚紧，影响面部气血运行，不易入静。但是做到眉心舒展，面带微笑，面部就能做到放松了。

印堂穴主要治疗头部疾病，如头晕目眩，神志不清。此时，就可以按摩印堂穴。按摩时可用

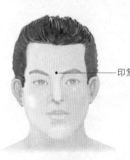

印堂穴

大拇指指腹轻柔地回旋按摩，力度要适中，不是深力度按压，每天施治时间3~5分钟，每天2~3次即可。

另外，用拇指和示指、中指的指腹点按印堂穴（在两眉中间）12次，也可用两手中指，一左一右交替按摩印堂穴。此法可增强鼻黏膜上皮细胞的增生能力，并能刺激嗅觉细胞，使嗅觉灵敏。还能预防感冒和呼吸道疾病。

教你快速找穴位

印堂穴在前额部，当两眉头间连线与前正中线之交点处。

阑尾穴：清热解毒护阑尾

阑尾炎这个名词是现代医学的名词，但是中国古代医家对这个病也有自己的认识，它属于"肠痈"的范畴。这个病多是由于进食厚味、恣食生冷和暴饮暴食等因，导致脾胃受损，胃肠传化功能失常，气机壅塞而成；或因饱食后急暴奔走或跌仆损伤，导致肠腑血络损伤，瘀血凝滞，肠腑化热，瘀热互结，导致血败肉腐而成痈脓。

大家都知道，得了急性阑尾炎，是有可能出现肠穿孔的，属于急腹症的范畴，需要赶紧做手术。有的人得了急性阑尾炎，但是病情没有那么严重，可以通过内科保守治疗来解决。也有的人是得了慢性阑尾炎，结果很容易出现肚子疼，影响到生活和工作。

对于急性阑尾炎，大家最好还是赶紧到医院就诊，采取相应的治疗措施。对于慢性阑尾炎患者，平时在生活中要注意饮食方面清洁卫生，而且要有节制，注意增强体质。除此以外，这些患者朋友可以平时多多自我按摩。按摩的时候选取的穴位以阑尾穴为主，同时配合手足阳明经相关穴位，如足三里、曲池、天枢等，都可以选择。通过对这些穴位的坚持按摩，可以帮助慢性阑尾炎患者通调手足阳明的经气，调整阳明腑气，达到散瘀消肿，清热止痛之效，可以缓解发作时的疼痛，并减少发作的次数。

阑尾穴不仅对于治疗阑尾炎有特效，而且还能对其进行诊断。其方法为：患者屈膝仰卧，腹肌放松，术者以拇指与皮肤成90°，压于双侧阑尾穴上。力量不宜过大，如果患者感到阑尾穴疼痛较甚，或突感右下腹疼痛加剧，或有沉重感、紧束感、胀感等，皆提示患有阑尾炎。

——阑尾

阑尾穴

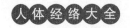
教你快速找穴位

阑尾穴在小腿前侧上部，外膝眼下5寸处。患者正坐位或仰卧屈膝，于足三里与上巨虚两穴之间压痛最明显处取穴。

落枕穴：舒筋活血治落枕

落枕每个人都遇见过，它虽非疑难大病，但也给生活带来很大的不便。对此，人们大多数的情况都是在忍耐，等待着落枕的疼痛自己消失。但是很多上了年纪的中老年人经常会发现，落枕的情况会持续很长的时间，没有一点缓解的迹象，甚至会持续到第2天。

事实上，缓解落枕症状的方法有很多，按摩落枕穴就是其中之一。落枕穴在手背侧，第2、第3掌骨之间，指掌关节后一点的地方。该穴是治疗落枕的特效经验用穴，可以左右手交替自我按摩。其方法为：以大拇指揉按穴位，用力由轻到重，保持重按10～15分钟；在按摩穴位的过程中，将头稍向前伸，由前下方缓缓缩下去，使下颌向胸骨上窝靠近，颈部肌肉保持松弛，然后将头轻轻缓慢地左右转动，幅度由小逐渐加大，并将颈部逐渐伸直到正常位置。转动时以基本不出现疼痛的最大幅度为限。

除按摩落枕穴之外，还可以对疼痛部位进行相应调治。其法如下。

1. 冷敷：如果局部疼痛、僵硬严重，或者有肿胀或灼热感，就表示受伤部位充血发炎。所以，在24小时内，应该给予冷敷。可用毛巾或塑料袋包裹小冰块敷患处，每次15～30分钟，每天2次，严重者可每小时敷1次。

2. 热敷：等到炎症疼痛减轻时，再考虑热敷，以疏通经络，活血化瘀。可用热毛巾湿敷，或用热水袋干敷。有时间的话，可洗热水澡，尤其在颈部患处用热水反复冲洗，边洗边用手按摩颈部，效果更佳。

当然，对于经常发生落枕的人，还可以制作一个高低软硬适宜的"药枕"，来预防落枕。在制作枕头时，还可加入研细的中药，例如黄芪、当归、甘草等，以促进颈部血液循环。另外，平日要注意颈部保健，如久坐工作的人，要经常起身抬头活动颈部，防止颈肌慢性劳损。久处冷气空调环境者，更要注意颈部保暖，尤其需固定姿势工作者或伏案午睡的人。

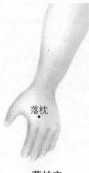

落枕

落枕穴

◎教你快速找穴位

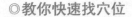

在手背上示指和中指的骨之间，用手指朝手腕方向

触摸，从骨和骨变狭的手指尽头之处起，大约1指宽的距离上，一压，有强烈压痛之处，就是落枕穴。

百虫窝穴：驱虫止痒奇效穴

百虫窝穴属经外奇穴，出自明代的《针灸大全》。本穴治疗各种因虫邪侵袭之病，有如直捣百虫之窝穴，因此而得名。它还有两个别名，又称血郄，或者百虫窠。

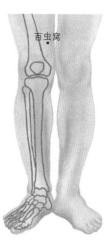

百虫窝

百虫窝穴

很多人都有皮肤瘙痒的苦恼，老年人有这个问题的人更多，尤其是到了冬季，寒冷干燥的往往会让人更加痛苦，因为瘙痒，不断用手去抓，有的甚至都能抓破皮肤。其实，中医就有一个简单的方法对防止皮肤瘙痒很有益处——点"百虫窝"。

我们经常形容痒的感觉像小虫子在身上爬一样，这里是"一百条虫子的窝"，用力点按可以止痒。百虫窝穴，在足太阴脾经的循行线上，邻近血海穴。痒属风症，位置不定，反复发作，按此穴可以活血止痒，这就是中医所讲的"血行则风自灭"。

百虫窝这个穴位主治的病症有很多，中医认为凡是和风、虫等有关的疾病，都可以用它来治疗，如皮肤瘙痒症、荨麻疹、风湿痒疹、阴囊湿疹、下部生疮、蛔虫病、膝关节病、肾脏风疮、产后风等。百虫窝这个穴位就在膝关节附近，按摩起来也比较方便，可以每天按摩，尤其是在冬季，坚持按摩可以有很好的止痒效果。

教你快速找穴位

百虫窝穴在屈膝，在大腿内侧，髌底内侧端上3寸（血海穴上1寸）。

十宣穴：天生的急救大穴

十宣穴，在手十个手指的尖端，左右两只手一共有10个穴位，因此称为"十宣穴"。十宣穴可以清热开窍，用于急救，以及急性热病。尤其对于脑中风，十宣穴放穴被认为是最佳急救法。

在临床上，能够用来急救的穴位不止一个，比如手脚末端的十二个井穴，也是急救的常用穴位。但是，从实务操作的角度，"十宣穴"急救的便利性、安全性，及效果的显著性，是远胜过"十二井穴"的，理由如下：

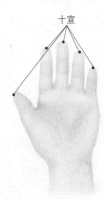

十宣

十宣穴

1. 取穴容易：十宣穴位于手指指腹前端，无论内行外行，都极易学习、辨识。十二井穴则位于指甲根部两侧，定点、取穴，穴点极小，取穴较为不易。

2. 部位较大：指腹前端，穴位范围较大，即使匆促之间，心情紧张，两手发抖，针刺可能略有偏差，仍然远比十二井穴所造成的偏差，影响不大。

3. 刺激最强：急救时，十宣穴可以深刺达0.3～0.5厘米，十二井穴则仅能刺0.1～0.2厘米深，运用针刺，痛感的效果，十宣穴显然强烈得多。

4. 五点与六点：患侧十二井穴，有六个穴点，包括少商、商阳、中冲、关冲、少冲、少泽六穴。在五个手指指甲根部，忽左忽右，不是针灸专家，不易明辨；反观十宣穴，患侧五点，都在指腹尖端，定点一致，位置相同，可以"举一反五"，无分内行外行，都能方便辨识。

5. 安全便利：面对患者，捏住患者的手指，直刺指腹前端的十宣穴，远比捏住指尖，由上而下点刺，比较没有刺伤施术者自身的风险。

脑中风发病，突如其来，来去如风，在匆促、急躁、慌乱之中，一般人不可能沉着、冷静面对之际，提供最简便的手法、穴位，刺激效果最大、效果又最好、最明显的十宣穴，应该极为必要。

最后，值得一提的是，急救脑中风发病时，无论是运用十二井穴，或是十宣穴，都是只针对患侧针刺即可，健康完好的那一侧，是不需要针刺的；还有，就是十宣穴针刺太痛，正常人可以在十二井穴放血练习，但却不宜在十宣穴的任一穴点练习。

所以，大家一定要记好它们的位置，在十个手指的尖端，距离指甲游离缘0.1寸的地方。如果你碰到有人突然晕倒的话，可以先掐水沟穴（人中），然后在十宣穴点刺放血。在掐刺这些穴位的同时，可以拨打120急救电话。相信这些做法，一定会帮助患者争取时间，延长生命，有的也可能通过这简单的方法，就能苏醒过来。

教你快速找穴位

十宣穴在手十指尖端，距指甲游离缘0.1寸，左右两手共10个穴位。取穴：手心向上，十指微屈微取穴。

定喘穴：止咳平喘特效穴

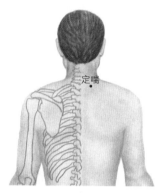

哮喘是一个很缠人的顽症，反复发作而且会越来越重，发作的时候经常让人有种痛不欲生的感觉。虽然对于哮喘中医的治疗效果非常显著，但是也很难保证能够彻底根除哮喘。仿佛患上哮喘后就会终生也无法摆脱魔咒，所有的哮喘患者都想象那种无法呼吸的噩梦。正是由于这些原因，哮喘成为了自古的难症，很多医家都以攻克哮喘作为毕生的目标，但是直到今天也只能控制哮喘的发作，无法彻底地根除它。

定喘穴

有很多哮喘的患者都会随身带着止喘的药物或者喷剂，虽然他们也清楚这些东西含有激素等物质，能够暂时止住发作的症状，从长远的角度来看并没有很好的作用，但是没有人能忍受哮喘发作那种无法呼吸的痛苦，所以服用这类临时的止喘药物真有点饮鸩止渴的效果。其实掌握定喘穴，在自我感觉哮喘即将发作的时候进行按摩刺激，同样可以抑制哮喘的发作，减轻症状，帮助呼吸恢复通畅。其方法为：手法是：嘱患者俯卧，医者用手拇指肚按揉其定喘穴36次为一遍，一般3～5遍即可，或视病情按揉至穴位部有温热感为宜。如自我施治，可用中指肚推揉穴位。

教你快速找穴位

定喘穴在背部，第7颈椎棘突下，旁开0.5寸。俯卧位或正坐低头，穴位于后正中线上，第7颈椎棘突下定大椎穴，旁开0.5寸处。

踝尖穴：解痉止痛全靠它

踝尖穴实际上包括两个穴位，一个是内踝尖，一个是外踝，我们放在一起来讲，是因为两个穴位不但是位置相近，而且其功用、主治完全一样。它们两个就好像是双胞胎兄弟一样，虽然名字不同，但是脾气秉性却是完全一样。因此，在平时按摩的时候，也可以这两个穴位一起按摩，让"双胞胎兄弟"一起工作，可以起到更好的作用。

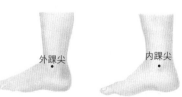

内踝尖穴、外踝尖穴

在临床上，踝尖穴主要用来治疗牙

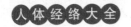

疼和腓肠肌痉挛。俗话说：牙疼不是病，疼起来真要命。如果遇到牙疼的话，往往大家都没有什么好办法，只能是忍着，要不就吃点止疼药。可是如果手头上恰好没有药，那该怎么办呢？在这里，要告诉大家一个好方法，那就是按揉内踝尖这个穴位。如果能同时配合手上的合谷穴，那效果就更好了。

踝尖穴还可以治疗腓肠肌痉挛。对于腓肠肌痉挛这个病，也许有的人不知道到底是什么病，但是如果说腿抽筋，相信大家就都知道是什么病了，其实这就是同一个病的两种不同说法。一般人们认为老年人比较爱抽筋，这是由于他们缺钙引起的。其实，不论老年人还是年轻人，大家都有可能会遇到小腿抽筋的情况。比如说睡觉的时候没盖好被子，游泳前准备活动不足等，这些情况都有可能引起抽筋。如果是在游泳的时候，突然出现抽筋，还可能会有生命危险呢。因此，腿抽筋这个问题看似不大，但是却应该引起人们的重视。如果有人再遇到这样的问题，不妨试一试按摩踝尖的方法来治疗。

到底应该怎么按摩这两个穴位来治疗疾病呢？你可以用两只手的手指，同时放在同一只脚的内踝尖穴和外踝尖穴上，然后两侧的手指相对用力，一起顺时针或者逆时针揉动，这样就可以起到对穴位的刺激作用。

按摩的时候，可以适当稍用些力，因为这里正好是骨头的位置。当然也不必用很大的力量。用力的程度没有一个严格的标准，你可以根据自己的感觉来定。如果你感到不是很疼，也不是只是在揉搓皮肤，那就可以了。其实，在对穴位进行按摩的时候，大多数穴位基本上都可以采取这个力度标准，既有一定的渗透力，能作用于内部，起到一定的刺激作用，又不是十分生硬，让人无法接受。

每次按摩的时间，也可以根据个人情况灵活掌握。一般而言，每次3分钟左右，每天2次就可以了。当然，如果病情较重，也可以适当延长时间，或者增加按摩次数。

教你快速找穴位

内踝尖穴在足内侧面，内踝的凸起处。
外踝尖穴在足外侧面，外踝的凸起处。

目明穴：护目保健，调节眼球

现代人普遍的用眼过度，先不说近视等现象的高发和年轻化，就是日常长时间面对电视以及电脑，也造成了视力的下降和眼睛的劳损。尽管大家都比较注意对自己视力的保护，尤其是经常用眼过度的办公室一族，但是除了常规的眼保健操，却又不知道有哪些保护视力的好方法，下面就为大家介绍一个护目穴位。

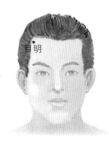

目明穴

目明穴是头部的一个穴位，能够对双眼起很好的保护作用。其实有很多在眼周的穴位都是人们所熟知的，大家都一致认为这些是预防和治疗眼睛的重要穴位，殊不知就在发际的边缘的目明穴也是一个极其重要的穴位，所以古人在发现这个穴位的时候就给它起了一个非常恰当的名字，它可以深层次地调节眼部的疲劳，如果想预防孩子过早的近视就可以选择目明穴，同时如果既出现眼花又出现头晕健忘等症状的情形，也可以选择目明穴，它能很好地调节视神经，防止因衰老等情况出现的视力下降。

那么，平时应该怎么按摩目明穴呢？

具体方法：端坐于椅子上，两脚分开与肩同宽，大腿与小腿呈90°角，躯干伸直，全身放松，下颌向内微收。全身放松，用两手中指按点目明穴108次，每天早、晚各点按1次。按摩的时候不要用力太大，也不能用力太小，关键是要有渗透力，让这个力量能对穴位产生刺激，这就可以了。

教你快速找穴位

目明穴在头面部，瞳孔直上，前发际边缘处。取穴时下坐位或仰卧位，目视前方，在发际边缘取穴。

目飞穴：提神醒脑，清头明目

目飞穴是经外奇穴，单从名字上看，似乎是治疗眼睛疾病的一个穴位，其实它不仅能治疗眼病，更重要的是它能帮助人们缓解鼻子的各种不适。

鼻子不舒服相信大家都经历过，这让很多人都感到十分痛苦，这并不仅仅是伤风感冒的鼻塞，而是反复的鼻炎，严重的时候还能引起恼人的头疼。所以鼻子也是应该时刻注意的地方，尤其对于那些患有鼻部疾病的人，更应该在日常生活中就进行调养。但是鼻炎等疾病确实一个非常难治的顽症，还有一些人反复地流鼻血，即便是没有伤到鼻子，也会莫名其妙地出血，这时就是要选用目飞穴。

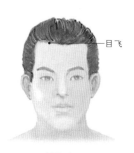

目飞穴

在瞳孔之上的目飞穴是治疗鼻部疾病最重要的一个奇穴，经常按摩目飞穴可以有效地改善鼻子的不适症状及呼吸的通畅程度，从而缓解鼻炎的痛苦，当然对于头疼、前额疼的症状也可以很好地减轻，这个穴位是治疗鼻部疾病的必选穴位，所以即便是自我的调养，找到目飞穴，用手轻轻地按压穴位处，就能感到呼吸顺畅，头清目明。按压时注意力度要缓和、适中，每天施治3～5分钟即可，每天2～3次即可。

教你快速找穴位

目飞穴在头部，瞳孔直上入前发际0.2寸。

鱼腰穴：疏风通络护眼睛

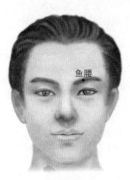

鱼腰穴

眼周的穴位有很多都为大家所熟知，可以说现代人对视力的保护是从小做起的，像眼周的睛明、四白等穴位都是早已经写进眼保健操的，但是很多人都没有注意，在眼保健操中有一个动作是轮刮眼眶，在这个动作中就按摩到了一个非常重要的穴位——鱼腰穴。

因为眼睛周围的神经和血管特别丰富，任何一个穴位都有这很多的作用功能，鱼腰穴就位于眼睛的正上方，因为古人形象地把眼睛比喻成一条鱼的样子，那在中央的位置自然就是鱼腰穴了。这个名字既形象又贴切地将鱼腰穴描述出来，对于眼睛视物的功能，作用最强的就包括鱼腰穴。这也就是为什么眼保健操会按摩到鱼腰穴的原因。知道这些也就是说所有跟眼睛有关系的疾病和不适，都可以去按摩一下鱼腰穴，比如说目赤肿痛、上睑下垂、近视、急性结膜炎等，都是鱼腰的主治疾病。

同时在中医的理论当中鱼腰穴还有一些其他的功能，例如风热感冒中的头痛，双目的眉棱骨疼，都可以通过鱼腰穴来治疗。

教你快速找穴位

鱼腰穴在额部，瞳孔直上，眉毛中。

山根穴：眼病鼻病皆可除

在古代经常把鼻子比作面部的一座山。这座山是否挺拔就关系到人的一生命运，当然这里包括了封建迷信的内容。但是在经络和穴位上也继承下了这种说法，直到今天。因为鼻子几乎是位于人的整个面部最中央的位置，所以也可以算是面部比较重要的一个部位，在鼻子的根部就是一个重要的穴位，名字也非常形象的称山根。

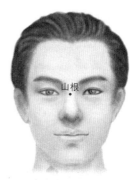

山根穴

大多数人在眼睛疲劳的时候都会下意识地闭上双眼，用手挤按鼻子平行眼睛的位置，其实这个地方就是山根穴。山根穴就在鼻子和眼睛平行的位置上，在这个地方有很多的功效，例如缓解头脑长时间的疲劳，消除因为感冒、鼻炎等原因产生的头痛。这些都可以通过山根来调节。其实在平时生活中任何时间都可以对山根穴进行一下按压，既不需要很费时间，也让头脑变得清醒，而且对一些鼻部和眼部的疾病也有很好的帮助。如果是想效果更加明显一些就需要找准位置，向下按压，保持一定的力度，从解剖的位置看，山根穴的下方是鼻软骨，所以对于鼻炎等顽固的鼻部疾病有不错的效果。

教你快速找穴位

山根穴在面部，双眼内眦连线的中点，也就是平行于眼睛的水平线与鼻子的交点。

鼻穿穴：疏风清热治鼻炎

说起养生，基本上所有人都会关注一些比较多见的疾病，而且还会与重要的脏器有关。而一些五官科的小毛病经常被忽略，像鼻炎、鼻窦炎、泪腺炎，这些疾病既很难引起大家的重视，又造成了每天的痛苦和难受，所以这些疾病经常与偏方妙法联系在一起，虽然大多数的偏方都存在着可信度的问题，但是有时候也会起到一定的作用。

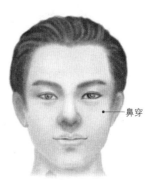

鼻穿穴

在四白穴的旁边，有一个跟鼻子关系密切的穴位，称鼻穿穴。就仿佛在两侧连接就能横穿过鼻子，所以形象地比喻成鼻穿。这个穴位有非常多的作用，当然许多的偏方都将鼻穿穴加了进去，采取各种各样的方式进行刺激，或者结合药物的贴敷。这也就说明鼻穿穴的作用是非常好的，对于常见的五官疾病都有不错的疗效，尤其是鼻部的疾病，反复发作的鼻炎、鼻窦炎等。

鼻穿穴虽然主要是治疗鼻子方面的疾病的，但是也可以治疗泪腺炎。泪腺炎可以分为急性和慢性两种。急性泪腺炎较少见，一般是由于细菌、病毒等感染所致。如果治疗不当或不及时，往往会转变为亚急性或慢性。慢性泪腺炎较急性泪腺炎常见，常与全身感染有关。中医则认为是由于风热蕴结所致。鼻穿穴可以疏风清热，通过按摩此穴，对泪腺炎的症状有一定的缓解作用。

教你快速找穴位

鼻穿穴在面部，四白穴外上方，四白穴位于眼眶下缘正中。取穴时采取正坐，先选取四白穴，根据四白穴再定位鼻穿穴。

通气穴：胸胁疼痛缓解穴

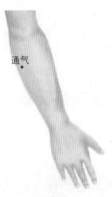

通气

通气穴

关于通气穴的位置，有两种不同的说法。一种认为是在扁桃体穴下前3分处，也就是说，在下颌角直下5分的颈部先找到扁桃体穴，然后再以此为依据找到通气穴。还有一种说法则认为此穴在前臂外面尺侧，肘尖下3寸，约在手太阳小肠经的小海、支正二穴的连线上。

通气穴其实不是一个自古就有的穴位，而是现代人发现的经验穴，主要用来治疗胸胁疼痛，以及恢复错位的椎体。用通气穴治疗这两种疾病的时候，都需要特殊的方法，在这里简单给大家介绍一下椎体错位的治疗。

首先要确定错位的椎体，然后自上而下放松患部肌肉1～3分钟，然后找出压痛点，用指压2～3分钟，再按通气穴2～3分钟。然后根据错位的椎体不同而加按不同的穴位。按压完了，再让患者起身活动颈椎、胸椎或腰骶部即可。如是急性损伤错位患者，即刻感到活动轻松、疼痛减轻或消失。临床中棘突偏歪方向多和腿臂疼痛方向一致，但有部分患者恰好相反，表现为同侧方向疼痛，这大多为压迫神经根所致。方向相反者，大都为牵拉神经根所致。

教你快速找穴位

通气穴在前臂外面尺侧，肘尖下3寸，约在手太阳小肠经的小海、支正二穴的连线上。患者屈肘，在前臂外面尺侧，肘尖下3寸处取穴。

海泉穴：言语不利就找它

有很多危重的疾病都会影响到人的语言功能，比如说脑出血、脑梗死、脑外伤等，都会出现言语不清，吐字模糊的情况。虽然很容易知道是神经系统受到了伤害，但是究竟该如何治疗呢。还有很多老年人上了年纪就会出现言语不利的情况，也认为会是与衰老有关系，但是又出现平时交流的困难。这些都是极度影响患者心理的一个原因，慢慢地老年人会变得越来越孤独，生活的质量当然也在不断地下降。

海泉穴就可以帮助大家解决这个难题。海泉穴在舌下系带上，因为这个特殊的位置，所以按摩起来不太方便。有两个方法可以解决，一是借助筷子、勺子等器具，用它们来对海泉穴按压，施加刺激。再者就是多多用力上卷舌头，这样会牵拉舌下系带，也会对海泉穴有一定刺激。

海泉穴不但可以治疗舌头疼痛、活动不灵活，还可以治疗嗓子疼痛，比如说咽炎、扁桃体炎、喉炎等，都可以用海泉穴治疗。此外，它还可以治疗消化道疾病，如恶心呕吐、呃逆、腹痛腹泻等。

教你快速找穴位

海泉穴位于口腔内，当舌下系带中点处。患者正坐张口，舌转卷向后方，在舌面下方，舌系带中点处取穴。

止呕穴：理气通络，和胃止呕

恶心呕吐是比较常见的一个情况，也不能算是一种疾病，但是也不能忽视。但是具体呕吐的原因又非常多，去医院进行诊治，想要把真正的原因找到可能会经过反复的检查。对于很多人来讲，呕吐往往是突然出现，但是可能也会突然停止。出现这样的情况就让人非常犹豫到底去不去医院进行诊治。对于呕吐这种病症很难找出哪种药物能迅速的起效，就会让人产生一种疑问，难道就没有一种行之有效的方式来减轻或者消除呕吐的症状吗？答案就在神奇的止呕穴。

其实在很早的时候人们就开始寻找能够专门治疗呕吐的穴位，由于呕吐的发生无论是哪种原因引起的都不能绕开与胃的关系，在寻找穴位的时候也是根据这样的

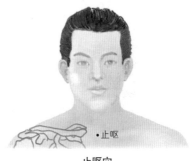

止呕穴

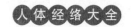

方向，经过反复地临床检验，最后在廉泉穴和天突穴之间确定了最有效的止呕穴位。无论是哪种原因引起的呕吐，不管是因为疾病还是正常妊娠反应，止呕穴都能起到很好的效果。

对于一些癌症的患者，在接受正常放疗和化疗的时候，往往会引起恶心呕吐等副作用，对于这样的情况大多数患者只能去痛苦地忍受。其实只要了解到止呕穴，不必担心是哪种原因引起的呕吐，每天进行一定的自我按摩，就能缓解痛苦难忍的恶心，对于这类药物或者其他原因产生的副作用，效果更加地明显。

教你快速找穴位

止呕穴位于廉泉穴和天突穴连线的中点位置。廉泉穴位于人体的颈部，当前正中线上，结喉上方，舌骨上缘凹陷处。天突穴位于颈部，当前正中线上，两锁骨中间，胸骨上窝中。取穴时嘱患者仰头，在颈部取穴。

副哑门穴：癫痫最佳治疗穴

癫痫是一种非常复杂的疾病，通常情况下会认为跟遗传有关，而发病的情况与患者的神经系统紊乱密不可分，所以治疗癫痫传统的方法是通过电击的方式，对神经进行刺激。针灸也是一个主要的治疗癫痫的方法，经过传统的辨证，选取一些特定的穴位，成了治疗癫痫发作的有效手段。结合了现代的方法，就形成了穴位与电针相辅相成的最佳方式，而经过长时间的探索，在经络的奇穴当中，找到了副哑门等奇穴，对于癫痫的发作起到了比较有效的控制作用。

一般治疗癫痫，多取风府和哑门两个穴位，认为这两个穴位针刺效果很显著。风府、哑门是督脉要穴。中医认为，惊风抽搐之类的疾病，都属于督脉失调、气血不通。治癫痫取风府、哑门二穴，就在于二穴的位置重要，刺一穴而触及旁经，能收到以一当十的效果，尤其在于可以对督脉形成良好的刺激，从而调和气血，平衡阴阳。但是，据前人经验和相关的资料，这两个穴位不宜深刺，深刺会给患者带来危险；同时，浅刺虽然安全系数大，但效果不理想。因而，医家只好视其为禁地，放弃了它们。

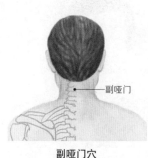
副哑门穴

副哑门穴属经外奇穴，只比哑门穴远一个颈椎，深刺很容易对大脑皮质以及中枢神经形成有效刺激；同时由于避开了延脑，安全系数大，治疗效果仅次于针刺哑门穴。

副哑门的位置在人的后颈部正中的位置上，在这个穴位，无论从中医的角度还是西医的角度，副哑门的位置都可以刺激到深层次的神经，也就可以作用更加明显，效果持续的时间更久。所以选择副哑门这个穴位，可以说是治疗癫痫最佳的穴位。

教你快速找穴位

副哑门属经外奇穴，位于项部正中线，后发际中点直下5分处，第2~3颈椎棘突间，深刺入椎管内可至脊髓。取穴：患者正坐，在颈部第2~3颈椎棘突间取穴。

百劳穴：肺结核的大克星

百劳穴，别名颈百劳。劳，在这里是劳伤、痨瘵之意。这个穴位能治疗痨瘵，也就是现在所说的肺结核，以及劳损、劳伤，因为穴位在颈部，故名颈百劳。百劳穴首见于宋《针灸资生经》，但无定位；明《针灸大全》曰"即大椎穴"。近代将大椎旁1寸也称百劳，一名下百劳，与本穴合称为"百劳四穴"。

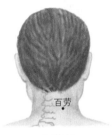

百劳穴

百劳穴在颈部，当第5、第6颈椎水平，位于膀胱经与华佗夹脊之间。按照标准定位，当大椎直上2寸，后中线旁开1寸。再提醒大家一下，大椎穴在后正中线上，第7颈椎棘突下凹陷中。

百劳穴有滋补肺阴，舒筋通络、活血止痛。主治诸虚百损、颈项强痛、痨疬、落枕、咳嗽、气喘、百日咳、项背风湿疼痛、骨蒸潮热、盗汗自汗、失眠、鼻衄、变应性鼻炎等。在治疗时，根据不同的病症，可以配合不同的穴位，以增强疗效。如失眠的话，用百劳配神门、三阴交；鼻衄的患者，可以用百劳配孔最；要是有颈椎病、颈项强痛，可以用百劳配天柱、大杼、悬钟等；对于变应性鼻炎者，则用百劳配肺俞、飞扬。

教你快速找穴位

百劳穴在项部，当大椎穴直上2寸，后正中线旁开1寸。

哑穴：治疗聋哑专用穴

由于哑穴经常出现在武侠作品中，大侠一伸手，被点中哑穴的人就不

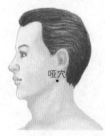

哑穴

能说话了，因此，哑穴被很多人都误解成会导致人不能说话的穴位。其实从医学的角度看，哑穴非但不会致人变聋变哑，还会治疗聋哑。

频繁的夜生活，过度兴奋的娱乐，这已经成了现代人习以为常的事情，但是这些往往会引起一个看似不相关的问题，咽炎、喉炎，或者是扁桃体炎，从中医的角度来看，咽喉是人体的一个门户，外界有害的邪气，很容易从咽喉部侵犯，频繁的夜生活会引起人的抵抗力下降，当然会出现咽喉的红肿疼痛，声音嘶哑，严重的可能都说不出话来。这时就可以用哑穴这个经外奇穴来治疗。

对于有慢性咽炎，或者平时爱上火总嗓子疼的人，可以经常按摩哑穴。按摩的时候首先要找到胸锁乳突肌，这个肌肉是连接在胸锁关节和乳突之间的，当转头的时候，这个肌肉就很明显突出来，这样就很好找了。按摩的时候要用力和缓，速度也不要太快，而且很重要的一点是要坚持，尤其是慢性咽炎的患者，更要坚持每天早晚按摩。

教你快速找穴位

哑穴在项外侧部，下颌角下方，胸锁乳突肌前缘的凹陷中。

乳下穴：理气通络增乳穴

乳下穴是经外奇穴。梁代的葛洪在《肘后备急方》记载："治卒吐逆方，灸乳下一寸，七壮即愈。"后又在唐代《千金要方》中有："小儿癖，灸两乳下一寸各三壮。"在《针灸集成》中将其列作经外奇穴，名乳下，在乳头直下1寸处。主治腹痛腹胀、胸胁疼痛、乳肿少乳、小儿癖疾、久嗽、反胃、干呕、吐逆、胃脘痛、闭经等。癖，就是肿块的意思。这里说的小儿癖疾意思就是说，在小孩子的体内有了肿块，对于小孩来说，肝肿大的可能性不大，一般都是指脾肿大。治疗的时候用艾炷灸3～5壮；或艾条灸5～10分钟。

乳下穴这个名字的得来，是和它的位置有关的，因为它正好在乳头下1寸，所以被称作乳下。它所治疗的疾病，首先就是乳房的各种疾患，如乳痛、产后缺乳、乳腺增生、乳房胀痛等。前面已经提到了，在用乳下穴治疗疾病的时

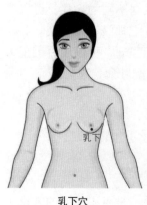

乳下穴

候，可以用艾灸的方法，这点是和乳中穴不同的。乳中穴只做定位使用，不针也不灸。由于这两个穴位离得很近，所以在灸乳下穴的时候，要注意避免灸到乳中。

由于乳下穴离胸肋部及胃脘部都很近，所以也可以用来治疗胁肋疼痛、咳嗽、胃疼、恶心、呕吐等相近部位的疾病。

在按摩的时候，可以用手指指腹按揉乳下穴，顺时针或逆时针方向都可以，速度不要太快，保持在每分钟60次左右即可。每次按摩3~5分钟。

教你快速找穴位

乳下穴位于胸部，从左右乳头直下1寸处，左右计2个穴。

截疟穴：截疟杀虫止痛穴

截疟穴位置位于胸部，从左右乳直下4寸处，左右计2个穴。唐代的《千金要方》记载："一切疟无问远近，正仰卧，以线量两乳间，中屈，从乳向下，灸度头，随年壮。"在《经外奇穴治疗诀》一书中列作经外穴，名截疟，位于乳头直下4寸处。

疟疾是一种传染病，由蚊虫传播，在古代是我国人民健康的一大杀手。典型的疟疾多呈周期性发作，表现为间歇性寒热发作。一般在发作时先有明显的寒战，全身发抖，面色苍白，口唇发绀，寒战持续10分钟至2小时，接着体温迅速上升，常达40 ℃或更高，面色潮红，皮肤干热，烦躁不安，高热持续2~6小时后，全身大汗淋漓，大汗后体温降至正常或正常以下。经过一段间歇期后，再次重复上述间歇性定时寒战、高热发作。由于当时还没有认识到疟疾发生的原因，人们只能通过截疟的方法来制止疟疾的发作。通过对发热规律的研究，在疟疾发作前的适当时间，使用内服药或针刺等方法，这样可以制止疟疾发作。截疟穴就是有这样作用的一个穴位。

截疟穴还可以治疗胸胁疼痛，这是由它的位置所决定的。有的人平时爱生气，这样的人总会觉得两胁疼痛，检查也没有什么问题，这时就可以用截疟穴，同时配合一些有疏肝作用的穴位一起来治疗。比如说肝俞、期门等穴位都可以选择。

截疟穴

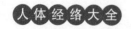

教你快速找穴位

截疟穴位于胸部，从左右乳头直下4寸处，左右计2个穴。

乳泉穴：通乳增乳奇效穴

乳泉穴，意思是说乳汁如同泉水一样，大家很容易就能想到它的作用，那就是通乳。的确是这样，乳泉穴是经外奇穴之一，主要用来治疗产后乳汁不下，或者是乳汁量少等问题。

从医学角度来讲，产后乳汁少或完全无乳，称为产后缺乳。产后缺乳严重影响产妇及新生儿的身心健康，尤其对于新生儿来说，吃不到母乳对他的影响是很大的，所以产后缺乳应积极治疗，以确保宝宝能够吃到母亲的乳汁，更加茁壮的成长。

一般来说，乳汁的分泌受到多方面的影响，比如说精神、情绪、营养状况等，都会对乳汁量的多少产生影响。任何精神上的刺激和或较大的情绪波动都会减少乳汁分泌，如焦虑、惊恐、烦恼、悲伤等。此外，营养不良、休息不足、疲劳、劳累时乳汁的分泌也会减少。

哺乳妇女产前、产后都不要过多操劳，饮食要注意营养，不要吃刺激性太大的食物，比如说辣椒等。并且产后第一次哺乳的时间越早越好。正常足月出生的宝宝在产后8～12小时可开始喂奶，如果是早产儿可延迟至16～24小时，每次哺乳持续15～20分钟即可。如果第一次哺乳时间太晚，对于乳汁的分泌是不利的，这一点一定要注意。

除了这些应该注意的以外，还可以通过对穴位的按摩，来促使乳汁分泌，乳泉穴就是很好的选择。除了按摩乳泉穴以外，还可以配合其他有通乳作用的穴位，如乳根、膻中、少泽、足三里等，这样坚持每天按摩，乳汁一定会明显增多。

由于乳汁分泌受到多方面的影响，所以产妇一定要从以上方面多加注意。同时也可以配合一些有通乳作用的食疗方，都可以参考。

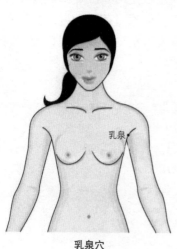

乳泉穴

◎教你快速找穴位

乳泉穴位于腋下，在极泉穴前0.5寸。

巨阙俞穴：宁心安神定志穴

巨阙俞是经外奇穴之一，位于背部，第4胸椎棘突下。巨阙俞虽然处于后正中线上，属于督脉之上，但却不是督脉的穴位。另外，还有一个穴位称巨阙，位于人体的前正中线上，是任脉的一个穴位，在上腹部。这两个穴位仅一字之差，但功用主治都不相同，因此，一定要加以注意，不要因为粗心大意而搞错了。

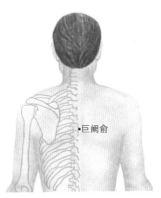

巨阙俞穴

巨阙俞有宁心、安神、定志，理气、止咳、平喘的作用。它的主治疾病主要可以分为以下三类：呼吸系统疾病、心脏疾病、胁肋部疾病等。巨阙俞还有个别称，称"心舒穴"，这充分说明这个穴位在治疗心脏疾病方面的重要性。

心脏方面的疾病，不仅有冠心病、心律失常、心肌炎等，还包括有心肌供血不足、心脏神经症等。心脏病有的是可以检查出来的，但是有的却是现代仪器也无法捕捉到的。现代医学的一个很重要的特点就是要找到证据，然后再做治疗。如果检查都正常的话，往往医生就会无从下手，但是患者却觉得非常痛苦。这时就可以采用中医的方法来治疗，医生通过望闻问切，四诊合参，对患者的病情做出合理的判断，这样就会有的放矢，使患者的不适感减少或者消失。在用针灸治疗各种心脏方面的疾病时，除了平时所说的内关、神门等穴位，还可以选择巨阙俞穴。

巨阙俞的治疗作用还体现在呼吸系统疾病上。对于各种呼吸道疾病，它都能起到一定的治疗作用。更为神奇的是，如果你觉得在巨阙俞这个穴位位置上有寒气，或者其他不适的话，那就提示你可能要感冒了。这时如果及时采取措施，就可以截断疾病的传变，不至于引起更大的问题。

教你快速找穴位

巨阙俞位于背上部，位于第4、第5胸椎棘突之间凹陷中。

灸哮穴：止咳平喘化痰穴

灸哮穴是经外奇穴，早在《针灸聚英·杂病歌》中就有关于此穴的记载："哮……又法背上有一穴，量穴须用线一条。环颈垂下至鸠尾，尖上截断牵脊背，线头尽处是穴端，灸至七壮真为贵。"这句话的意思是，找

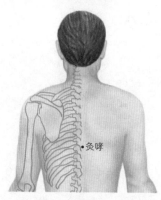

灸哮穴

这个穴位的具体方法如下：以绳搭在患者颈项上，绳之两端向胸前下垂之鸠尾骨尖端，切断；然后将绳转向背后，绳之中央平喉结，绳之两端并置脊上，在绳的尽头，大约正好在第8胸椎棘突之高点处是灸哮穴。

灸哮穴主要用来治疗呼吸系统疾病，比如说气管炎、支气管炎、哮喘等，都可以用这个穴位来治疗。

气管发炎就称气管炎，是中老年比较常见的问题。导致发病的主要原因有：吸烟、受凉、伤风、吸入粉尘、气候变化、大气污染等。气管炎的症状以咳嗽为主，开始为干咳以后痰逐渐多，轻者仅早晚有刺激性咳嗽，重者咳嗽吐痰明显，呼吸可带哮鸣声。如果炎症进一步发展，还可能会出现支气管炎、肺炎。如果反复发作，则可能形成慢性支气管炎，或者慢性喘息性支气管炎。由此可以看出，呼吸系统的疾病都是一环扣一环的，如果想要截断疾病的传变，就必须把疾病消灭于萌芽状态。

灸哮穴是治疗呼吸系统疾病的一个很重要的穴位，它不但能用于治疗，还能用于预防。采用灸此穴的方法，对于预防和治疗多种呼吸系统疾病，都有很重要的意义。如果患者已经形成了慢喘支，可以采用"冬病夏治"的方法，在夏天灸哮穴，可以增强体质，到冬天发生慢喘支的概率就会下降，起到了很好的预防作用。

教你快速找穴位

灸哮穴位于背部，后正中线上，以绳环颈下垂至胸骨剑突尖，环转向背，绳之中点平喉结，绳端至背上之处（大约位于第8胸椎棘突之高点处）。

督脊穴：醒神开窍通督脉

督脊穴，从字面上的意思来理解，就是说监督脊柱。的确是这样，督脊穴这个经外奇穴的功能和脊柱有着很大的关系。督脊穴可以用来治疗脊髓的疾患。

人体的中枢神经系统是人体神经系统的最主体部分，包括脑和脊髓，其主要功能是传递、储存和加工信息，产生各种心理活动，支配与控制人的全部行为。大家都知道中枢神经系统对于人的存在来说有着极其重要的意义，人的各项活动，都离不开中枢神经系统。

脊髓作为中枢神经系统的一部分，虽然不及大脑那么重要，但是也有着极其重要的功能。其功能主要体现于两个方面：一是传导功能，脊髓就好像是大脑和各器官之间的信息中转站，不论信息的传入还是传出，都要经过脊髓；二是反射功能，脊髓灰质中有许多低级的神经中枢，可完成某些基本的反射活动，如排便、排尿等内脏反射和膝跳反射、跖反射等躯体反射。正常情况下，脊髓的反射活动都是在高级中枢控制下进行的。当脊髓突然横断，与高级中枢失去联系后，会产生暂时性的脊休克。脊髓损伤可中断某一水平的生理功能。

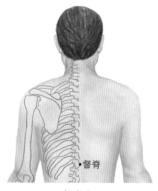

督脊穴

神经系统是由神经元组成的，一般认为神经元的损伤是不可再生的。也就是说一旦神经受损，神经元死亡，那么就再也无法恢复了。一旦出现了脊髓疾病，为了避免发生神经元死亡的事情，就应当及时采取措施，按摩督脊穴就是其中之一。

督脊穴对癫痫也有辅助治疗的作用，可以配合癫痫穴一起按摩，以改善癫痫发作症状，减少发作次数。

教你快速找穴位

督脊穴在背部，第7颈椎棘突与尾骨端连线的中点，约相当于第11胸椎棘突下方凹陷处。取穴：患者取坐位或卧位，在背部第11胸椎棘突下取穴。

腰眼穴：强腰健肾增活力

腰眼穴位于背部第3椎棘突左右各开3～4寸的凹陷处。中医学认为，腰眼穴居"带脉"（环绕腰部的经脉）之中，为肾脏所在部位。肾喜温恶寒，常按摩腰眼处，能温煦肾阳、畅达气血。

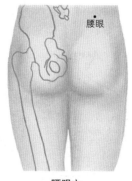

腰眼穴

中医学认为，用掌搓腰眼和尾闾，不仅可疏通带脉和强壮腰脊，而且还能起到聪耳明目、固精益肾和延年益寿的作用。在年轻的时候经常搓腰眼，可以到了老年仍腰背挺直，而且能防治风寒引起的腰痛症。

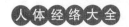

现代医学研究证明，按摩腰部既可使局部皮肤里丰富的毛细血管网扩张，促进血液循环，加速代谢产物的排出，又可刺激神经末梢，对神经系统的温和刺激，有利于病损组织的修复，提高腰肌的耐受力。所以，按摩腰部对慢性腰肌劳损、急性腰扭伤可起到较好的防治作用，对于椎间盘突出症、坐骨神经痛等病也有一定疗效。

搓腰眼的具体方法为：两手对搓发热后，紧按腰眼处，稍停片刻，然后用力向下搓到尾闾部位（长强穴），每次50～100遍，每天早、晚各1次。两手握拳，用拳眼或拳背旋转按摩腰眼处，每次5分钟。两手握拳，轻叩腰眼处，或用手抓捏腰部，每次3～5分钟。

教你快速找穴位

腰眼穴在腰部，位于第4腰椎棘突下，旁开约3.5寸凹陷中。患者俯卧位，先取与髂嵴相平的腰阳关穴，在与腰阳关穴相平左右各旁开3.5寸处取穴。

八华穴：止咳化痰宣肺穴

八华穴在脊背部，属经外奇穴。既然称八华穴，那就说明一共有8个穴位。但是关于八华穴的取穴方法，却有不同的方法。

八华穴位于背部，用患者两乳头之间长度的3/4为边长，在厚纸片上画一等边三角形，将此三角形剪下，以其中一角置大椎穴上，使通过这个顶点的三角形的高于脊柱正中线重合，其下面两角得两穴，再将此纸三角形之一角置于上两穴中点，其下面两角又得两穴，如法再量一次共成六穴，即六华穴。再量一次，共得八穴即八华穴。

抑或患者取坐位（背向术者）或俯卧位，以两个胸椎棘突之间的距离为高，以其两倍之距离为底长，用硬纸片作一等腰三角尺，将三角尺的顶角指大椎穴，顺脊柱长轴摆正，其左右锐角所指处即穴位1和2，将三角尺下移，使顶角指向底边中点，此时左右两锐角所指即穴位3和4，依次类推定出穴位5、6、7、8。此八穴即为八华穴。

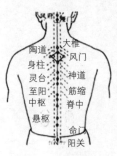

八华穴具有止咳化痰，宣肺平喘的作用，可以用来治疗气管炎、支气管炎、哮喘等引起的咳嗽、咳痰、气喘等。八华穴可以使经气振奋，疏通经络，从而调动机体增强抗病能力。因此，在发作期采用本法可缓解支气管痉挛，促进止咳祛痰作用，降肺气以化痰平喘；缓解期用此法可调畅肺气，增强抗哮喘的功能，预防复发而达到治愈的目的。

　　一般来说，用于治疗哮喘等呼吸道疾病，可以用穴位注射的方法，但此法大家在家自己操作不方便，因此，可以选择艾灸八华穴的方法来治疗。

教你快速找穴位

　　八华穴位于脊背部，沿脊柱左右旁开各4个穴位。

痞根穴：健脾和胃除痞块

　　痞根穴出自《医学入门》这本书。痞，就是指痞块，也就是说腹内肿大的器官或者其他的异常包块，如肝大、脾大，泛称痞块。此穴有治疗肝脾等肿大的器官或组织的作用，有如截断痞块根部的作用，因此称作痞根。

　　痞根穴在人体的腰部，在第1腰椎棘突下旁开3.5寸处。大家都知道人体的脊柱由颈段、胸段、腰段和骶尾段组成，如何才能准确找到第1腰椎呢？在这里交给大家两个方法：第一个是用腹部的肚脐，肚脐这条线水平过来，对应的是第3腰椎棘突下，再往上数一个，那就是第1腰椎棘突下了。还有一个方法就是要靠髂嵴最高点（就是骨盆两侧最上方的骨头），也就是人们平时系腰带的地方。一般人要带的地方平对第四腰椎。以此点向上隔一个第3腰椎就是第2腰椎。

　　痞根穴的主治病症包括各种痞块、肝脾肿大、疝痛、腰痛、肠炎、咳逆等。在治疗痞块的时候，可以配合脾俞穴、血海穴一起使用，这样效果会更好。

　　有一部分女性患有子宫肌瘤，这就属于痞根穴的主治范围之内。中医认为本病多由情致失调，忧思过度引起肝脾不和，导致冲任功能紊乱，气滞血瘀或痰湿凝滞郁久而成积。痞根穴善治痞块之症，可以温通气血，软坚散结，治疗子宫肌瘤时，可以取这个穴位来治疗，而且多用灸法。用传统的中医方法治疗子宫肌瘤，可以使一部分患者免于做手术，减少患者的痛苦，也能减轻经济负担。

　　因为这个穴位正好在背部，所以自己按摩的话有点困难，可以请家人帮忙。家里如果有艾条的话，也可以用灸法来治疗。有一种说法认为，如果痞块在身体左边，就应该灸右边的痞根穴；如果痞块在身体的右边，那么就应该灸左边的痞根穴。大家可以参考

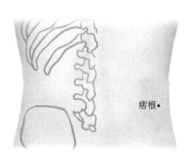

痞根•

痞根穴

一下。

教你快速找穴位

痞根穴位于腰部，第1腰椎棘突下，左右旁开3.5寸处，左右各一，共有两穴。

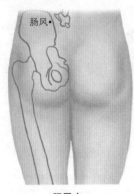
肠风穴

肠风穴：祛风止血补精穴

在中医里，有"肠风下血"这样一个词。其实肠风是中医的一个名词，是以便血为主证的疾病，包括痔疮、肛瘘等多种原因引起的便血，其病因或因为风，或因为冷，或因为湿热。虽然病因不尽相同，但因为有着共同的表现，因此，它们都称肠风。

肠风这个穴位因为能治疗肠风下血，所以被称作肠风穴，同时它也称阳刚穴。阳刚穴出自《古今医统》，在近代出版自《中国针灸学》等书中才把它名为肠风穴。

痔疮为临床常见病、多发病，多为局部气血不畅，血液回流受阻，邪热与瘀血互结，日久不断郁结而成。治疗痔疮的方法有很多，在这里介绍一种称"刺络拔罐"的方法：取督脉上的长强和脊中这两个穴位，用梅花针在这两个穴区叩击，直径约3厘米大小就可以了，再拔罐10分钟。再取经外奇穴肠风穴，艾条灸之，每次灸5壮。治疗时7天1次，3次为1个疗程。

刺络拔罐是一种很常见的治疗方法，在治疗痔疮时，效果还不错。需要提醒大家注意的是，痔疮的发生不是一天两天的事，因此，治疗的时候，也不是一两次就能治好的。在平时，痔疮的患者还要注意，不要吃那些辛辣刺激性的食物，多吃蔬菜水果，或是其他纤维素含量较高的食物，保持大便通畅。保持一个良好的饮食和排便习惯，对于痔疮的预防和治疗，都有着很重要的意义。

便血是肠风这个穴位的主要治疗疾病之一，此外，肠风穴还可以治疗腰痛，以及遗尿、遗精等其他疾病。

教你快速找穴位

肠风穴在腰部，第2腰椎棘突下，后正中线旁开1寸处。

外劳宫穴：祛风止痛有特效

外劳宫穴是和平时常说的劳宫穴相对的，劳宫穴在手心，外劳宫穴在手背上。

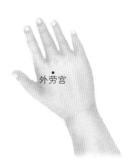

外劳宫穴

平时常说的劳宫穴是手厥阴心包经上的穴位，在手掌中央，当第2、第3掌骨之间偏于第3掌骨，握拳屈指时中指尖处。简便取穴的话，就是把手指弯曲，在中指指端所指的位置。不过也有一种说法是说，这个穴位是在无名指的指端所指的位置。劳宫穴有清热燥湿的功效，可以用来治疗热病以及和心经相关的一些疾病，如昏迷、晕厥、中暑、呕吐、心痛、癫狂、痫症、口舌生疮、口臭、鹅掌风等。

在这里应该介绍的是外劳宫，为什么会说这么多内劳宫呢？这是因为，它们在治疗上有共同点，都可以治疗头痛、腹痛、腹泻、潮热等疾病。在按摩的时候，可以两个穴位分别按摩，也可以用一手的示指和拇指同时按揉另一只手的外劳宫和内劳宫两个穴位。

外劳宫穴除了和内劳宫穴一起，治疗头痛、腹痛、腹泻、潮热等疾病，还可以治疗颈部的各种不适，比如说颈椎病、落枕等。说到颈椎病，这在人们印象中一般是老年人才会得的病，其实不然。现在很多年轻白领也有这样的困扰。还有的年轻人整天对着电脑上网或者玩游戏，结果年纪轻轻，就得了颈椎病。如果出现颈肩部僵硬、酸痛，头晕、恶心，或者胳膊、手指发麻等症状，就要小心是不是颈椎病找上门来了。这时除了应该去医院明确诊断外，还应该自己多按摩按摩手上的外劳宫穴，帮助你减轻痛苦。

按摩的时候，注意用力要适当，不要太用力，尤其是对老年人。这是因为他们的疼痛感可能不那么明显，再加上由于钙质的不断流失，绝大多数老年人都有骨质疏松，如果用力过大的话，很可能出现骨折。因此，在按摩的时候，一定不要用力过大。另外，按摩的力度也不能过小，否则的话，不能对身体形成一定的刺激，按摩也就无法起到相应的作用了。还有一定要提醒大家的是，在按摩的时候，每个穴位的按摩时间不必过长，3～5分钟就足够了。每天可根据自身情况，按摩1次、2次、3次均可。但没有必要一天到晚总是按摩穴位，这样会使身体产生适应性，这种持续的刺激就不能使身体内部产生相应的变化，也就失去了按摩的作用。

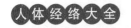

教你快速找穴位

外劳宫穴在手背侧，第2、第3掌骨之间，掌指关节后0.5寸。

端正穴：补气升阳掐端正

端正这个穴位也是一个经外奇穴，在手背上，中指指甲根两侧。用专业的术语来描述，就是在中指背近第2指间关节两侧赤白肉际处。其中在桡侧的称左端正，又称外端正；在尺侧的称右端正，又称内端正。

端正这个穴位的功用有很多，比如说可以镇静降逆，但也能提升阳气，可以说是攻补兼备。端正穴就好像是一员能文能武的大将，在医生的指挥下，发挥它的作用。

端正穴之所以会有这样的名字，是和它的作用是分不开的。端正穴的一个很重要的作用，就是使五官恢复到原来的位置，也就是使五官端正，因此而得名。有的小孩子有斜视的毛病，这样不仅仅是不美观，更为严重的是这样对身体健康是有一定影响的。目前对斜视没有什么很好的办法，但是大家可以试试用端正穴来治疗。另外，还有一种情况会引起口眼㖞斜，那就是"周围性面神经麻痹"，也就是大家常说的"面瘫"。如果治疗不及时或者不恰当，就会留下后遗症，遗憾终生。现在，大家除了常规的治疗方法之外，又多了一个选择，那就是按摩端正穴。

对端正穴采用不同的按摩方法，所起到的治疗作用也是不同的。比如说，用拇指甲掐或用螺纹面揉掐5次，按揉50次，有镇惊作用；搓揉右端正穴能降逆止吐、止血；搓揉左端正穴能升提阳气，还可治水泻、痢疾。

操作时用拇指、示指指甲分掐中指甲根两旁之端正穴，这称"掐端正"。掐端正可以用来治疗鼻出血。操作者的拇指甲，压在患者右端正穴位上，时间为2～3分钟。如果血不止可稍延长到5分钟左右。如左鼻孔出血，可指压右手穴位。如右鼻孔出血，可指压左手穴位。如果两鼻都出血，那么可以两手全压在左右的穴位上。有人认为其治疗效果迅速，可能与降逆止血有关。这种方法不但简单，而且止血迅速，如果你再遇到鼻子出血的情况的话，可以试试掐端正的方法。需要提醒大家注意的是，一定不要把左右手搞反了。

端正这个穴位，在很早以前就用来治疗小儿疳积，也就是我们现在所说的消化不良。除此以外，对恶心呕吐，腹痛腹泻也有一定的治疗作用。

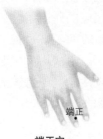

端正

端正穴

教你快速找穴位

端正穴位于手中指掌侧，第1、第2节指骨横纹之中点，左右手各1穴。患者手背向上，在手中指指甲根两侧赤白肉际处取穴。

四缝穴：消食导滞化积穴

四缝穴是经外奇穴，位于第2～5指掌面，第1、第2节横纹的中央。因为每个手上有4个穴，而且正好是在横纹上，就好像是在缝隙上，因此，被称为四缝穴，不过也有人把它称作四横纹穴。

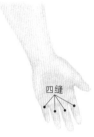

四缝

四缝穴

过去，人们一般都用四缝穴来治疗小儿疳积、百日咳。尤其是小儿如果出现面黄肌瘦、精神倦态、毛发焦枯、不思饮食、大便稀溏等症状，这说明孩子很可能是得了疳积。得了疳积的孩子，很可能生长发育会受到影响，而不是仅仅吃饭不好的问题。用针点刺四缝穴，深度在0.1～0.2寸即可，这时可以挤出少量黄白色透明样黏液或出血，这样就可以起到治疗的作用。

其治疗范围在逐渐扩大。如胃脘痛、腹痛、腹胀、咽痛、恶心呕吐、消化不良、呃逆、中暑、发热、感冒哮喘、小儿惊风等症均有奇效。还有人发现四缝穴还可治疗失眠、神经衰弱、痈疮疖肿、痛风、月经不调等疾病。

一般认为，四缝穴有健脾行气消食、活血消瘀止痛、调节阴阳平衡、提高免疫力、促进生长发育等功效。值得注意的是：消毒一定要严密，如有出血倾向或血液病患者禁刺四缝穴。

用针点刺皮肤，肯定是会引起疼痛感的，为缓解疼痛，在穴位上下用绳捆紧，用"安尔碘"消毒后，一手扶住手指，另一手快速点刺。点刺深浅根据年龄、体质决定，刺后用双手挤出少许血液或淋巴液即可。如遇高热者可多挤出些血液直至血液变红为止。一般1周2次，重者可每天1～2次。治疗5～7次为1个疗程。

教你快速找穴位

四缝穴在手第2～5指掌侧，近端指间关节的中央，一侧四穴，左右手共8穴。

八关穴：祛风通络按八关

八关穴是手上的经外奇穴，这个名字也许有的人不是很熟悉，但是如果说八邪穴，相信很多人就会听说过了。

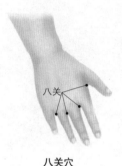

八关穴主要可以用来治疗手指、手关节肿胀、疼痛、麻木、屈伸不利等手部的疾病。比如说脑梗死或者脑出血，很容易出现偏瘫的现象。如果恢复不好的话，可能对日后的生活有很大影响，严重的甚至不能生活自理，对自己和家人来说，都带来了很多不便。八关这个穴位，对中风后手足拘挛有特效。因此，得了脑血管疾病以后，一定要坚持按摩八关穴，或者配合针灸，促进康复。

不仅是脑梗死或者脑出血等脑血管疾病对手的功能有影响，其他有一些疾病，也会对手的功能有影响。比如说颈椎病就是其中之一。有一部分颈椎病的患者，就有手指麻木不适的感觉。既然是颈椎引起的问题，治疗的时候自然应当从颈椎入手，但是，也可以用八关穴来辅助治疗，以取得更好的效果。

八关穴

教你快速找穴位

八关穴位于手背，相邻两指之指蹼缘。左右手各4穴，双手共8穴。

板门穴：消食化滞健脾胃

板门穴是小儿推拿中常用的穴位。揉板门能健脾和胃、消食化滞、运达上下之气，常用于小儿出现乳食停滞、食欲不振、腹泻、呕吐等症，而且一般多与推脾经、运八卦等治疗手法相结合。有些医家认为此穴为脾胃之门，调理脾胃之门使脾胃纳运配合、升降相因、燥湿相济，使清阳得升，浊阴得降，所以按揉板门穴可以使恶心、呕吐、腹泻等症状得以改善或消失。

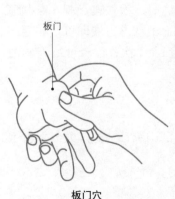

板门穴可以治疗恶心呕吐等症状，因此有人进行研究，发现板门穴还可以用来治疗晕动症。

晕动病是临床常见的一种在特殊情况下，如乘车、乘船、乘机时突然出现以眩晕、恶

板门穴

心、呕吐、四肢无力等为主要症状的综合征。很多人一旦乘车，必然晕车，使用西药或掐揉内关、合谷等穴位均不能取得很好的效果，这使得他们对于乘坐车船心怀恐惧。在这里向患有晕动症的朋友推荐按揉板门穴的方法。具体操作时，在乘坐车、船等交通工具前半小时按揉板门穴，或在乘坐之时用两手的拇指指腹，交替按揉板门穴半小时，揉三按一，揉按之处有酸胀感为度。运用此种方法，可帮助晕车之人减轻旅途的痛苦。

　　一般认为，按摩的时候，如果从横纹推向板门穴，其作用主要是可以健脾，用于止泻；如果从板门穴推向横纹，那么功效主要是止呕，这主要是通过和胃的作用来实现的。如《幼科推拿秘书》就提到："板门直推到横纹，止呕神效。横纹直推到板门，止泻神效。若吐泻并作，先推止呕一半，然后合推。板门推去重止呕。若横纹推转轻止泻。治气促气攻之症。"这个小小的细节，人们一般不会太注意，但是如果能够加以注意的话，可以取得更好的效果，而不至于事倍功半。

　　此外，板门穴对于扁桃体炎、咽炎、牙痛、气短等其他疾病，有一定的治疗作用。可结合相应穴位一起进行治疗，以取得更好的疗效。

教你快速找穴位

板门穴位于手掌部，第1掌骨基底桡侧缘内1寸处。左右手各1穴。

鹤顶穴：通利关节祛风湿

　　鹤顶这个穴位，正好在髌骨底上方，在这里有个摸上去凹陷的地方，那就是鹤顶穴的位置了。在这里要提醒你一点：这个穴位在找的时候，要让膝关节保持弯曲。那应该是个什么样的角度呢？大腿和小腿呈90°角的话，比较合适。如果角度过大或者过小，都会不太容易找准穴位。

　　鹤顶穴有通利关节、祛风除湿、活络止痛的作用，可以治疗各种原因引起的膝关节疼痛，以及下肢酸软无力，或者是因为脑血管疾病引起的下肢偏瘫，或者因为脊髓病变引起的下肢瘫痪。

　　下面来讲一讲，都有什么病可以引起膝关节疼痛。细心的人会发现，几乎所有的老年人都会说自己有不同程度腿疼的问题。这和人老以后，身体各方面的功能都不断退化有关。这就好像是机器一样，用得久了，零件就会出问题。这时可以考虑换零件，使机

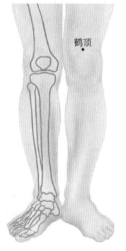

鹤顶

鹤顶穴

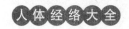
器能够正常运转，但是，这后来配的，总是没有原来的那么好使。人老了以后，身体的各个组织器官也都慢慢衰老，膝关节也不能例外。当膝关节发生退行性改变，在医学上称之为"膝骨性关节炎"，表现出来的一个很重要的症状就是，膝关节的疼痛。如果病情严重的话，医生还可能会建议患者换人工关节。且不说人工关节的寿命长短问题，就算真的换了关节，做了手术，也不见得就能恢复膝关节的功能。

刚才说了膝骨性关节炎，这是引起老年人膝关节疼痛的最常见的原因。除此以外，髌骨软化症、膝关节滑膜炎、类风湿关节炎、风湿性关节炎、膝关节韧带损伤、髌骨下脂肪垫损伤等，都有可能引起膝关节的疼痛。但是不论什么原因引起的膝关节疼痛，都可以用按摩鹤顶穴来治疗。

鹤顶穴不但能治疗膝关节疼痛，还可以治疗脑出血、脑梗死等脑血管疾病引起的下肢瘫痪。对于脑血管疾病引起的下肢瘫痪等后遗症，一定要尽早治疗。如果是距离发病已经6个月以上，那么再做治疗的话，恢复起来就非常慢了。

教你快速找穴位

鹤顶穴在膝上部，髌底的中点上方凹陷处。

关仪穴：温里散寒止痛穴

关仪穴虽然也在膝关节附近，但是它的主治功用却不是治疗下肢疾患，也不是治疗膝关节的各种疾病，而是治疗肚子疼的。不论男女老幼，如果有时肚子疼的毛病，可以用关仪穴来治疗。不过，需要提醒大家的是，这个穴位治疗的肚子疼，主要以受凉引起的为主。对于由于火热引起的肚子疼，效果可能就没有那么好了。

如何才能知道自己的肚子疼是因为有寒还是有热呢？方法其实很简单，肚子自己就能告诉你答案。如果觉得肚子凉，总想找个热东西捂一捂，稍微受点凉就觉得疼得更厉害，那说明是有寒气。假如觉得肚子里还是有点凉东西比较舒服一些的话，那就说明体内有热。有了这个简单的方法，相信你一定知道自己的体内是偏寒还是偏热了。

关仪穴有温里散寒、理气止痛的作用，对于小腹绞痛、女性痛经、盆腔炎等疾病都有很好的疗效。为了增强关仪穴温里的作用，除了做按摩以外，还可以配合艾灸的方法。操作时，可以将艾卷点燃，然后在穴位局部进行回旋灸或者雀

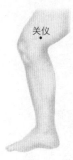

关仪

关仪穴

啄灸等施灸手法，每次灸10分钟左右即可。同时，对于腹痛的患者，除了选用关仪穴之外，还可以配合足三里等其他相关穴位，这样效果更好。

提醒大家一点，因为进行艾灸的时候有明火，同时会产生烟雾，因此一定要做好通风工作。在用火之后，及时熄灭，对于灰烬也应确保其已经熄灭。不管怎么说，防火意识一定要树立，以保障生命财产安全。

教你快速找穴位

关仪穴位于膝外侧中线，平腘横纹上1寸处。

陵后穴：下肢痛症就找它

陵后穴是下肢的一个经外奇穴，位于小腿外侧，在阳陵泉穴后方，也就是腓骨小头后缘下方凹陷处。陵，有大土丘的意思。如果仔细体会一下，你会发现在腓骨小头这里，摸上去是有一个突起的。因此，古人把这里比作土丘，在这个土丘后面的穴位，自然就被称作为"陵后"。在穴位的命名中，还有很多这样以自然地形为根据来命名的，不论高山还是湖泊，都有涉及，在这里就不做过多介绍了。

陵后穴正好位于膝关节附近，因此，它的治疗范围主要是和下肢有关的一些疾病。比如说膝胫酸痛、坐骨神经痛、下肢麻痹、足下肿、足内翻等，都在它的主治范围之内。

足内翻多出现于中风急性期后，是中风偏瘫患者在恢复期及后遗症期常见的临床表现之一，也是致残的主要原因，对患者的运动功能及日常生活有着很大的影响。现代医学认为中风后足内翻，多由于肌肉牵张反射的控制紊乱所致，患侧下肢内侧肌肉发生痉挛，张力增高，而患肢外侧肌张力降低，发生迟缓，造成患肢内外两侧肌肉的肌张力不对称，因此出现脚不能平放而内翻的现象。中医学认为，足内翻多是由于气血运行不畅、经络阻滞、筋脉失养，以致肢体内侧拘急而外侧弛缓，从而引起足内翻。在治疗足内翻的时候，可以选用陵后穴与悬钟穴一起来治疗。通过这两个穴位，可以刺激相应的肌肉，使足外翻，从而纠正足内翻。一般来说，病程越短，足内翻纠正疗效越好；病程越长，足内翻纠正的疗效越差。

足内翻仅仅是众多下肢疾病中的一种，对于其他陵后穴可以治疗的疾病，在这里就不一一介绍了，这还需要大家自己在平时的按摩中自己总结。

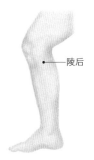

陵后穴

教你快速找穴位

陵后穴位于小腿外侧，在阳陵泉穴后方，当腓骨小头后缘下方凹陷处。

胆囊穴：胆囊炎的特效穴

胆囊穴在小腿上，顾名思义，它可以用来治疗和胆囊有关的一些疾病，比如说胆囊炎、胆石症、胆道蛔虫病、胆绞痛等胆道疾病。另外，

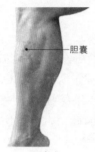

—胆囊

胆囊穴

胆囊穴因为在小腿上，所以，可以治疗腰腿痛、下肢疼痛、活动不利、酸软无力等。除此之外，还可以治疗胸胁疼痛、慢性胃炎、口眼㖞斜、耳聋等疾病。

关于胆囊穴的具体位置，所有的文献都指出它在小腿上，在阳陵泉穴位的下方，但是有的说是下1寸，有的说是下2寸，没有达成共识。因此，在取此穴的时候，首先要找准阳陵泉，阳陵泉在小腿外侧，当腓骨小头前下方凹陷处。找到阳陵泉后，顺着往下找，在阳陵泉直下1~2寸的地方，找到压痛最明显之处，那就是胆囊穴的位置了。

在应用胆囊穴治疗急性胆囊炎的时候，可以独取胆囊穴。但是，在治疗其他胆囊疾病的时候，需配合其他穴位一起来用，这样可以增强疗效。比如说，治疗胆石症、胆绞痛，除选用胆囊穴外，还可以配合内庭，公孙，三阴交等穴位；治疗胆道蛔虫病的话，可以用胆囊穴透阳陵泉，迎香穴透四白穴，并选用巨阙、内关、合谷等穴位一起治疗。

刚才已经提到，胆囊穴不仅可以利胆通腑，用来治疗胆囊疾患，同时还可以治疗其他很多疾病。比如说，要是有慢性胃炎的话，可以用胆囊穴配合足三里穴来治疗。胆囊穴可以治疗下肢的疾病，大家很好理解，因为这个穴位本身就在小腿上。但是，这里要告诉大家的是，胆囊穴配合肩髃穴等肩部穴位，还可以治疗肩周炎。刚才说的治下肢疾病，是俞穴的近治作用，而这里治疗肩周炎，那就是俞穴的远治作用了。

教你快速找穴位

胆囊穴在小腿外侧，当腓骨小头前下方凹陷处直下约2寸。

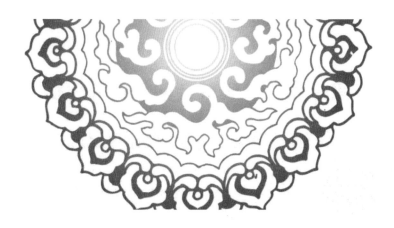

第三篇

经络养生操

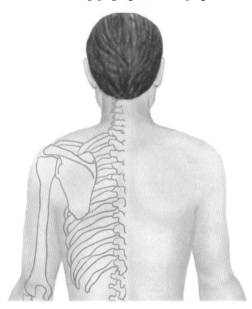

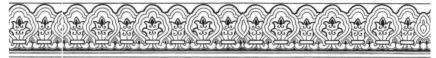

第一章 一学就会的经络养生操

捏脊：增强免疫力的经络保健法

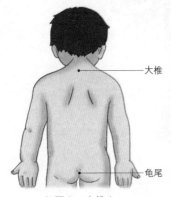

龟尾穴、大椎穴

《黄帝内经》里说，督脉是诸阳之会，人体阳气借此宣发，它是元气的通道。我们经常会说"挺直你的脊梁"，就是因为那里最能够展现人的精气神，所以，打通督脉，是可以增强体质，祛除许多疾病的。不过要怎么去打通它呢？捏脊就是一个非常不错的方法。捏脊能够很好地调节脏腑的生理功能，特别是对胃肠功能具有非常好的调节作用，可以有效地提高身体的抵抗力。但是在实际操作的时候，捏脊是需要得到家庭当中其他成员的帮助的。具体的操作方法如下。

取俯卧位，然后让家人用双手的拇指、中指和示指指腹，捏起你脊柱上面的皮肤，然后轻轻提起，从龟尾穴开始，一边捻动一边向上走，直至大椎穴为止。从下向上做，单方向进行，一般捏3~5遍，以皮肤微微发红为度。

在为家人捏脊的时候，一定要注意以下几点：

1. 应该沿着直线捏，不要歪斜。

2. 捏拿肌肤时要注意松紧适宜。

3. 应该避免肌肤从手指间滑脱。

除此之外，还有一个打通督脉的方法就是暖脊功，这其实是瑜伽的一种功法，在这里可以借用一下。很简单，就是抱成团，在地上打滚。不是真的滚，而是脊椎受力，以头臀为两头，像小船似的两边摇，这个方法非常有效，大家可以试一下。另外要在地板上做这个动作效果才会好，在床垫上做则没有什么效果。

甩手功：气血通畅，告别慢性病

"甩手疗法"又称"甩手功"，是由古代的"达摩易筋经"演变而来。

"易筋"的意思就是使微病之筋变为强壮之筋，使有病的人慢慢痊愈，无病的人体质健壮。甩手功可以活动手指、手掌、手腕、足趾、足跟、膝部的12条筋脉，使气血良好的循环，很多病也就不治而愈了。

甩手动作相当简单，身体站直，双腿分开，与肩同宽，双脚稳稳站立，然后，两臂以相同的方向前后摇甩，向后甩的时候要用点力气，诀窍就是用三分力量向前甩，用七分力量向后甩。练功时，要轻松自然，速度不要过快，刚开始可以练得少一些，然后慢慢增加次数，否则一下子就会产生厌倦感。

这种甩手功会牵动整个身体运动起来，从而促进血液循环，虽然做起来有些枯燥，但是，健康的身体恰恰来源于每天的坚持。

一、甩手治癌

中医认为癌与瘤都是气血结聚、经络阻塞不通的结果，经常甩手有利于吐故纳新、补气益血，从而防治癌症。

每天上午、下午和晚上各甩2 000下，不间断地甩5个月，有利于肺癌的治疗。患关节炎、大便后流血者，练习甩手后两种病可见好。若患食管癌，可逐步改善情况。颈部生淋巴癌，每天甩手2 000下，便可胃口大增，辅助治疗淋巴癌。

甩手时，眼睛向前看，心中不怀邪念，只默数数字，开始可先做两三百下，逐渐增多，做到每次一千多至两千多下，约半小时。

二、甩手治眼病

《黄帝内经》中说"目受血而视"，所以眼睛的问题其实就是血的问题；气血如果不能到达眼睛，必然会引发各种病变。甩手功就是要让气血流动起来，到达身体各个部位，以供正常生命活动所需。

若患高血压影响了眼睛，经过甩手后，血压恢复正常，眼镜也可以不用戴。患白内障者，每天甩2次，早甩800下，晚甩1 000下，4周以后可以见疗效。眼睛有沙眼、色盲、眼皮上生小瘤，甩手后体质增强，也能促进眼疾康复。

三、甩手治半身不遂

半身不遂和中风、高血压、关节炎往往联系在一起，这是因为身体内部气血不平衡，影响分布，使经络、肌肉、骨节起了变化。

甩手对高血压有防治效果，还可以预防中风。甩手功对半身不遂有特效，因为半身不遂是头重脚轻即上实下虚，而甩手可以平衡体内气血分布，从而对半身不遂产生特效。练甩手功一段时间后，会出现流汗、打嗝及放屁等现象，这就表明体内的气已经通了，气通了，身体自然就轻松了。

甩手功动作并不难，难的是坚持。如果工作比较繁忙，可以在每天晚饭前的几分钟甩一甩手，工作的间隙也可以做一做，如果每天能坚持做10分钟，效果会更好。常练甩手功，能甩掉亚健康，甩出好身体，让你神清气爽、身心通透、容光焕发。

揉腹：润肠通便，告别亚健康

有些上班族的精神状态很不好，天天无精打采，头昏脑涨，食欲不振，还总是失眠，导致工作业绩严重下滑，领导很不满意。去医院检查也查不出什么结果，可就是感到不舒服，觉得身心疲惫。其实，这些都是亚健康的临床表现。

亚健康，即指非病非健康状态，是介于健康与疾病之间的状态，如果把健康和疾病看作是生命过程的两端的话，那么它就像一个两头尖的橄榄，中间凸出的一大块，正是处于健康与有病两者之间的过渡状态。亚健康状态也是很多疾病的前期征兆，如肝炎、心脑血管疾病、代谢性疾病等。亚健康人群普遍存在"六高一低"，即高负荷（心理和体力）、高血压、高血脂、高血糖、高体重、高血黏度、免疫功能低。

现在国际公认应改善亚健康最好的办法是中国的经络按摩法，它无创伤性、无痛苦、无副作用，安全可靠，集保健、医疗于一体。而腹部按摩则可以治愈消化不良、月经不调、习惯性便秘等常见病，还能振奋精神，调整睡眠状态等。

专家认为，腹部是许多重要经脉循行和会聚之所，是人体气血循环、阴阳升降之通道。通过对腹部的按摩，除了可以塑身，还可以防治五脏六腑的病变，并保持十二经脉的气血旺盛、循行畅通，减少废物的滞留，

中脘穴、建里穴、天枢穴、气海穴、关元穴、章门穴

中脘
建里　章门
天枢
气海
关元

从而对人体各部分起到治疗和调整的作用。腹部按摩的主要穴位有中脘、建里、天枢、气海、关元、章门等。

腹部按摩最常见的手法是"二指叠按法"，即两拇指重叠，按的轻重以手下有脉搏跳动和不感觉痛为最佳；另外一法是"波浪式推压法"，即两手指并拢，继而左掌用力向后压，一推一回，由上而下慢慢移动，好像水中的浪花。丶

处于亚健康状态的人，除了疲劳和不适，不会有生命危险。但如果碰到高度刺激，如熬夜、发脾气等应激状态下，很容易出现猝死，就是"过劳死"。可见，亚健康对上班族的危害是十分严重的，我们应及时树立健康观念，拥有强烈的自我保健意识，还要注意平衡膳食、坚持运动，以杜绝亚健康。

揉膝：减缓膝关节退化，告别风湿病

揉膝疗法源于古老的导引术，是一种实用的自我医疗保健外治手法。在《武当太极揉膝功》《达摩秘功》等著作中均有记载，具体指的是采取站立、高坐、盘坐、深蹲或者仰卧的姿势，两手掌含虚，紧贴在两膝部位，做圆周揉摩。其手法属于传统按摩手法中的揉法，动作简洁，易于练习。用以舒缓和放松，治疗腿膝疼痛无力，有强膝和健步的功效。

一、浴腿揉膝治腿疼

俗话说："人老先老腿。"很多老年人都有不同程度的腿部疾病，如果经常浴腿揉膝，就能缓解腿疾。

浴腿：两手先紧抱左腿大腿根，用力向下擦到足踝，然后再擦回大腿根。如此上下来回擦10次，右腿也擦10次。

腿是担负上体的骨干，有3个关节，而且是足三阳经和足三阴经的经络要路。因此，浴腿可使关节灵活，腿肌增强，有助于防治腿疾。

揉膝：两手掌心紧按两膝，一齐先向左旋转10次，再向右旋转10次。膝关节内多韧带、肌腱和关节囊，所以恶湿怕寒。如能经常左右揉擦，有助于防治关节炎等难治之症。

二、包揉膝盖髌骨，松解关节粘连

先找到髌骨，髌骨就像一个壶盖，扣在人们的膝关节上面。找到它以后，用一个手掌或者是两个手掌包压在髌骨的上方，然后由轻到重慢慢用力，进行来回揉撵，做3分钟左右就可以了。此手法可以松解粘连，因为

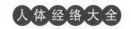

膝关节病容易导致肌肉之间或者韧带之间粘连，通过揉动，可以让粘连分开，疼痛就会消失。

三、过力揉膝不可取

很多老人都认为猛揉膝盖能减少摩擦感，减轻疼痛，其实，这种做法是没有科学依据的。把双手放在双膝上轻轻揉动，力度轻而柔，像是抚摩，这是一种反射性的保护，会使膝盖感到温暖，消除疲劳，还可增加局部血液循环，对膝关节的确有益。但是，用力过大地按揉则是错误的，这样的动作很可能会加重软骨的损伤，把已经产生病变的软骨磨得更糟，甚至影响软骨下面的骨质，导致疼痛更加严重。所以，由于力量不好把握，老人用力揉膝盖的做法不可取。

送髋：减缓腰背肌肉紧张，通达躯干经络

将双脚自然分开，与肩同宽，挺胸收腹，将髋部微微向前挺，膝关节稍微弯曲，假想会阴部的中点，正好对着两脚心（涌泉穴）连线的中点，这是本套经络保健操的一个特殊动作。

这个动作是这套动作中所独有的，它确实藏有新意，藏有玄机。通过练习这个动作可以减缓腰背部肌肉的紧张性，使脊柱放松，从而有助于躯干经络变得更加通达。

除此之外，将舌尖微微顶住上腭，颈部肌肉保持放松，面带微笑状，这样可以使面部的肌肉处于松弛的状态，双手自然下垂。闭眼，保持姿势1～2分钟，并进行平静的呼吸。这样有助于肢体、头面部经络的通畅，也有助于心态的调整和放松，从而有利于进入下面的练功状态。

运球操：柔缓画圆运动，疏通全身经络

这个动作可以让全身在柔缓的画圆运动当中疏通全身的经络。

由起势开始，将右腿横跨一步，根据自身的耐受能力，将膝关节弯曲成90°～135°成马步，即骑马蹲式，双臂前伸，双掌五指自然分开成抱球状，并始终保持抱住假想中"球"的姿势，运用腰、髋、肩、背的活动，充分向左、右、上、下不同的方向转圈，颈部要随着轻微转动，眼睛要求时时跟随着运球的方向移动，只有这样才能够逐渐达到形、意、神合一的境地。将这套动作重复进行30次。

实际上，这个练习是在一种柔缓的画圆运动当中疏通全身经络，算是经络保健功的热身环节。在闲暇之余或者是心情不好的时候，单独练习这

个动作，也会收到解乏和放松全身的效果。

踮脚法：活动手脚，增强气血活力

保持起势的姿势，将双手前甩过头顶，同时深吸气，接着自然从胸前沿体侧将手向后尽量甩动，双脚同时踮起（提踵），同时呼气，反复进行50～100次。

在进行这套动作的时候，调息是非常重要的，由于上下肢的大肌群均要参加运动，并且还要有深呼吸进行配合，使气血活动增强，经络也自然贯通。

这套动作，尤其适合高血压、糖尿病以及轻度冠心病患者练习。这些慢性病综合治疗的理念主张让大肌群进行小强度、较长时间的运动，从而有利于增强心肌泵力、增加回心血量；有利于扩张外周血管、改善微循环、增加热量的消耗，同时还有利于增加机体的平衡性以及协调性，增加上下肢的肌力。对于慢性病病情的稳定或是缓解，均具有较好的辅助效果。

堵耳朵：改善肾亏症状，促进内耳血液循环

堵耳朵，是在长期流传于民间的一种行之有效的健身方法，在俗称"鸣天鼓"的基础上，经过稍加发展演变而来的，有利于改善因肾亏所引起的耳鸣、头痛、头晕、眩晕和健忘。

具体操作方法如下：

1. 用双掌心相向压住双耳郭，将耳郭先摩擦20～30次。

2. 摩擦完双耳郭之后再将其压紧，用双手示指与中指交叉后发力，快速对后脑勺进行弹击，共击10下，以自己可以听见"砰砰"的响声为宜。

3. 接下来双掌交替进行按压—松开的动作，共进行20下，最后一次按压的时间要稍重稍长，并且按完之后快速打开双掌，同时可以听见"嗡"的一响。

其实，这一系列动作就是让耳道反复从密闭的状态突然间变成开放的状态，进而产生气压的快速变化。进行这个练习的时候，巧妙地运用了声音传导和气压的变化，促使内耳血液循环得到改善，对养益听力十分有利。

耳郭上分布着丰富的耳穴，它们是和体内脏腑以及四肢百骸相通的，是机体各种生理或者病理变化的一处重要窗口，而对耳穴进行按摩，也已经成了中医的一种治疗或者是保健的方法。

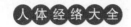

通过以上这种按摩耳郭和双掌交替对耳郭进行按压—松开的动作，可以使耳穴得到尽可能的机械按摩，也能够使内耳得到气压按摩，对于改善机体的脏腑功能是非常有利的，长期坚持练习的话，对于因肾亏所引起的耳鸣、头痛、头晕、眩晕、失眠、记忆力减退、健忘和思维能力减退等症都具有一定的疗效，能够收到不错的健身效果。

上下转动：通达气血，保健全身

所谓的上下转动，指的就是转动全身的各个部位，从眼球开始，自上而下直至脚踝，在转动的过程当中，各个部位转动的幅度都要从小逐渐增大，并且要缓慢，方向左右交替，故而转转停停，能够令气血贯穿上下、通达全身。这套动作自上而下刚好要转动6个部位，即包含转眼、转颈、转肩、转腰、转胯和转膝踝6个动作。

一、转眼

转眼可以缓解眼部疲劳。在做这个动作的时候，一定要尽量睁大双眼平视前方，以能够看到远处的绿树最好，维持10秒，头身保持不动，开始按照"左—上—右—下—左"的顺序缓慢转动，并逐渐将转动的幅度放大，正反方向各转3圈后，停下来闭眼休息5秒，再按照上述过程重复一遍。这个动作可以活动眼部肌肉，加快气血流通，既可以缓解眼睛疲劳，又具有明目的效果。

二、转颈

转颈能够防治颈椎病。双脚自然分开，与肩同宽，挺胸收腹，双手自然下垂，身体保持不动，开始按照"左—后—前—左"的顺序缓慢转动颈部10圈，并逐渐放大转动的幅度，结束时，在后仰位静止5～10秒，手后伸。再按照上述过程的反方向重复一遍。这个动作可以活动颈部肌肉，加快气血流通，缓慢牵拉颈肌，从而缓解颈肌疲劳，有助于防治颈椎病。

三、转肩

转肩可以疏通肩颈部经络，防治颈椎病和肩周炎。双脚自然分开，与肩同宽，挺胸收腹，双掌始终自然贴住大腿外侧，在上下滑动的同时，按照"上—前—下—后—上"的顺序缓慢做耸肩和转肩的旋转运动10圈，结束时，双手贴住大腿外侧不动，同时用力挺胸并向前探头，维持这个姿势10秒，再按照上述过程的反方向，即"上—后—下—前—上"的顺序重复一遍。结束时，仍然需要双手贴住大腿外侧不动，同时用力挺胸并向前探头，维持这个姿势10秒。这个练习能充分运动和牵拉肩颈部肌肉，令肩颈部经络畅通，防治颈椎病和肩周炎。

四、转腰

转腰能够防治慢性腰腿痛。双腿分开与肩同宽，缓慢转动腰部，先顺时针，后逆时针，各转20圈。在转腰的过程当中，要始终将双手背放在腰部，握拳，并用指掌关节顶住腰骶部脊柱两侧，让腰部产生的旋转力，与双拳指掌关节一直处于按摩状态。每一个方向转腰练习结束时，均需保持双拳顶住腰部前挺、颈部后仰的姿势10秒，进一步增强腰肌的力量。这个练习可以充分活动和牵拉腰骶部的肌肉韧带，同时对腰骶部的经络进行按摩，有利于经络畅通，对腰肌劳损等慢性腰腿痛的防治具有积极效果。

五、转胯

转胯可以令泌尿生殖系统变得强壮。双腿分开与肩同宽，膝关节微微弯曲，双手叉髋转动胯部，先顺时针，后逆时针。注意左旋转时，同时提肛，腰部以上要尽量保持正直，基本上只旋转胯部，每个方向转20圈。结束时，均需要保持胯部前挺10秒。这个练习可以充分活动、牵拉会阴部和髋部的肌肉韧带，对泌尿生殖系统的功能产生有益影响。

六、转膝踝

转膝踝可以疏通下肢经络，预防关节疼痛。双腿分开与肩同宽，膝关节微曲，用两个手掌轻按于两侧膝盖，同时向里、外或者是同方向转动膝踝关节，每个方向转20圈。在结束时，双掌要保持稍用力后压的状态，使膝关节尽量保持10秒伸直状态。这个练习能够令膝踝关节得到活动，令下肢后群肌肉得到牵拉，有利于畅通下肢经络，提高膝踝关节灵活性。

掐揉头部：疏通头部经络，防治头晕头痛

掐揉头部，顾名思义，需要又掐又揉，这是一种防治头晕头痛的有效方式，能够很好地疏通头部经络。

这套动作的具体做法如下：

1. 将双手五指尖平放在双眉尖至太阳穴一线，轻轻掐揉印堂穴（两眉连线的中点）、攒竹穴（在眉毛内侧端、眼眶边缘处）、丝竹空穴（眉梢处凹陷中）、太阳穴（眉梢外与外眼角之间向后约1寸处凹陷中）等穴位

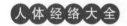

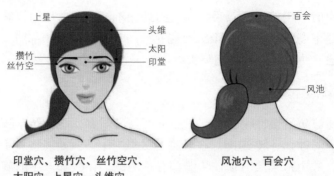

印堂穴、攒竹穴、丝竹空穴、
太阳穴、上星穴、头维穴

风池穴、百会穴

20～30次。

2. 在上述动作的基础上，将两手五指的位置逐渐平行向上，沿额部→顶部→枕部的方向一点点推进，每换一个部位，都需要同时用两手五指尖轻轻掐揉20～30次。此外，还要兼顾到加力掐揉上星穴（前发际正中直上1寸）、头维穴（额角发际之上0.5寸）、百会穴（两耳尖直上、头顶正中），推进到枕部后，用双手拇指加力掐揉风池穴（项后、大筋两侧的凹陷中、紧挨着露骨下缘处）20～30次。

这个练习可疏通头部经络，对一般的头痛、头晕，眩晕、失眠、记忆力减退、健忘、思维能力减退等症都有一定的疗效。

梳头功：简单的梳理头发动作，蕴藏多种保健功效

这是一个类似于梳理头发的动作，在这个简单的动作当中蕴藏着许多种保健功效。它具有护发、提神、醒脑和明目的作用。

具体的操作方法是：将双手五指微微张开，从前向后对头发进行100次的梳理。

梳理过程中，应指掌并用，连梳带刮，有意让指力经过印堂穴（两眉连线的中点）、上星穴（前发际正中直上1寸）、头维穴（额角发际之上0.5寸）、百会穴（两耳尖直上，头顶正中）、风池穴（项后，大筋两侧的凹陷中，紧挨着颅骨下缘处）等穴，尤其是梳理到头顶往后下方向时，即改用双掌小鱼际沿耳后，稍加力一直刮向颈根部，其中刮到的穴位包括翳风穴（耳垂后方，下颌角与乳突之间凹陷中）、翳明穴（在翳风穴后1寸）、风池穴（项后，大筋两侧的凹陷中）等。

通过对头颈部的梳梳刮刮，使头颈部产生发热的感觉，使头颈部气血畅通，进而使得头颈部交汇的多条经络贯通，增加了对头颈部的供血量，起到了护发、提神、醒脑、明目的功效，也可缓解因一些慢性病引起的头

痛症状。

推搓门脸：养益五官，改善各系统功能

推搓门脸具体来说包括推搓脸和胸腹部。这套动作通过揉通前部经络，能够养益五官，令各个系统得到强健。

在做这套动作的时候，一般都会先从推搓面部开始做起。

一、推搓面部

推搓面部的主要作用为美容颜，养益五官。这个动作要借助于双手的中指，用指腹推搓的手法对面部进行梳理，在梳理的过程中，要先沿眉毛上缘向外推压至太阳穴，重复进行20～30次。

然后再按照印堂—发际—眼圈—鼻翼两侧—口角—再回到印堂的顺序，推搓梳理面部皮肤，在推搓的过程当中，应该有意识地对印堂穴、睛明穴、四白穴、迎香穴和地仓穴等加力。

在中指进行推搓的同时，大拇指则需要始终随同沿着脸部外侧，也就是沿着耳前下关穴、耳门穴、听宫穴、听会穴到颊车穴等一线来回推搓20～30次。

这个推推搓搓的练习可以改善面部气血运行，因此会对美容、调节五官的功能以及增强上呼吸道的抗病能力等具有积极的作用。

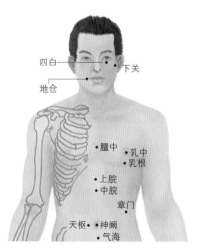

四白穴、下关穴、地仓穴、乳中穴、乳根穴、章门穴、膻中穴、上脘穴、中脘穴、神阙穴、气海穴、天枢穴

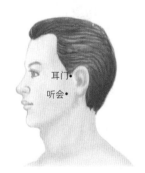

耳门穴、听会穴

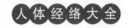

二、推搓胸腹部

推搓胸腹部可以改善各系统的功能。推搓胸腹部的时候，要用双掌沿着胸腹的正中线稍微用力，自上而下不断地向左右画圆圈，当双掌向上的时候需要吸气，双掌向下的时候则需要呼气。这套动作实际上就是对胸腹部的穴位进行自我按摩。

其中按摩过程中所涉及的穴位包括：乳中穴、乳根穴、章门穴、膻中穴、上脘穴、中脘穴、神阙穴、气海穴、天枢穴等。

推搓胸腹部对于胸腹部脏器的功能性疾患，比如说胸闷、冠心病的缓解期、气短、胃脘痛、腹痛、便秘、腹泻和消化不良等都具有一定的疗效。就上、中、下三焦而言，上焦心、肺主升发，中焦脾、胃、肝主运化，下焦肾主阴阳之本。上、中、下三焦调和能保证全身气化的正常。从虚实的角度来看，脏腹的功能性疾病是分虚证与实证的，实证宜通，虚证宜补。不管是虚证还是实证，都可以通过推搓胸腹部来起到一定的调节作用。所以说，经常揉搓胸腹部能够改善心血管系统、呼吸系统、消化系统和泌尿生殖系统的功能。

拉扯疗法：补肾强身，通经活血

拉扯的力量可以对耳郭、颈肌进行刺激，同时还可以增加肢体关节的柔韧性，最终能够起到舒筋活络的作用，进而达到相应的保健效果，平时可以坚持练习，会收到明显的效果，特别是在"补肾"、颈部和肩部的保健方面，效果会更加明显。具体来说，这式动作共包括提耳、横拉颈部和背后"握手言活"3个动作，具体操作方法如下。

一、提耳

这个动作可以补肾强身，抵抗衰老，是民间流传下来的一种古老的健身方法。将一侧手臂经过头顶，捏住对侧的耳朵，慢慢向上提拉耳郭，在持续使劲的同时，突然松手，每侧反复进行30次。

传统中医医学认为耳朵是全身经络汇集的地方，联系全身各脏腑的穴位都在耳朵上有所分布，而耳又是肾之外窍，肾开窍于耳，主骨，通髓。在练习提耳的动作时，一般用一侧手臂绕过头顶，捏住对侧耳朵的部位都正好是耳轮的"三角窝"，这一区域对应着人体的生殖功能，对三角窝耳轮内侧缘的中点进行刺激，可以治疗女性月经不调，以及男性遗精、阳痿等症。

所以，以提耳时的爆发力，反复刺激"三角窝"等部位，就产生了相当于耳针刺激的效果，可以补肾强身、抗衰老。

二、横拉颈部

横拉颈部可以防治颈椎病。将头向左转，右手从右方放于颈后直至左下颌，用整个手掌将颈部捏紧，然后稍用力往回拉，头同时慢慢向右转动，连续进行20次，换左手以相反方向再做20次。

实际上，这个练习是使颈肌受到横向的按压和牵拉，能够明显改善颈部肌肉的血液循环，对于由于颈椎病等引起的颈部气血不通而形成的筋膜炎、筋膜结节等病变，有帮助软化消散的作用，所以能够明显辅助防治颈椎病。

三、背后"握手言活"

这个做法之所以被称为"握手言活"，是因为通过"握手"的动作可以达到舒筋活络、通气血的功效。

比如说，在冷天的时候，人们都会下意识地捏捏手或者搓搓手，这样便能够令分布于手部丰富的经脉活跃起来，从而令气血不足的肢端得到改观，加快微循环，从而令人感觉到暖意。而背后握手这个动作，经过改良，比起一般搓手的效果要好很多。

这种握手的方法共有两种。其中一种是双手从身体两侧后伸相握，在向后抻拉的同时往上抬，尽量收腹挺胸，头向后仰，并坚持5～10秒。

另一种则是一只手绕肩，另一只手后背，两手上下相握，在收腹挺胸，头向后仰的同时，尽量用力拉紧，这个动作也需要坚持5～10秒。

这两种练习方法，均会起到明显的通经脉、活气血的作用，所以这个练习非常有助于防治颈椎病、肩周炎、肩背筋膜炎以及腰背肌劳损等症，特别适合那些久坐办公室埋头书案和长时间使用电脑的人们。每隔40～50分钟，认真将背后"握手言活"的两种方法做一次，不管是对于消除疲劳，还是对于防治颈椎病、肩周炎、肩背筋膜炎和腰背肌劳损等都具有很好的效果。

拍打周身：疏通全身经脉

"拍打周身"指的是对肢体主要穴位的拍打为主，同时兼顾对经络循行部位进行拍打的方法。具体指的是采用手掌、手背或用拳的不同部位拍打全身各处。拍打周身是经络保健操中比较核心、重要的一节，同时也是最为集中的直接刺激穴位的练习，做这节动作的时候要求具有更多的俞穴知识，这样才能够获得更好的保健功效。

在拍打的过程当中，手的不同部位会与被拍打的部位相互作用，这就会刺激到包括手足三阴经、三阳经、任脉、督脉等十四经脉上的穴位。《灵枢·逆顺肥瘦篇》曰："手之三阴，从脏走手，手之三阳，从手走头；足之三阳，从头走足，足之三阴从足走腹。"故而循行联系规律为阳阳经衔接于四肢、阳阳经交会于头面、阴阴经交接于胸部，所以只要拍打得当，在拍打时尽可能拍准穴位或者是经络循行的部位，便可以起到疏通全身经脉的效果。

另外，在拍打的过程当中还应该注意用腰身的自然扭转去带动双手发力，而且要用爆发力，力度要以穴位部位产生酸疼感为宜，每个部位最少需要拍打20~30次。

除此之外，拍打时还要注意呼吸的配合，一般都要求拍打前吸气，拍打到身体的那一刻，要呼气，绝不能憋气。由于每个人的健康状态都不相同，可以进行拍打的穴位和部位很多，下面仅选择一些常用的穴位或部位进行介绍。

一、拍打上肢

拍打上肢能够使气血通达、阴阳调和。这个动作需要用掌进行。由于

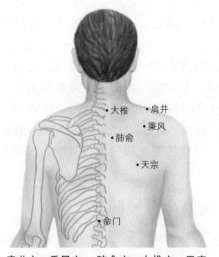

肩井穴、秉风穴、肺俞穴、大椎穴、天宗穴、命门穴

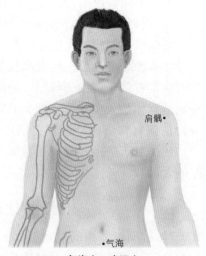

气海穴、肩髃穴

上肢内外侧，按照前、中、后3条线分布有手三阴经和手三阳经，且相互连接。所以我们拍打时，只需要遵循这些经络的走向，上下拍打20~30次，然后再左右交换。在拍打合谷穴、内关穴、外关穴、曲池穴等主要穴位时，可以加力多拍。

二、拍打肩髃穴和肩关节周围

这个动作有助于防治肩周炎，要通过手掌来进行。对臂外侧三角肌正中的肩髃穴和肩关节周围丰富的俞穴进行左右交替的拍打，各进行20~30次。

三、拍打肩井穴和秉风穴

这个动作需要用掌进行，可以防治肩背和肩颈疼痛。在拍打的过程当中，肩井穴、秉风穴左右交替，各拍打20~30次。

四、拍打肺俞穴和大椎穴

拍打这两个穴位可以使气机通畅，有利于增加上呼吸道的抗病能力。用掌对肺俞穴和大椎穴进行拍打，左右交替进行，各拍打20~30次。

五、拍打天宗穴

拍打天宗穴可以治疗肩背痛。用掌对天宗穴进行拍打，左右交替，各拍打20~30次。如果拍打到位，又有力度的话，会感觉整个肩背部及上肢都产生了串麻感。

六、拍打气海穴、命门穴

拍打这两个穴位可以调节消化系统、泌尿生殖系统及内分泌系统的功能。两掌相向于腹部与腰部正中，同时发力拍打，除主要拍击到气海穴和命门穴外，还应该兼顾腹部的神阙穴、关元穴、中极穴、天枢穴和腰部的阳关穴。在每次拍打的刹那，尤其要注意呼气，这样做，既可以预防内脏震伤，又可以明显增强舒筋活络的效果。持续拍打30~40次。

七、拍打脊柱与脊柱两侧

在拍打脊柱与脊柱两侧的时候要使用手背，这样可以疏通全身阳气。在用手背左右交替拍打脊柱与脊柱两侧部位时，应特别注意要扭动腰身来带动双臂，拍打时，双臂要抡开，一定要有较大的爆发力。从骶部开始，依次逐渐向上拍打，上至不能再向上为止，然后依次逐渐向下拍打，慢慢

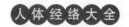

回到骶部。如此反复上下来回拍打10~20次来回。整个拍打过程，实际上是刺激督脉与足太阳膀胱经分布在脊柱与脊柱两侧的所有道络脏腑的俞穴，这个动作除具有全面调节各个脏腑的功能之外，还可以防治肩周炎、腰肌劳损、腰腿疼痛以及颈椎病。

八、拍打臀部和大小腿外侧

用拳的掌侧面对臀部和大小腿外侧进行有爆发力的拍击，这样可以明显缓解腰腿痛。按照前、中、后的位置，足三阳经脉都分布在人体大、小腿的外侧面，其中足阳明胃经在前，足少阳胆经居中，足太阳膀胱经行后。

在对这些部位进行拍击时，双侧要同时进行，以拍打环跳穴开始，从上自下，再从下自上依次从小腿外侧面的前、中、后位置进行循环拍打。将这些部位挨着拍打一遍即可。

九、拍打大、小腿内侧

通过对大、小腿内侧进行拍打，可以防治腰腿痛、健脾胃、补肝肾。在拍打这些部位的时候要用拳的小鱼际部进行。人体大、小腿内侧按照前、中、后位置，分布有足三阴经脉，足太阳脾经在前，足厥阴肝经居中，足少阴肾经行后。拍击时，双侧同时进行，以拍打箕门穴开始，从上而下，再从下而上依次从小腿内侧面的前、中、后位置循环拍打。

十、拍打前胸

通过对前胸进行拍打，可以一吐郁闷，令心情变得愉快。拍打左侧前胸用右掌，拍打右侧前胸用左掌。拍打之前先深深吸气，然后自上而下用稍快的节奏进行拍打，同时还要发出"啊"的声音并且深呼气。

第二章　对症养生操：健康就要从头到脚

醒脑健心操：促进心脑功能，延缓衰老

这套健心醒脑操直接涉及手少阴心经、手太阳小肠经、手厥阴心包经、手少阳三焦经、督脉五条经脉上的十几个俞穴，共有八节。这套操可以用来防治心血管系统和神经系统疾病，同时还可以促进胃肠功能，对眼、耳部疾病也有一定的预防功能，脑力工作者和办公室工作人员可以经常练习，能够保健强身、健心健脑、消除大脑疲劳。这套经络锻炼法不受场地器材限制、动作简单易学、见效快，在练习完毕之后，会立即产生精神松弛、头清目明等非常舒适的感觉。

一、搓劳宫穴

劳宫穴位于手掌的横纹当中、第2～3掌骨间，属于手厥阴心包经。搓这个穴位对心痛、癫狂、呕吐、热病等具有一定疗效。

在具体进行操作时，人要正坐在椅子上，上体自然靠住椅背，将双手掌心相贴置于胸前，指尖朝上。

具体动作如下：

1. 将左手腕背伸，右手掌由下向上搓劳宫穴，同时双腿伸直抬起。

2. 右手掌由上向下，还原成为预备姿势。

3. 接下来再进行同动作1、2相同、方向相反的动作，共做4个八拍，动作结束后还原成正坐。

在搓动穴位的时候一定要用力，这样才能够更好地发挥作用，以掌心发热为佳。

二、按压后溪穴

后溪穴位于握拳时第5掌指关节后尺侧、横纹头赤白肉际处，属于手太阳小肠经。对这个穴位进行按压能够治疗目疾、头项强痛、耳聋、咽痛、腰痛和齿痛等症。

具体操作时人要在椅子上正坐，上体自然靠到椅背上，双手虎口相对，用右手将左手背握住，示指或中指指尖按压在左手的后溪穴上，置于

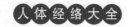

胸腹前，掌心朝内。

具体动作如下：

1. 将手掌外翻，同时向前推至最大限度，通过示指或中指指尖施力，对后溪穴进行按压，同时头最大限度向后仰。

2. 手掌向内翻收回至胸腹前，将示指或者中指指尖放松，按压到后溪穴上，同时头最大限度向前屈。

3. 接下来进行再进行同动作1、2相同的动作，先做2个八拍（二八拍的第八拍还原成预备姿势），再换成左手，对右手的后溪穴进行2个八拍的按压，共做4个八拍，动作结束后还原成正坐。

在使用示指或者是中指对穴位进行按压的时候，应该向第5掌骨的方向进行按压，并以穴位处出现酸、麻、胀、痛感为宜。

三、按揉内、外关穴

内关穴位于腕横纹上2寸、两筋之间，属于手厥阴心包经。外关穴位于腕背横纹上2寸、尺桡骨之间，属于手少阳三焦经。对这两个穴位进行按揉，能够治疗心脏病，热病，胃病，头、臂痛等症。

进行操作之前，人要正坐在椅子上，上体自然后靠椅背，右手拇指、中指分别扶在左手臂的内、外关穴上，并将双手贴于胸腹前。

具体动作如下：

1. 头向左侧屈，同时使用拇指、中指尖用力按揉内、外关穴。

2. 将头还原，同时令拇指、中指放松，将其扶在内、外关穴上，并还原成预备姿势。

3. 重复进行动作1、2，头向右侧屈，先做2个八拍，再换左手按揉右侧的内、外关穴，做2个八拍，总共4个八拍，动作结束后还原成正坐。

在用拇指、中指对内、外关穴进行按揉的时候，以穴位出现酸、麻、胀、痛感为佳。

四、按揉神门穴

神门穴位于腕横纹尺侧端、尺侧腕屈肌腱的桡侧凹陷中，属于手少阴心经。

这个穴位主治神经系统疾病，平时可多对其进行按揉。

正坐在椅子上，上体向后靠在椅背上，右手握住左手的手腕，用拇指的指腹对神门穴进行按揉，并掌心朝内，置于胸腹前面。

具体动作如下：

1. 将两臂向前推出，同时用拇指按揉神门穴，其余四指向内掰腕。

2. 两臂上提经头部向后振臂至最大限度。

3. 还原成动作1。

4. 还原成预备姿势。

做完2个八拍之后，再换左手对右手的神门穴进行推按，做2个八拍，总共做4个八拍，动作结束后还原成正坐姿势。

在点按穴位的时候注意要准确。

五、拍打曲泽穴、肩外穴、肩中俞穴

曲泽穴位于肘窝正中处，属于手厥阴心包经。

肩外俞穴位于第一胸椎棘突下旁开3寸处，属于手太阳小肠经。

肩中俞穴位于大椎穴（大椎穴位于第7颈椎棘突下）旁开2寸处，属于手太阳小肠经。

敲击这3个穴位可以治疗心悸、烦热以及颈、肩、肘、臂疼痛等症。

端坐在椅子上，上体自然靠向椅背，两手放在两侧的大腿上面，掌心朝上。

具体动作如下：

1. 用右手拍打左侧的曲泽穴。

2. 用右手拍打左侧的肩外俞穴、肩中俞穴。

3. 还原为动作1。

4. 还原成预备姿势。

5. 接下来重复1～4的动作，但要使用左手拍打右侧的曲泽穴、肩外俞穴、肩中俞穴共做4个八拍，动作结束后还原成为正坐的姿势。

在拍打穴位的时候要注意，力量不宜过大，以自己感到舒适为佳。

六、叩击命门穴

命门穴位于第2腰椎棘突下面，属于督脉。

这个穴位可用来治疗腰痛以及男、女生殖系统、泌尿系统疾病。

正坐在椅子上，但是注意后背不要靠到椅子，两臂自然下垂于体侧，两手半握成拳，拳眼朝前。

具体动作如下：

1. 右臂向背后摆动，用拳眼叩击命门穴，击完立即还原。

2. 左臂向背后摆动，用拳眼叩击命门穴，击完立即还原。

3. 接下来再重复动作1、2，共做4个八拍。

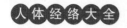

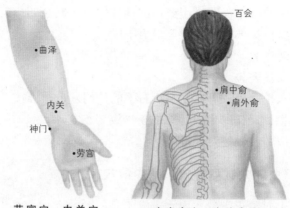

劳宫穴、内关穴、　　　肩中俞穴、肩外俞穴、
神门穴、曲泽穴　　　　百会穴

注意在叩击穴位的时候要准，力量也不宜过大。

七、按揉百会穴

百会穴位于后发际上7寸处，属于督脉。这个穴位可用来治疗头痛、目眩、耳鸣、高血压和失眠等症。

具体动作如下：

正坐在椅子上，上体自然后靠于椅背，将右手掌根按压在百会穴上，左手按压在右手手背上。双手在百会穴上顺时针按揉一周，先顺时针方向做2个八拍，再逆时针方向做2个八拍，动作结束后还原成正坐。

按揉的过程中要注意双手用力力度。

八、推摩头、面部

睛明穴位于目内眦旁0.1寸处，属于足太阳膀胱经。

攒竹穴位于眉头凹陷中的位置，属于足太阳膀胱经。

丝竹空穴位于眉梢处凹陷中，属于手少阳三焦经。

太阳穴位于眉梢与目外眦之间向后约1寸处凹陷中，属于经外奇穴。

耳门穴位于耳前缺口处，属于手少阳三焦经。

风池穴位于胸锁乳突肌与斜方肌之间，属于足少阳胆经。

这几个俞穴能够有效地防治眼病、耳病、头痛和消除大脑疲劳。

具体动作如下：

保持正坐姿势，上体自然后靠椅背或将肘部屈曲，肘尖扶在桌面上，再将两手中指的指腹扶在鼻翼两侧。1～4中指指腹由鼻翼两侧向上推摩至睛明穴、攒竹穴，再沿眉推至丝竹空穴，向外下推至太阳穴。

5～8在耳垂前换拇指指腹向上推至耳门穴，经耳后沿后发际推至风池穴直到拇指相对，共做4个八拍，动作结束后还原成正坐姿势。

在推摩穴位的时候，注意一定要选准穴位，手法要轻缓，速度要均匀，以自己感到舒适为宜。目要微闭。如果面部患有皮肤病或者是有外伤时，不要进行头、面部按摩。

养肝益肺操：疏肝理气，防治胸腹肝胆病

益肺养肝操共有6节。这套操共涉及手太阴肺经、手阳明大肠经、足厥阴肝经、足少阴胆经四条经脉上的7个俞穴，能够有效防治同胸、腹、肝、胆相关的疾病。肺经与大肠经相表里。肺居于胸中，开窍于鼻，主一身之气。肝居于胁，其经脉络胆，同胆为表里。肝藏血，主筋，开窍于目。经常练习这套益肺养肝操，对于口干、目黄、肩痛、缺盆内痛、咳喘等症均有比较好的疗效，能够起到疏肝理气、保健肝肺的作用。

一、点掐合谷穴

合谷穴位于手背第1、第2掌骨间，属于手阳明大肠经。这里介绍一种简便取合谷穴的方法：将一手的拇指横纹搭在另外一手拇指、示指之间的指蹼缘上，拇指尖下面便是合谷穴。

对这个穴位进行点掐，可以治疗头、咽喉，齿、腹疼痛，手腕无力等症。做这个动作需要保持直立的姿势。

具体动作如下：

1. 左脚向左侧跨出一步，与肩同宽。同时右手握住左手手背，掌心朝内，拇指按压在合谷穴上，掌心外翻由胸前向前推至最大限度，右手拇指用力点掐合谷穴。

2. 手掌内翻，收回至胸前，拇指放松放在合谷穴上面。

3. 接下来重复动作1、2，先做2个八拍，再换左手点掐右手的合谷穴，再做2个八拍，总共为4个八拍，动作结束后还原成直立。

在点掐穴位时要注意，拇指应该朝着第2掌骨方向点掐合谷穴，以局部出现酸、麻、胀、痛感为宜。

二、按压曲池穴

曲池穴位于屈肘时肘横纹头凹陷中的位置，属于手阳明大肠经。按压这个穴位可以治疗头、腹、肩、臂、喉痛和半身不遂等症。

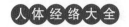

按压之前两腿直立分开与肩同宽，左臂自然下垂于体侧，右手握住左肘部，示指、中指扶在曲池穴上面。

具体动作如下：

1. 左臂前平举，掌心朝下。同时示指、中指向下点按曲池穴。

2. 手掌外翻，掌心朝上，同时臂外展约45°，示指、中指指尖向下对曲池穴进行按压。

3. 还原成动作1。

4. 还原为预备姿势。先用右手做2个八拍，再换左手按压右侧的曲池穴做2个八拍，共做4个八拍，动作结束后还原成直立。

示指和中指要始终用力压住曲池穴，以局部出现酸、麻、胀、痛感为好。

三、点按中府穴

中府穴位于体前正中线旁开6寸，平第一肋间隙处。属于手太阴肺经。这个穴位主治咳嗽、气喘、胸痛和肩背痛等症。

进行这个动作时要保持直立状态。

具体动作如下：

1. 左脚向左侧跨出一步，与肩同宽，同时两臂侧平举，掌心朝下。

2. 上体向左转，同时屈肘，四指并拢，拇指外展，两拇指指腹点按在两侧的中府穴上。

3. 还原成动作1。

4. 还原成预备姿势。

5. 下面动作同动作1～4，但是右脚要向右侧跨出一步，上体右转，共做4个八拍，动作结束后还原成直立。

在点按穴位的时候注意要准确，转体时两脚不能动，两腿要伸直。

四、擦摩期门、章门穴

期门穴位于乳头直下、第6肋间隙处，属于足厥阴肝经。章门穴位于第11肋端，即屈肘和腋肘尖部，属于足厥阴肝经。这个穴位主治腹胀、呕吐、胁下积聚等症。

摩期门、章门穴前保持直立状态，将两手掌扶在两侧的章门穴上。

具体动作如下：

1. 双脚提踵，同时两手掌由章门穴擦摩至期门穴。

2. 双脚跟落地，同时两手掌由期门穴擦摩回章门穴，共做4个八拍，动作结束后还原成直立状态。

　　双脚提踵时要注意吸气，脚跟落地时呼气，呼吸深度可以自我调整。擦摩时力量不宜过大。

五、拍打阳陵泉穴

　　阳陵泉穴位于腓骨小头前下方的凹陷处，属于足少阳胆经。这个穴位主治腰痛、小腹痛、口苦、呕吐和胁痛等症。

　　预备姿势为直立。

　　具体动作如下：

　　1. 左脚向前迈出一步，两臂侧平举，掌心朝下。

　　2. 右膝屈曲抬起，同时两臂经体侧下落，两手掌拍打阳陵泉穴和阴陵泉穴（阴陵泉穴位于小腿内侧、胫骨内侧髁后下方凹陷处，与阳陵泉穴相对应）。

　　3. 还原成动作1。

　　4. 还原成预备姿势。

　　5. 下面动作同动作1~4相同，但是为右脚向前出一步，左膝屈曲抬起。双手拍打左侧的阴陵泉穴和阳陵泉穴，共做4个八拍，动作结束后还原成直立状态。

　　在拍打穴位时注意用力要适度。

六、叩击风市穴

　　风市穴位于大腿外侧中间、腘横纹水平线上7寸的位置。属于足少阳胆经。简便取风市穴的方法为：直立，手贴于腿外侧，中指尖下即是该穴。这个穴位主治腰腿痛、下肢痿痹和脚气。同时风市穴还是治疗风痹症的要穴。

　　叩击风市穴之前要保持直立，两臂自然下垂于体侧，两手半握成拳，拳眼朝前。

　　具体动作如下：

　　1. 左脚垫步，同时右腿屈膝左前平举，右拳叩击右侧大腿的风市穴，叩击的过程中要注意拳眼朝前，上体稍微向右侧屈，左臂自然后摆。

　　2. 还原成预备姿势。

　　3. 下面动作和动作1、2相同，但左腿屈膝右前平举，左拳叩击右侧大腿的风市穴，共做4个八拍，动作

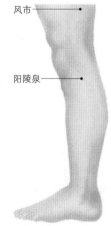

阳陵泉穴、风市穴

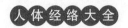

结束后还原成直立。

年龄大的人在进行这个动作的时候也可以不垫步。

调理脾胃腰肾操：脾胃健康，益寿延年

调脾胃壮腰肾操共有6节，它直接涉及了足太阴脾经、足阳明胃经、足太阳膀胱经、足少阴肾经、任脉五条经脉上的十几个俞穴。脾与胃共居腹中，互为表里，具有受纳、腐熟、消化以及吸收的功能，为气血化生之源，也就是人的后天之本。肾则位于腰部，与膀胱相表里，主水、藏精、主骨、生髓，为人的先天之本。任脉为阴之海。将脾、胃、肾的功能调整好了，益寿延年的根本便得到了巩固。经常坚持做调脾胃壮腰肾操，便能够促进脾胃和泌尿生殖系统的功能，减少胃病肾病的发生。这套操对于慢性胃病、肾病和腰痛等症均具有明显的疗效和保健作用，练完这套操后会令人感到周身舒适，同时肠蠕动和打嗝排气次数都会明显增加。

一、叩击缺盆、俞府穴

缺盆穴位于锁骨窝中央、前正中线旁开4寸处，属于足阳明胃经。俞府穴位于锁骨下缘、前正中线旁开2寸处，属于足少阴肾经。这两个穴位可以用来治疗咳喘、咽喉肿痛、胸痛、瘰疬、呕吐和不思饮食等症。

叩击这两个穴位需要直立的姿势。

具体动作如下：

1. 左脚向左侧跨出一步，与肩同宽，同时两臂侧平举（掌心朝上）。

2. 两臂屈曲，用两手的示指、中指和环指指尖叩击两侧缺盆穴。

3. 用两手的示指、中指和环指尖叩击两侧的俞府穴。

4. 还原成预备姿势。

5. 下面动作和动作1~4相同，但是换为右脚向右侧跨出一步，共做4个八拍，动作结束后还原成直立。

在叩打穴位的时候注意尽量将手腕放松，用力不宜过大。

二、拍打大包、血海穴

大包穴位于腋窝横纹头凹陷中的位置，属于足太阴脾经。血海穴位于髌骨内上方2寸处，属于足太阴脾经。这两个穴位主治：胸胁痛、全身痛、气喘、血虚、四肢无力和男女生殖系统疾病等病症。

拍打这两个穴位的预备姿势为直立。

具体动作如下：

1. 左脚向左前方出一步，重心移至左腿，右腿脚尖着地，同时左臂伸直斜上举（掌心朝前），右手掌拍打左侧的大包穴。

2. 向左前方提右膝，同时左臂下落，左手掌拍打右腿的血海穴，右臂自然后摆。

3. 还原成动作1。

4. 还原成预备姿势。

5. 下面动作同动作1～4相同，但是换成右脚向右前方出一步，左手拍打右侧的大包穴，共做4个八拍，动作结束后还原成直立。

注意在拍打大包穴时力量不宜过大。

三、拍打阴市、梁丘穴

阴市穴位于髌骨外上缘上3寸处，属于足阳明胃经。梁丘穴位于髌骨外上缘上2寸处，属于足阳明胃经。这两个穴位主治膝冷、腹胀、水肿和疝气等症。

拍打阴市、梁丘穴的预备姿势为直立。

具体动作如下：

1. 左脚向左前方出一步，成左弓步，同时左臂前斜上举（掌心朝下），右臂后斜下（掌心朝下）伸。

2. 上体前屈，右膝稍屈，左膝伸直，同时左臂下落，左手掌拍打左膝上方的阴市穴、梁丘穴，右臂自然上摆。

3. 还原成动作1。

4. 还原成预备姿势。

5. 下面动作和动作1～4相同。但是换为右脚向右前方出一步，右手拍打右膝上方的阴市穴、梁丘穴，共做4个八拍，动作结束后还原成直立状态。

注意在弓步时要做到臂伸直，腰挺直。

四、拍打足三里、阴陵泉穴

足三里穴位于外膝眼下3寸处，属于足阳明胃经。阴陵泉穴位于胫骨内侧髁下缘凹陷中的位置，属于足太阴脾经。这两个穴位主治消化系统、泌尿系统的疾病以及热病等。足三里穴是保健治病的要穴。

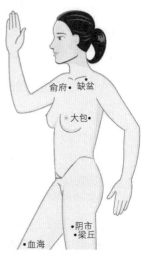

缺盆穴、俞府穴、大包穴、血海穴、阴市穴、梁丘穴

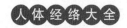

预备姿势为直立。

具体动作如下：

1. 左脚向左前方迈出一步，成左弓步，同时两臂上举，掌心相对。

2. 上体前屈，右膝稍屈，左膝伸直，两臂同时从体侧下落，双手掌拍打左腿的足三里穴和阴陵泉穴。

3. 还原成动作1。

4. 还原成预备姿势。

5. 下面动作同动作1~4，但换成右脚向右前方跨出一步，成右弓步，双手拍打右腿的足三里穴和阴陵泉穴，共做4个八拍，动作结束后还原成直立。

在拍打这两个穴位时，注意穴位要找准，用力要适度。

五、揉摩上、中、下脘穴

上脘穴位于脐上5寸处，属于任脉。中脘穴位于脐上4寸处，属于任脉。下脘穴位于脐上2寸处，属于任脉。上述穴位均治胃痛、腹呕吐、泄泻、脾胃虚弱、饮食不化等症。

在揉摩这三个穴位之前，要先做好预备姿势，分腿直立，右手掌扶在上、中、下脘穴上，双手重叠（左手掌扶在右手背上）。

具体动作如下：

双手在上、中、下脘穴上做顺时针揉摩一周。先顺时针方向做2个八拍，再逆时针方向做2个八拍，共做4个八拍，动作结束后还原成直立。

注意揉摩穴位时动作要轻并且缓慢，不要过分用力，以自己感到舒适为度；在饥饿或者是过饱时不宜操练。

六、拍打腹腰部穴

阴交穴位于脐下1寸处，属于任脉。

气海穴位于脐下1.5寸处，属于任脉。

石门穴位于脐下2寸处，属于任脉。

关元穴位于脐下3寸处，属于任脉。

肾俞穴位于第2腰椎棘突下旁开1.5寸处，属于足太阳膀胱经。

气海俞穴位于第3腰椎棘突下旁开1.5寸处，属于足太阳膀胱经。

大肠俞穴位于第4腰椎棘突下旁开1.5寸处，属于足太阳膀胱经。

关元俞穴位于第5腰椎棘突下旁开1.5寸处，属于足太阳膀胱经。

以上这几个穴位均可用来治疗男、女生殖系统及泌尿系统疾病和腰痛、腹胀等症。

预备姿势为分腿直立，与肩同宽。

具体动作如下：

1. 右手掌拍打脐下的阴交穴、气海穴、石门穴和关元穴，同时左手背拍打腰背部的肾俞穴、气海俞穴、大肠俞穴和关元俞穴。

2. 左手掌拍打脐下的阴交穴、气海穴、石门穴和关元穴，同时右手背拍打腰背部的肾俞穴、气海俞穴、大肠俞穴和关元俞穴。

3. 动作和动作 1～2 相同，共做 4 个八拍，动作结束后还原成直立。

注意在拍打这些穴位的时候全身要尽量放松，力量不宜过大，以自己感到舒适为宜；拍打过后往往会出现肠鸣和排气的现象，均属于正常反应。

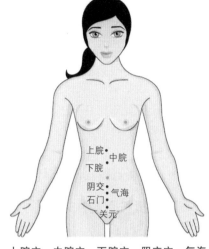

上脘穴、中脘穴、下脘穴、阴交穴、气海穴、石门穴、关元穴

健脑益智操第 1 部

健脑益智操第 1 部共包括 4 节，全部做完大约共需要 2 分钟。这套健脑益智操需要将点按、推摩等手法同体操动作相结合，作用于身体上面 6 条经脉的 9 个俞穴上面，可以调整心血管系统以及神经系统的功能，可以解除由于课堂紧张而造成的心烦、头晕和视物不清等症状，同时还可以提高大脑的记忆力、快速消解大脑和眼肌的疲劳，有助于提高学生的学习成绩、增强其体质。

一、对拿双关（内、外关）穴

内关穴属于手厥阴心包经，它位于腕横纹上 2 寸、掌长肌腱与桡侧腕屈肌腱之间。外关穴属于手少阳三焦经，它位于腕背横纹上 2 寸，桡骨与尺骨之间。

以上这两个俞穴可以治心、肝、肺、胃、神经系统疾病和头痛、耳鸣、耳聋、目赤肿、肩背痛等症。

进行这套动作的时候要注意保持正坐的姿势，上体自然靠在椅背上，右手拇指、中指分别扶在左侧的内、外关穴上，置于胸腹前。

具体动作如下：

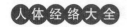

1. 将头部向左侧歪至最大限度，同时右手拇指、中指指尖用力对拿左侧内、外关穴。

2. 将头部还原，拇指、中指放松，还原成预备姿势。

3. 将头部向右侧歪至最大限度，拇指、中指指尖对拿左侧的内、外关穴。

4. 与上面动作相同，共进行2个八拍，再换左手对拿右侧的内关、外关穴。再进行2个八拍，共进行4个八拍，动作结束后还原成为正坐的姿势。

注意，在点按穴位的时候，要以局部出现酸、麻、胀、痛感为宜。

二、揉按百会穴

百会穴属于督脉，它位于头顶正中线上、后发际上7寸处。或两耳尖连线与头部中线的交点处。这个穴位可以用来主治头痛、耳鸣、眩晕、鼻塞、健忘以及失眠等症。

做这套动作的时候要保持正坐，上体自然后靠到椅背上面，右手掌根部按压在百会穴上面，左手掌扶在右手背上面。

具体动作如下：

1. 用双手掌在百会穴上面做顺时针方向揉按，揉按一周。

2. 下面动作同动作1，共做2个八拍。然后再做逆时针方向揉按一周的2个八拍，共做4个八拍，动作结束后还原成正坐姿势。

要注意，在揉按穴位的时候力量要适度。

三、点搓劳宫穴

劳宫穴属于手厥阴心包经，位于手掌心的横纹中，第2、第3掌骨之间，屈指握拳的时候，中指尖下即是本穴。这个穴位可以用来清心热、泻肝火，治疗中风、心痛、食不下、口舌生疮等症。

进行这套动作的时候要保持正坐的姿势，上体自然后靠到椅背上面，双手掌心相贴，五指并拢，指尖朝上，置于胸腹前。

具体动作如下：

1. 左手掌背伸，右手掌由下向上用力搓动。

2. 右手掌由上向下对劳宫穴进行搓揉。

3. 下面动作同1～2，共做2个八拍。接下来再将两手的虎口相对，右手握住左手，用拇指尖点按左侧的劳宫穴，动作1拇指尖在左手劳宫穴上旋转一周，做1个八拍，再换左手点按右手的劳宫穴，再做1个八拍，共做4个八拍，动作结束后还原成正坐姿势。

　　注意点按穴位的时候要准，以局部出现酸、麻、胀、痛感为佳；双手搓动要用力，达到掌心发热为好。

四、推摩头面部

　　睛明穴属于足太阳膀胱经，位于目内眦外上方0.1寸处的凹陷当中。

　　攒竹穴属于足太阳膀胱经，位于眉头的凹陷当中。

　　丝竹空穴属于手少阳三焦经，位于眉毛外端的凹陷处。

　　耳门穴属于手少阳三焦经，位于耳前缺口处。

　　风池穴属于足少阳胆经，位于颈后的胸锁乳突肌与斜方肌之间，平风府穴（风府穴位于后发际正中直上1寸处）。

　　以上这几个俞穴均有防治眼病、耳病、头痛、肩背痛、牙痛、鼻塞和消除大脑疲劳、提高记忆力的功效。

　　做这套动作的时候要保持正坐，上身自然后靠到椅背面上，或者是将肘部自然屈曲扶在桌子上，两手四指并拢，拇指外展，中指或示指指腹扶在睛明穴上面。

　　具体动作如下：

　　1~4：用中指或者是示指的指腹由睛明穴向上推至攒竹穴，再沿眉推至丝竹空穴，向外下推至太阳穴直到耳门穴。

　　5~8：在耳垂前面换拇指向上，一直推至耳门穴，经耳后沿后发际推至风池穴，直推至拇指相对，共做4个八拍，动作结束后浴面，再做2个八拍还原成正坐的姿势。

　　要注意，在推摩穴位的时候，力量不宜过大，要以局部感觉到舒适为好。在进行这套动作之前要将指甲剪短，以免伤及面部皮肤。

　　有一点需要说明：这套动作适合用脑比较多的人使用；做操的时候要

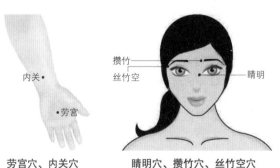

劳宫穴、内关穴　　　　　睛明穴、攒竹穴、丝竹空穴

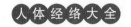

微微闭目，注意力一定要集中，细心去体会动作的感觉。

至此健脑益智操第一部就算介绍完毕了。有关于这套操还有一个歌诀如下：

　　　大家一定要记好，内、外关穴腕上找，

　　　百会穴在头顶中，点按劳官不能少，

　　　推摩面部手要轻，它能提神又健脑。

健脑益智操第 2 部

健脑益智操第 2 部共包括 5 节，大约 2 分钟可以做完。这套动作将拍打、点推等手法和身体动作结合起来，作用在人身体当中 5 条经脉的 7 个俞穴上面。适合平时用脑过多及以同一种姿势保持时间过久的人使用。这套动作的具体作用同第一套健脑益智操相同。

一、点按后溪穴

后溪穴属于手太阳小肠经，位于第 5 掌指关节后缘尺侧、掌指关节后横纹头赤白肉际处。这个穴位可以用来治疗头项强痛、手指以及肘臂挛痛、热病、耳聋、目赤等症。

在进行这套动作的时候要注意保持正坐姿势，上体自然后靠到椅背上面，双手虎口相对，右手握住左手手背，右手示指或者是中指指尖点按在左手的后溪穴上面（掌心朝内），置于胸腹前面。

具体动作如下：

1. 手掌外翻，并同时向前推至最大限度，示指或者是中指的指尖用力对后溪穴进行按压，同时头向后屈（仰）至最大限度。

2. 手掌由外向内翻，同时将其收回至胸腹前，示指或者是中指的指尖放松，点按在后溪穴上，同时将头向前屈（低）至最大限度。

3. 下面动作同动作 1 ~ 2，先进行 2 个八拍，然后再换左手对右手的后溪穴进行点按，再进行 2 个八拍，总共进行 4 个八拍，动作结束后还原成正坐的姿势。

　　注意在点按穴位的时候一定要准确，要向第 5 掌骨方向按压穴位，以局部出现酸、麻、胀、痛感为好。

二、拍打曲泽、肩中俞、肩外俞穴

曲泽穴属于手厥阴心包经，位于肘窝的正中部位。

肩中俞穴属于手太阳小肠经，位于第 7 颈椎棘突下、大椎穴旁开 2 寸处（大椎穴位于第7颈椎棘突下）。

肩外俞穴属于手太阳小肠经，位于第1胸椎棘突下、陶道穴旁开3寸处（陶道穴位于第1胸椎棘突下）。

以上这几个穴均可以用来治疗心悸、烦热、目视不明及颈、肩、肘、臂疼痛等症。

将身体后靠在椅背上，两手掌心朝上，放在两侧的大腿上面。

具体动作如下：

1. 用右手对左臂的曲泽穴进行拍打。

2. 用右手对左肩背的肩中俞穴、肩外俞穴进行拍打。

3. 还原成动作1。

4. 还原成预备姿势。

5. 下面动作同动作1~4。不过要用左手拍打右侧的曲泽穴、肩中俞穴、肩外俞穴，再进行2个八拍，总共进行4个八拍，等到动作结束之后还原成为正坐姿势。注意拍打穴位的力量不宜过大。

三、点按神门穴

神门穴属于手少阴心经，位于腕横纹（掌侧）尺侧端、尺侧腕屈肌腱的凹陷中。这个穴位主治心痛、心烦、健忘、失眠、痴呆以及掌心发热等症。

进行这个动作要保持正坐姿势，上体自然向后靠在椅背上面，右手握住左手手腕，用拇指的指腹点按在神门穴上（掌心朝内），并将其置于胸腹前。

具体动作如下：

1. 将两臂向前推，推至最大限度，同时拇指向前对神门穴进行推按，其余四指向内侧掰腕。

2. 两臂上提经过头部向后振臂直至最大限度。

3. 还原成动作1。

4. 还原成预备姿势。先进行2个八拍，再换左手对右手的神门穴进行推按，再进行2个八拍，总共进行4个八拍，等动作结束后还原成为正坐。

注意在推按穴位的时候，以局部出现酸、麻、胀、痛的感觉为佳。

四、叩打命门穴

命门穴属于督脉的，位于第2腰椎的棘突下方。这个穴位可以用来治

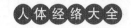

疗腰痛，生殖系统以及泌尿系统等部位的疾病。

取正坐的姿势，后背不要靠在椅背上面。两臂自然垂于体侧，两手半握成拳，拳眼朝前。

具体动作如下：

1. 右臂向背后摆动，用拳眼或者是手背对命门穴进行叩打，叩打完毕后立即还原。

2. 左臂向背后摆动，用拳眼或者是手背对命门穴进行叩打，叩打完毕后立即还原。

3. 下面动作同动作1～2相同，总共进行4个八拍，动作结束后还原成为正坐的姿势。

有一点注意事项，那就是在叩打穴位的时候力量要保持适度。

五、点印堂穴、浴面

印堂穴是经外奇穴，位于两眉头连线的中点、对准鼻尖的地方。这个穴位可以用来治疗头痛、头晕、鼻衄、目赤肿痛以及三叉神经痛等病症。

进行这套动作要保持正坐的姿势，上体自然后靠到椅背上，或者是屈肘扶在桌子上面，右手半握成拳，用屈曲的拇指背面的指间关节或者是示指尖顶按在印堂穴上面。

具体动作如下：

1. 用拇指背面的指间关节或者是示指尖对印堂穴进行上下推按。

2. 还原成预备姿势。

3. 下面动作同动作1～2，进行2个八拍，后2个八拍做浴面的动作，总共进行4个八拍，动作结束后还原成为正坐的姿势。

注意在操练的时候要将指甲剪短，以免伤及面部的皮肤。

第2套健脑益智操适合用脑过多、同一姿势保持时间过长的人使用。在操练的时候一定要保持注意力集中，细心去体会动作的感觉，眼睛要保持微闭。

这第2套操同样也有歌诀，如下：

大家一定要记好，后溪穴要握拳找，

拍打曲肩力适中，神门穴要找好，

命门保健很重要，大家一定要记牢。

益智强心操：调节神经智商高

益智强心操总共有6节，需要3～5分钟做完。这套操直接涉及身体上

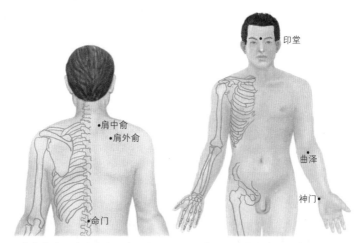

肩中俞穴、肩外俞穴、命门穴　　　　曲泽穴、神门穴、印堂穴

4条经脉上的8个俞穴。练习这套操可以有效调节人的神经系统、心血管系统的功能，同时还可以提高中枢神经系统以及内脏器官的功能，从而达到益智强心、增进身体健康的作用。

一、点按劳宫穴

劳宫穴属于手厥阴心包经，位于手掌心，第2、第3掌骨之间偏于第3掌骨，屈掌握拳时中指的指尖处。

劳宫穴可以防治中风、心痛、小儿惊厥、饮食不下、口舌生疮以及口臭等症。主治特点是清心热、泻肝火。

在进行这套动作之前要保持直立的姿势，两臂自然下垂于体侧。

具体动作如下：

1. 1～2拍，两手交叉在胸前，虎口相对，右手握住左手手背、四指并拢、用拇指的指尖对左手劳宫穴进行点按。

2. 3～4拍，左手将右手背握住、四指并拢、用拇指指尖点按右手劳宫穴。

3. 5～8拍，双臂向正前方伸直，双手动作同动作1、2。

4. 2～4拍，左脚向左跨一步，与肩同宽，双臂上举，双手在头顶上方交叉握住，动作同动作1、2。

5. 5～8拍，双手在头顶上方互击1次之后，双臂由体侧放下，还原成为预备姿势。

6. 3～8拍和4～8拍，各重复动作1～5一遍。

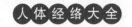

二、点按内关、外关穴

内关穴属于手厥阴心包经。这个穴位位于前臂掌侧，当曲泽与大陵的连线上面、腕横纹上2寸、掌长肌腱与桡侧屈肌腱之间。

外关穴属于手少阳三焦经。这个穴位位于前臂背侧，阳池与肘尖的连线上面、腕背横纹上2寸、尺骨与桡骨之间的位置。

内、外关穴可以用来防治心血管系统、神经系统以及肝、肺、胃等处的疾患。

进行这套动作之前要保持直立的预备姿势，两臂自然下垂于体侧。

具体动作如下：

1. 1~4拍，左臂向正前方伸直，右手拇指与中指的指尖用力对左腕上的内、外关穴进行点按；同时右腿后撤、用脚尖点地，双膝逐渐屈曲下蹲。

2. 5~8拍，右臂向正前方伸直，左手拇指与中指的指尖用力对右腕上的内、外关穴进行点按。

3. 2~8拍，重复一遍动作1~2。

4. 3~4拍，同动作2，同时身体向上，逐渐立起。

5. 5~8拍，将右腿收回，同时收回两臂，成预备姿势。

6. 4~8拍，用双手在胸前依次对内、外关穴进行点按。7~8拍还原成为预备姿势。

三、叩打神门穴

神门穴属于手少阴心经。这个穴位位于腕横纹（掌侧）尺侧端、尺侧腕屈肌腱的凹陷中。

神门穴可以用来防治心痛、心烦、健忘失眠、痴呆、目黄、掌中热以及咽干等症。

进行这套动作之前，一定要保持直立的姿势，两臂自然下垂于体侧。

具体动作如下：

1. 1~2拍，将两臂伸直，双手在体前下方互相对神门穴进行叩打。

2. 3~4拍，左腿向左迈步，上体向左转动，同时将两臂伸直，双手互相叩打神门穴。

3. 5~6拍，同动作1。

4. 7~8拍，还原成为预备姿势。

5. 2~8拍，3~8拍，4~8拍，均同以上动作。等到第4个八拍结束的时候，踏点步原地自转一周，还原成为预备的姿势。

四、点按后溪穴

后溪穴属于手太阳小肠经。位于第五掌指关、一节后缘尺侧、掌横纹头赤白肉际处。可握拳取穴。

后溪穴可以用来防治耳聋、腰痛、肋间神经痛、盗汗以及落枕等。

在进行套动作之前要采取直立的预备姿势，两臂自然下垂于体侧。

具体动作如下：

1. 1～2拍，两手虎口相对，右手握住左手背，示指或中指指尖点按在左手的后溪穴上，双手掌心向内置于胸前；右脚向右横跨一步。

2. 3～4拍，左腿后撤，左脚尖向右后方点地；同时双手心外翻向左前方推出至最大限度。头部不动，双眼注视前方。

3. 5～6拍，具体动作同动作1，左手将右手握住。

4. 7～8拍，具体动作同动作2，但是方向相反。

5. 2～2拍，具体动作同动作1。

6. 3～4拍，上体前屈90°，同时掌心外翻，两臂向前推至最大限度，抬头目视前方。

7. 5～6拍，左手将右手握住。7～8拍的时候还原。

8. 4～8拍，重复动作1、4。

五、点按曲泽穴

曲泽穴属于手厥阴心包经。这个穴位位于肘横纹中，肱二头肌腱的尺侧缘处。

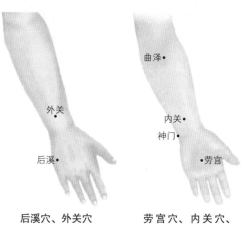

后溪穴、外关穴　　　　劳宫穴、内关穴、
　　　　　　　　　　　神门穴、曲泽穴

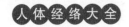

曲泽穴可以用来防治心痛、心悸、急性胃肠炎、中暑以及肘臂痛等症。

进行这套动作之前，要采取直立的预备姿势，两臂自然下垂于体侧。

具体动作如下：

1.1~2拍，两臂前平举，手心向下；同时左脚向左迈一步。

2.3~4拍，双脚提踵向左转45°。5~6拍，右手对左臂的曲泽穴进行点按。

3.7拍，将左臂弯曲，手指尖向上。8拍，左臂向前伸直，手心向外同时松开右手，还原成为预备的姿势。2~8拍动作同上方向相反。3~8拍、4~8拍重复上述的动作。

六、拍打肩中俞、肩外俞穴

肩中俞穴属于手太阳小肠经。这个穴位位于背部，当第7颈椎棘突下方，旁开2寸的地方。

肩外俞穴属于手太阳小肠经。位于肩部，当第1胸椎棘突下方，旁开3寸的地方。

肩中俞穴、肩外俞穴可以防治肩背酸痛、心悸、气喘咳嗽、落枕以及目视不明等症。

进行这套动作之前要保持直立的预备姿势，两臂自然下垂于体侧。

具体动作如下：

1.1~2拍，左脚向前迈一步，脚跟着地，右腿自然弯曲；同时右手对左肩的肩中俞穴、肩外俞穴进行拍打。3~4拍还原。

2.5~8拍，右脚向前迈一步，用脚跟着地，左腿自然弯曲；同时左手对右肩的肩中俞穴、肩外俞穴进行拍打。7~8拍还原。

3.2~8拍，两脚轮换向后踢腿，两手交叉依次对左右肩上的肩中俞穴、肩外俞穴进行拍打。

4.3~8拍，具体动作同动作1、2。

5.4~8拍，具体动作同动作3。

这套操也有一首歌诀，如下：

大家一定要切记，劳宫穴在手心里，

健身醒脑取神门，后溪穴位莫忘记，

曲泽屈肘横纹中，肩中、外俞不能丢，

大家学做经络操，益智强心最重要。

益肺通络操：健肺理气防咳嗽

益肺通络操总共有4节，将其做完共需要3~5分钟。这套操直接涉及身体上7条经脉的十几个俞穴，具有健肺、理气血、调中气、防咳嗽以及健心胃等作用。

一、按捏合谷穴

合谷穴属于手阳明大肠经，位于手背上面，第1、第2掌骨之间，当第2掌骨桡侧的中点处。合谷穴可以防治感冒、头咽齿腹等各种疼痛以及手腕无力等症。

合谷穴具有两个简便的取穴方法：①将一手拇指指骨关节横纹放到另外一只手拇指和示指之间的指蹼缘上面，拇指尖下便是合谷穴。②将拇指和示指两个手指并拢，肌肉的最高点处便是合谷穴。

进行这套动作之前一定要保持直立的预备姿势，两臂自然下垂于体侧。具体动作如下：

1. 1~2拍，将两手交叉放在胸前，虎口相对，手背向外，右手将左手背握住，用拇指在左手的合谷穴上进行按捏。

2. 3~4拍的时候换手，用左手握住右手背，拇指在右手的合谷穴上面进行按捏。

3. 5~8拍的时候，双臂向正前方伸直，双手进行同动作1、2相同的动作。

4. 2~4拍的时候，将双臂上举，双手在头顶上方交叉握住，双手进行同动作1、2相同的动作。

5. 5~8拍，双足提踵，将双手放开自然抖动手腕，双臂由体侧放下，还原成为预备姿势。

6. 将1~5步骤的动作重复2遍。

本节总共需要进行4个八拍。

二、拍打胸部诸穴

对胸部进行拍打可以涉及身体上的任脉、足少阴肾经、足太阴脾经、足阳明胃经四条经脉上的十几个俞穴。对胸部进行拍打有助于呼吸系统、消化系统和循环系统的健康。

在进行这套动作之前要保持直立的预备姿势，两臂自然下垂于体侧。具体动作如下：

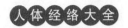

1. 1～4拍，用右手掌对左侧胸部进行拍打，同时双膝微屈，头向左摆。

2. 5～8拍的时候，用左手掌对左侧胸部进行拍打，同时双膝微屈，头向右摆。

3. 2～8拍，小碎步转体，同时用右手左手依次拍胸。

4. 3～8拍，具体动作同动作1、2。

5. 4～8拍，具体动作同动作3。

6. 5～8拍，具体动作同动作1、2。

7. 6～8拍，具体动作同动作3。

8. 7～8拍，具体动作1、2，并还原成为预备的姿势。

三、叩打中府穴

中府穴属于手太阴肺经。位于胸前壁的外上方、锁骨外端下方，云门下1寸，平第1肋间隙，距离前正中线6寸的地方。中府穴是肺之募穴，为肺气汇集的地方，具有调理肺气的功能。可以用来防治气喘、咳嗽以及肺结核等病症。

取直立的预备姿势，将两臂自然下垂于体侧。

具体动作如下：

1. 1～2拍，左脚向左跨出一步，保持与肩同宽，将左臂伸直，同时右手四指微屈叩打左侧中府穴。

2. 3～4拍，动作同1～2拍，但是方向相反。

3. 5～6拍，上体向左转90°，两手依次对双侧的中府穴进行叩打。

4. 7～8拍，还原成为预备的姿势。

5. 2～8拍，具体动作与动作1、2、3、4相同，但是方向却是相反的。

6. 3～2拍，左脚尖点地，两臂向身体右斜前方伸出。

7. 3～4拍，将左脚收回，膝左微屈，脚尖点地；同时用右手对左侧的中府穴进行叩打，将左臂侧平举，头目视右方。

8. 5～6拍，重复和动作6相同的动作。

9. 7～8拍，还原成为预备的姿势。

10. 4～8拍，动作同动作6、7、8、9的方向相反。

四、拍打曲池穴

曲池穴属于手阳明大肠经，位于肘横纹的外侧端，屈肘，在肘横纹桡侧端凹陷中。曲池穴是手阳明大肠经上的合穴。合即为汇合的意思。它的治疗特点是清热通络，可以用来防治上肢关节痛、高血压、高热、麻疹以及咽喉肿痛等症。

保持直立的预备姿势，两臂自然下垂于体侧。

具体动作如下：

1. 1～2拍，右手对左臂的曲池穴进行拍打。

2. 3～4拍，左手对右臂的曲池穴进行拍打。

3. 5～8拍，左右手依次对左右臂上的曲池穴进行拍打。

4. 2～8拍，具体动作同动作1、2、3。

5. 3～2拍，右手对左臂的曲池穴进行拍打，同时右脚踏跳吸左脚。

6. 3～4拍，左手对右臂的曲池穴进行拍打，同时左脚踏跳吸右脚。

7. 5～8拍，两手腕在体侧自然进行摆动，并以小碎步将身体转向左侧。

8. 4～8拍，5～8拍，6～8拍，具体动作同动作5、6、7。

9. 7～4拍，将左臂伸向正前方，右手示指与中指同时按捏在左臂的曲池穴上面，并以小碎步将身体转向右侧。

10. 5～6拍，双膝微屈，头向左摆一次。

11. 7～8拍，小碎步将身体转回至原位。

12. 8～8拍，动作同动作9、10、11，但是方向相反。

这套益肺通络操的歌诀如下：

大家一定要注意，中府健肺莫忘记，

曲池屈肘纹头处，拇、示指间合谷取，

拍打胸部要记牢，益肺通络健身好。

益脾助胃操：调整阴阳利脾胃

益脾助胃操总共有5节，全部做完共需要3～5分钟。这套动作直接涉及身体上的任脉、足阳明胃经、足少阴肾经、足厥阴肝经以及足太阳脾经五条经脉上总共十几个俞穴，具有健脾胃、利肝肾的作用，能够起到调整阴阳平衡的作用，有助于身体健康。

一、叩打缺盆穴

缺盆穴属于足阳明胃经，这个穴位位于锁骨上窝中央，距离前正中线4寸的地方。缺盆穴可以用来防治咳嗽、气喘、颈淋巴结核、咽喉肿痛以及肋间神经痛等症。

进行这套动作之前要采取正坐的预备姿势，上体自然靠在椅背上，两手掌心朝下放在两侧的大腿上面。

具体动作如下：

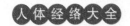

1. 1~2拍，将头低下去，两臂同弯，带动两手指尖对两侧的缺盆穴进行点扣。注意手腕要放松，点扣的力量要适度。3~4拍的时候要抬头，将两臂打开。5~8拍的时候，将1~4拍的动作重复一遍。

2. 2~2拍，上身向左转体，同时两臂侧举回弯，带动两手指尖对两侧的缺盆穴进行点扣。3~4拍，上身向右转体，同时两臂侧举回弯，带动两手指尖对两侧的缺盆穴进行点扣。5~8拍，重复1~4拍的动作。

3. 3~8拍的时候，动作同1。

4. 4~8拍的时候，动作同2。

二、拍打阴市、梁丘穴

阴市穴属于足阳明胃经。这个穴位位于大腿的前面，当髂前上棘与髌骨外侧端的连线上，髌骨上3寸的地方。

梁丘穴属于足阳明胃经，位于大腿的前面，当髂前上棘与髌骨外侧端的连线上，髌骨上2寸凹陷的地方。

以上穴位可以用来治疗胃炎、胃痛、腹泻、膝关节以及其周围软组织疾患等症。

取正坐的预备姿势，上体自然靠在椅背上面，两脚并拢，两手掌心朝下放在两侧的大腿上。

具体动作如下：

1. 1~4拍，两手对两腿的阴市穴和梁丘穴进行拍打，1拍1次。5~8拍，左右手轮流对两腿的阴市穴和梁丘穴进行拍打，同时用两脚的脚尖交替点地，身体逐渐转向左侧。

2. 2~4拍的时候，用两手对两腿的阴市穴和梁丘穴进行拍打，一拍一次。5~8拍的时候，用左右手轮流对两腿的阴市穴和梁丘穴进行拍打，同时两脚脚尖交替点地，身体逐渐转回原位。

3. 3~8拍和4~8拍的时候，各自重复动作1、2各1遍，但是转体的方向却要相反。

三、拍打足三里穴

足三里穴属于足阳明胃经，这个穴位位于小腿的前外侧，外膝眼下3寸，距胫骨前缘1横指处的位置。

作为人体上的保健要穴，足三里穴可以防治急慢性胃肠炎、小儿消化不良、咳喘、贫血、高血压、健忘失眠等消化系统、呼吸系统、心血管系统中的多种疾病，并有补虚强身的防病作用。

取正坐的预备姿势，上体自然靠在椅背上面，两手掌心朝下放在两侧的大腿上。

具体动作如下：

1.1～4拍，上体前倾，两臂伸直，双手对两腿上的足三里穴进行拍打。

2.5～8拍，将左腿伸直，用脚跟着地，左手对左腿上的足三里穴进行搓揉。

3.2～8拍，具体动作同动作1、2，但5～8拍的时候需要出右腿。

4.3～8拍，具体动作同动作1、2。

5.4～8拍，具体动作同动作3。

四、按摩腹部

对腹部进行按摩可以直接涉及任脉、足少阴胆经、足太阴脾经、足阳明胃经、足厥阴肝经，身体上五条经脉上的几个俞穴。腹部这众多的俞穴均可以用来防治消化系统疾患、肾病以及热病等病症。

取正坐的预备姿势，上体自然靠在椅背上面，将两脚并齐，两手掌心朝下放在两侧的大腿上面。

具体动作如下：

1.1～8拍，将左手贴到右手手背上面，双手上下按摩腹部。

2.2～8拍，将右手贴到左手手背上面、双手上下按摩腹部。

3.3～8拍，将左手贴到右手手背上面、双手按顺时针方向按摩腹部。

4.4～8拍，将右手贴到左手手背上面、双手按逆时针方向按摩腹部。

五、按摩腰部（双人运动）

按摩腰部会直接涉及位于督脉、足太阳膀胱经两条经脉上面的七八个俞穴。对腰部穴位进行按摩可以防治泌尿系统、生殖系统疾病，同时对于热病和脾胃、心肺等不适也具有一定疗效。

取两人对坐的预备姿势，上体自然靠在椅背上面，两手掌心朝下放在两侧的大腿上面。

具体动作如下：

1.1～8拍，全体起立，两人保持面对面的姿势，同时左脚向对面的人左边迈一步，俯在对方左侧背部，两只手掌紧贴对方腰部进行上下揉摩。

2.3～8拍，双方都俯在对方的右侧，两只手掌紧贴对方腰部进行上下揉摩。

3.3～8拍，具体动作同动作1。

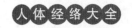

4. 4～8拍，具体动作同动作2。

这套益脾助胃操的歌诀如下：

大家一定要注意，缺盆助脾莫忘记，

阴市、梁丘膝上找，三里保健最重要，

拍打腰腹健周身，脾胃健康食欲好。

益肝补肾操：益肝肾，和气血

益肝补肾操总共有5节，全部做完需要3～5分钟，这套动作直接涉及身体上4条经脉上的7个俞穴，具有调脾胃和益肝肾的作用。

一、拍打俞府穴

俞府穴属于足少阴肾经，这个穴位位于胸部，当锁骨下缘，前正中线旁开2寸的地方。俞府穴可以防治咳嗽、气喘、咽喉肿痛、胸痛、呕吐以及不思饮食等症。

练习这套操之前要取直立的预备姿势，两臂自然下垂于体侧。

具体动作如下：

1. 1～4拍，两手依次对两侧的俞府穴进行拍打。

2. 5～6拍，左手对左侧的俞府穴进行叩打，右手侧平举、手心向下；头向右转，目视右手。

3. 7～8拍，右手对右侧俞府穴进行叩打，左手侧平举、手心向下；头向左转，目视左手。

4. 2～4拍，两手依次对两侧的俞府穴进行拍打。具体动作同动作1。

5. 5～6拍，面朝前方，上体向左转，双臂曲肘，两手对两侧的俞府穴进行点按，同时屈膝。

6. 7～8拍，面朝前方，上体向右转，双臂曲肘，两手对两侧的俞府穴进行点按，同时屈膝。

7. 3～8拍和4～8拍，将动作1～6重复一遍。

二、拍打足三里穴

足三里穴属于足阳明胃经，这个穴位位于小腿的前外侧，外膝眼下3寸，距离胫骨前缘1横指的地方。

作为人体上的保健要穴，足三里穴可以用来防治急慢性胃肠炎、小儿消化不良、咳喘、贫血、高血压、健忘失眠以及呼吸系统、心血管系统的多种疾病，并且具有补虚强身的防病作用。

拍打足三里之前，先要保持直立的预备姿势，两臂自然下垂于体侧。具体动作如下：

1.1～2拍，左腿向旁边抬起成蛙跳，左手同时对左腿上的足三里穴进行拍打。3～4拍，右腿向旁抬起成蛙跳，右手同时对右腿上的足三里穴进行拍打。

2.5～8拍，在原地进行后踢小跑，跑动中向左侧转体。

3.2～8拍，3～8拍，4～8拍，各重复动作1、2一遍，当第4个八拍结束的时候正好返回原位。

三、推摩期门、章门穴

期门穴属于足厥阴肝经，这个穴位位于胸部，当乳头之下，第6肋间隙，前正中线旁开4寸的地方。

章门穴属于足厥阴肝经，位于侧腹部，当第11肋游离端的下方，即屈肘合腋时的肘尖处。

期门穴和章门穴可以用来防治肝脾肿大、胸肋神经痛、腹胀、呕吐以及胃肠神经症等疾病。

保持直立的预备姿势，两臂自然下垂于体侧。

具体动作如下：

1.1～8拍，左脚向左跨出一步，同时左手从左侧期门穴开始进行推摩，一直推至右侧的期门穴为止。

2.2～8拍，动作同上，但是要反方向进行。

3.3～8拍，收左腿，用左脚脚尖点地，左手扶在左侧的章门穴上面，从上至下对章门穴进行推摩。

4.4～8拍，动作同上，但是改为推摩右侧的章门穴。

四、拍打大包穴

大包穴属于足太阴脾经，这个穴位位于侧胸部，腋中线上，当第6肋间间隙处，即在腋窝横纹头的凹陷当中。

大包穴可以用来防治气喘、血虚、肋间神经痛、全身疼痛以及生殖系统疾病等。

拍打大包穴之前一定要保持直立的姿势，两臂自然下垂于体侧。

具体动作如下：

1.1～2拍，用右手对左侧的大包穴进行拍打，左手背同时自然后摆对腰背部进行拍打。3～4拍，左手对右侧的大包穴进行拍打，右手背同时自

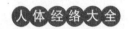

然后摆拍打腰背部。

2. 5~6拍，左腿向左迈一步，将重心移到左腿上面，右脚尖点地；同时用右手对左侧的大包穴进行拍打，左臂向斜上方伸直，7~8拍打还原成为直立状态。

3. 2~4拍，具体动作同动作1。

4. 5~6拍，左腿向左迈出一步，用脚尖点地；同时左手对右侧的大包穴进行拍打，右臂向斜上方伸直，手心朝下。7~8拍还原成为直立状态。

5. 3~8拍，具体动作同动作1、2。

6. 4~8拍，具体动作同动作2、8。

五、拍打血海、阴陵泉穴

血海穴属于足太阴脾经。这个穴位位于屈膝时，大腿内侧髌骨内侧端上2寸，当股四头肌内侧头的隆起部位。

阴陵泉穴属于足太阴脾经，这个穴位位于小腿内侧，当胫骨内侧髁后下方的凹陷当中。

血海穴和阴陵泉穴这两个穴位可以用来防治泌尿生殖系统、消化系统疾病以及神经性皮炎、腹胀、水肿等疾患。

拍打这两个穴位之前要保持直立的预备姿势，两臂自然下垂于体侧。

具体动作如下：

1. 1~2拍，吸左腿，同时双手对左腿上的阴陵泉穴进行拍打。

2. 3~4拍，吸右腿，同时对右腿上的阴陵泉穴进行拍打。

3. 5~6拍，右腿原地进行踏跳，左腿伸向右前方，右手顺势对左腿的血海穴进行拍打。

4. 7~8拍，左腿原地进行踏跳，右腿伸向左前方，左手顺势对右腿的血海穴进行拍打。

5. 2~8拍，3~8拍，4~8拍，各自将动作1、2、3、4重复一遍。

这套益肝补肾操的歌诀如下：

大家一定要牢记，咳嗽咽痛俞府取，
保健要穴足三里，期门章门治肝脾，
拍打大包防血虚，血海阴陵腿上取，
益肝补肾很必须，大家一定要牢记。

聪耳明目操：改善视力和听力

聪耳明目操应该于体育比赛前的3~5分钟时去做，做的过程当中注意手法要轻。这个时候做这套操将有助于目力、听力的提高，同时还有助于兴奋神经。在体育比赛之后，用加重的手法再做可以镇静心神、消除疲劳。这套操非常适合用眼和听力的项目运动员练习，比如说射击、乒乓球、篮球以及排球运动员等。整个这套操共分为3节，需要1~2分钟可以做完，直接涉及5条经脉上的10个俞穴，可以提高运动员的视力、听力，同时还具有兴奋神经的作用。

一、推摩眼部穴

晴明穴属于足太阳膀胱经，位于目内眦外上方0.1寸处的凹陷当中。

攒竹穴属于足太阳膀胱经，位于眉毛内侧端、眶上切迹处。

丝竹空穴属于手少阳三焦经，位于眉毛外端凹陷的地方。

以上这3个俞穴可以用来治疗目肿痛、迎风流泪、视物不清、近视、夜盲、色盲、上睑下垂以及眉棱骨痛等症。

保持正坐或者是直立的预备姿势，将两手拇指背面指间关节放在两侧的鼻根部。

具体动作如下：

1. 用两手的拇指由晴明穴向上推至攒竹空穴，再从眼下推回到晴明穴，向内绕眼一周。

2. 具体动作同动作1，进行2个八拍，再向外进行推摩，进行2个八拍，共进行4个八拍，动作结束后还原成为正坐或者是直立的状态。

注意，在推摩眼周围的时候，力量一定要适度，同时目要微闭。

二、推摩眼、耳部穴

晴明穴、攒竹穴、丝竹空穴定位可见"按摩眼部穴"一节。

听宫穴属于手太阳小肠经，这个穴位位于耳屏前下颌关节之间的凹陷处，微张口取穴。

听会穴属于足少阳胆经，位于耳屏切迹的前方、下颌髁状突的后缘，张口凹陷的地方。

耳门穴属于手少阳三焦经，这个穴位位于耳屏上切迹前方、下颌骨髁状突后缘凹陷中，张口取穴。

角孙穴属于手少阳三焦经，位于耳口鬓角的凹陷处，折耳，耳尖处便是这个穴位。

翳风穴属于手少阳三焦经，位于耳垂后方、下颌角与乳突之间的凹陷当中。

颅息穴属于手少阳三焦经，这个穴位位于耳后、翳风穴与角孙穴沿耳轮连线1/3与下2/3的交界处。

以上这几个俞穴均可以用来防治目疾、耳疾、头痛以及齿痛等症。

保持正坐或者是直立的预备姿势，双手示指的指腹扶在鼻翼的两侧。

具体动作如下：

1. 1～4拍，示指的指腹沿着鼻翼两侧向上推摩，一直推摩至睛明穴、攒竹穴，再沿着眉毛推至丝竹空穴，向外下推至耳门穴、听宫穴和听会穴。

2. 5～8拍，在耳垂前面，换拇指向上推，一直推至耳门穴，沿经耳上角孙穴、颅息穴、翳风穴一直推至两手拇指相贴，共进行4个八拍，动作结束后还原成正坐或者是直立的姿势。

注意，在推摩穴位的时候力量不宜过大，以免损伤面部皮肤，同时目要微闭。

三、点按承泣、四白穴

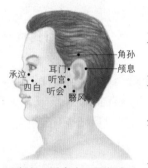

承泣穴属于足阳明胃经，这个穴位位于两目正视、瞳孔直下0.7寸的地方。

四白穴属于足阳明胃经，这个穴位位于瞳孔直下1寸的地方。

听宫穴、听会穴、耳门穴、角孙穴、翳风穴、颅息穴、承泣穴、四白穴

以上这两个俞穴可以用来治疗目赤肿、迎风流泪、夜盲、头痛等症。

保持正坐或者是直立的预备姿势，用两手的示指或者是中指指腹扶在两侧的承泣、四白穴上。

具体动作如下：

1. 用双手的示指或者是中指的指腹向下对承泣、四白穴进行点按。

2. 将双手手指放松，还原成为预备的姿势。

3. 动作3～4与动作1～2相同，共进行4个八拍，动作结束后还原为正坐或者是直立的状态。

注意在对穴位进行点按的时候力量不宜过大，同时目要微闭。

强健肩肘操：通经活络，除疼痛

这套操共涉及身体2条经脉上的4个俞穴，运动员在比赛前3～5分钟练习这套操，通过对肩部的几个穴位进行不同程度的刺激和活动，能够达

到通经活络，解除疼痛，增强肩、肘的功能、提高运动成绩的目的。比赛或者是训练后用加重的手法去做，能够解除运动所带来的疲劳感。这套操适于从事游泳、投掷、排球以及乒乓球等项目的运动员练习。

一、点按肩髃穴

肩髃属于手阳明大肠经，这个穴位位于肩峰的前下方、肩峰与肱骨大结节之间。

肩髃穴可以用来主治肩臂疼痛、手臂挛急以及半身不遂等症。

点按这个穴位之前要保持分腿直立的预备姿势，右手示指、中指指尖点按在左臂的肩髃穴上，左臂自然下垂于体侧。

具体动作如下：

1. 使用右手的示指、中指指尖向下用力对肩髃进行点按，左臂向体后摆至最大限度。

2. 还原成为预备的姿势。

3. 动作3～4同动作1～2相同，做完2个八拍，再换左手点按右侧的肩髃，再做2个八拍，共做4个八拍，动作结束后还原成直立状态。

注意在点按穴位的时候一定要用力，以局部出现酸、麻、胀、痛感为佳。

二、揉按臂臑

臂臑属于手阳明大肠经，位于肘上7寸、肩髃下3寸、三角肌止点的位置。这个穴位主要用来治疗肩臂痛、颈项拘急、上肢肌肉萎缩、目疾等症。

揉按这个穴位之前注意保持分腿直立的预备姿势，右手将左上臂握住，用示指、中指的指尖按压在臂臑上。

具体动作如下：

1. 将左臂前平举，掌心向下。同时再以右手的示指、中指对左上臂的臂臑穴进行揉按。

2. 左臂外展大约45°，掌心向上翻。

3. 还原成为动作1。

4. 还原成为预备的姿势。

5. 动作5～8与动作1～4相同，共进行2个八拍，再换左手对右上臂的臂臑进行揉按，再进行2个八拍，共进行4个八拍，动作结束后还原成直立状态。

注意在按揉的过程当中一定要找准穴位，揉按穴位以局部出现酸、麻、胀、痛感为好。

三、拍打肩中、肩外俞穴

肩中俞穴属于手太阳小肠经，这个穴位位于第7颈椎棘突下、大椎穴旁开2寸的地方（大椎穴位于后背正中线、第7颈椎棘突下凹陷中）。

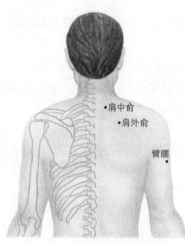

肩中俞穴、肩外俞穴、臑腧穴

肩外俞穴属于手太阳小肠经，这个穴位位于第一胸椎棘突下旁开3寸的地方。

以上这2个俞穴均可以用来治疗肩背痛、肘臂冷痛、颈项强直等症。

进行拍打之前先要保持分腿直立的预备姿势，双臂自然下垂于体侧。

具体动作如下：

1. 用右手掌对左侧的肩中俞穴、肩外俞穴进行拍打。

2. 还原成为预备姿势。

3. 动作3～4与动作1～2相同。不过变成了用左手掌对右侧的肩中俞穴、肩外俞穴进行拍打，共做4个八拍，动作结束后要还原成为直立状态。

在拍打的过程当中，要注意双脚一定站稳，拍打穴位力量要适度，以局部感到舒服感为好。

强健手腕操：增加手腕力量，缓解手部疲劳

强健腕手操共涉及身体当中3条经脉上面的5个俞穴。这套操共有3节。运动员在参加比赛前3～5分钟进行练习，可以有效解除运动员腕、手部的疼痛和疲劳，从而增加其腕、手部的力量，有助于提高运动成绩。比赛后用加重的手法继续做，可以解除运动后所出现的疲劳。这套操非常适合乒乓球、篮球、排球、武术等项目的运动员选用。

一、对掐双阳（阳谷、阳溪）穴

阳谷穴属于手太阳小肠经，这个穴位位于腕背横纹尺侧端、尺骨小头前凹陷的位置。

阳溪穴属于手阳明大肠经，这个穴位位于腕背横纹桡侧端、拇指伸肌腱与拇指长伸肌腱之间凹陷的位置。

以上所说的这2个俞穴可以用来治疗热病、臂外侧疼痛、头痛以及目赤肿痛等症。

进行强健腕手操之前，要注意保持正坐或者直立的预备姿势，右手掌将左手背侧握住，拇指、示指或者是中指指尖分别掐按在阳谷穴、阳溪穴上，掌心朝下，置于胸腹前。

具体动作如下：

1. 将手腕向掌侧屈至最大限度，同时拇指、示指或中指对掐阳谷、阳溪穴。

2. 还原成为预备姿势，用拇指、示指或者是中指对掐穴位，不要放松。

3. 动作3～4与动作1～2相同，进行2个八拍，再换左手对掐右手上的阳谷穴、阳溪穴，再进行2个八拍，总共进行4个八拍，动作结束的时候还原成为正坐或者是直立的姿势。

在对掐穴位的时候，要注意以局部出现酸、麻、胀、痛的感觉为佳。

二、揉按手三里穴

手三里穴属于手阳明大肠经，位于曲池穴下2寸的地方（曲池穴位于屈肘肘横纹外端的凹陷当中）。这个穴位可以用来主治：齿痛、腹痛、上肢不遂、"网球肘"、腰背痛等症。

取正坐或者是分腿直立的预备姿势，左臂下垂于体侧，右手握住左臂，示指、中指尖按在手三里穴上面。

具体动作如下：

1. 将左臂向前伸出，掌心朝下。

2. 掌心向上翻，翻完之后立即还原，用示指、中指的指尖用力对穴位进行点按。

3. 重复动作2。

4. 还原成为预备的姿势。

5. 动作5～8与动作1～4相同，先进行2个八拍，然后再换左手对右手的手三里穴进行点按，接下来再进行2个八拍，总共进行4个八拍，动作结束后还原成为正坐或者是直立的姿势。

在揉按穴位的时候注意一定要找准穴位，点按穴位以局部出现酸、麻、胀、痛感为佳。

三、拍打双曲（曲池、曲泽）穴

曲池穴属于手阳明大肠经，位于屈肘时肘横纹桡侧端凹陷的地方。

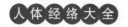

曲泽穴属于手厥阴心包经，位于肘横纹中、肱二头肌腱尺侧缘。

以上这2个俞穴可以用来治疗肘臂痛、手腕无力、目赤肿、咽喉痛、腹痛以及热病等症。

拍打之前要保持正坐或者是直立的预备姿势，两臂自然下垂，掌心朝前。

具体动作如下：

1. 用右手掌对左侧的曲泽穴进行拍打。

2. 还原成为预备的姿势。

3. 动作3～4与动作1～2相同。不过要注意应该以左手掌对右侧的曲池穴、曲泽穴进行叩打，共进行4个八拍，动作结束后还原成为正坐或者是直立的姿势。

注意在拍打穴位的时候力量不宜过大。

强健腰背操：助背力，解除疼痛和疲劳

强健腰背操共涉及身体3条经脉上面的5个俞穴。运动员在比赛前3～5分钟做这套动作的话，可助背力，解除疼痛以及疲劳，从而可以提高运动成绩。比赛后再用加重的手法做这套操可以解除运动后所产生的疲劳。这套强健腰背操非常适合跳高、跳远、举重等项目的运动员进行练习。

一、拍打腰背部穴

肾俞穴属于足太阳膀胱经，位于第2腰椎棘突下、旁开1.5寸的地方。

气海俞穴属于足太阳膀胱经，位于第3腰椎棘突下、旁开1.5寸的地方。关元俞穴属于足太阳膀胱经，位于第5腰椎棘突下、旁开1.5寸的地方。

以上这几个俞穴均可以用来治疗腰痛、急性腰扭伤、月经不调、小便不利等症。

拍打腰背部穴位之前先要保持分腿直立（同肩宽）的姿势，双臂自然下垂于体侧。

具体动作如下：

1. 双手掌（背）对背部两侧的肾俞穴、气海俞穴、关元俞穴进行拍打。

2. 动作2～8与动作1相同。共进行4个八拍，动作结束后还原成为直立的姿态。

注意在对穴位进行拍打的时候力量一定要适度。

二、顶按环跳穴

环跳穴属于足少阳胆经，这个穴位位于股骨大转子与骶管裂孔连线的外1/3与内2/3交界的地方。

这个穴位可以主治挫伤腰痛以及坐骨神经痛等症。

顶按环跳穴之前要保持分腿直立（同肩宽）的预备姿势，将两只手握拳，用示指背面的掌指关节对环跳穴进行顶按。

具体动作如下：

1. 按照顺时针方向的腰绕环一周，同时两拳用力对环跳穴进行顶按。

2. 动作2~8与动作1形同，进行2个八拍，然后再进行逆时针方向的腰绕环，再进行2个八拍，总共进行4个八拍，动作结束后还原成为直立的状态。

注意在顶按穴位的时候一定要用力，以局部出现酸、麻、胀、痛的感觉为佳。

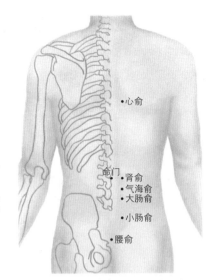

心俞穴、肾俞穴、气海俞穴、大肠俞穴、小肠俞穴、腰俞穴、命门穴

三、搓腰眼穴

腰眼穴属于经外奇穴，位于第4腰椎棘突下、旁开3.5~4寸的地方。

这个穴位可以用来主治腰痛、尿频等症。

搓腰眼穴之前要注意保持分腿直立（同肩宽）的预备姿势，将双手掌放在两侧腰眼穴的上面。

具体动作如下：

1. 将双手向下进行推摩，一直到掌根推摩至骶髂关节处为止。

2. 还原成为预备姿势。

3. 动作3~4与动作1~2相同。

总共进行4个八拍，动作结束后还原成为直立的姿态。

注意在搓摩腰眼穴的时候要以感到腰部发热为好。

强健膝股操：加强膝股功能，除疲劳

强健膝股操总共涉及身体2条经脉上的4个俞穴。在比赛前3～5分钟，运动员用轻手法做这套操，有助于加强膝、股部的功能，可以解除疲劳和疼痛。比赛后再用加重手法去做，可以消除运动之后出现的疲劳感，非常适合篮球、排球、足球、举重等项目的运动员进行练习和选用。

一、叩打风市穴

风市穴属于足少阳胆经，位于大腿外侧中间、腘横纹水平线上7寸的地方。对于风市穴，具有一个简便的取穴方法：将身体直立，手臂下垂，五指伸直，中指尖下即是风市穴。

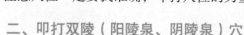

风市穴主治腰腿疼、下肢瘫痪，是用来祛风的要穴。

叩打之前先保持直立的预备姿势，两臂自然下垂于体侧，两手半握成拳状，拳眼朝前。

具体动作如下：

1. 将右腿屈曲抬起，右拳对右侧的风市穴进行叩打，左臂自然后摆。

2. 还原成为预备的姿势。

3. 动作3～4与动作1～2相同，但是方向却是相反的，左手对左侧的风市穴进行叩打，右臂自然后摆，共进行4个八拍，动作结束后还原成为直立的状态。

风市穴、阳陵泉穴、阴陵泉穴、鹤顶穴

注意穴位一定要找准确，叩打穴位的力量也要保持适度。

二、叩打双陵（阳陵泉、阴陵泉）穴

阳陵泉穴属于足少阳胆经，这个穴位位于腓骨小头前下方的凹陷当中。阴陵泉穴属于足太阴脾经，这个穴位位于胫骨内下侧髁下缘的凹陷当中。这两个穴位一般用来主治消化系统、泌尿系统的疾病和热病等症。叩打之前要保持直立的预备姿势。

具体动作如下：

1. 左腿向左前方出一步，将身体的重心转移至左腿，右脚跟提起，同时两臂侧平举，掌心朝下。

2. 两臂从体侧下落，同时将右膝提起，双手掌用力对阳陵泉穴、阴陵泉穴进行拍打。

3. 还原成为动作1。

4. 还原成为预备姿势。

5. 动作5～8与动作1～4相同，但是方向相反，用双手掌对左侧的阳陵泉穴、阴陵泉穴进行拍打，共进行4个八拍，动作结束后还原成为直立的状态。

注意在拍打穴位的时候，除去用掌拍也可以用半握的拳进行叩打。

三、揉按鹤顶穴

鹤顶穴属于经外奇穴，这个穴位位于屈膝、髌上缘正中的凹陷当中。

鹤顶穴主要用来治疗膝关节酸痛、腿足无力以及瘫痪等症。

揉按之前，保持体前屈的预备姿势，双手拇指尖扶在两膝的鹤顶穴上面。

具体动作如下：

1. 双手拇指旋转一周。

2. 动作2～8与动作1相同，总共进行4个八拍，动作结束后还原成为直立的状态。

注意在找穴位的时候一定要找准确。

强健足踝操：舒筋活络，消疼痛

强健足踝操总共涉及身体3条经脉上面的3个俞穴。在比赛前3～5分钟，运动员可以用轻手法做，有助于加强足踝功能，同时还具有舒筋活络、消肿止痛的功效。比赛后再用加重的手法做，可以解除运动后所产生的疲劳。这套操非常适合跳高、跳远以及足球等项目的运动员进行练习。

一、掐昆仑穴

昆仑穴属于足太阳膀胱经，它位于外踝与跟腱之间的凹陷当中。这个穴位主要用来治疗头痛、颈项强直、目眩、鼻衄以及足踝肿痛等症。

进行掐按之前要先保持正坐的预备姿势，全身放松，上体自然后靠到椅背上面，将左脚抬起、置于右侧的大腿上面，左手掌扶在左膝上面，右手的拇指、示指、中指对放在昆仑穴、太溪穴上面。

具体动作如下：

1. 拇指、示指、中指对昆仑穴、太溪穴进行对掐。

2. 还原成为预备的姿势。

3. 动作 3~4 与动作 1~2 相同，进行 2 个八拍，再换左手对右侧的昆仑穴、太溪穴进行对掐，再进行 2 个八拍，总共进行 4 个八拍，动作结束后还原成为正坐。

注意穴位一定要找准确，对掐穴位以局部出现酸、麻、胀、痛感为佳。

二、揉按解溪穴

解溪穴属于足阳明胃经，这个穴位位于足背踝关节横纹的中央，拇长伸肌腱与趾长伸肌腱之间的位置上。

解溪穴主要用来治疗头痛、目眩、脚腕痛、腹胀、便秘以及下肢痿痹等症。

揉按之前保持正坐的预备姿势，上体自然后靠到椅背上面，右脚足跟放在左脚的解溪穴上。

具体动作如下：

1. 保持足跟向上的姿势，对解溪穴进行揉按，揉按完毕之后立即还原。

2. 动作 2~8 与动作 1 相同，进行 2 个八拍，再换左脚跟对右脚的解溪穴进行揉按，再进行 2 个八拍，总共进行 4 个八拍，动作结束后还原成为正坐的姿势。

注意，在搓按穴位的时候力量不宜过大，以免伤及皮肤。

三、拍打悬钟穴

悬钟穴属于足少阳经的俞穴，这个穴位位于外踝上 3 寸、腓骨后缘。

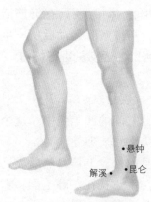

悬钟穴主要用来治疗足胫挛痛、腹胀满以及胁痛等症。

保持正坐的预备姿势，上体自然后靠在椅背上面，并将双手放在两侧的大腿上面。

具体动作如下：

1. 双手掌对两侧的悬钟穴进行拍打。

2. 动作 2~8 与动作 1 相同，总共进行 4 个八拍，在动作结束之后还原成为正坐的姿势。

注意，在拍打穴位的时候，力量不宜过大，以局部感到舒适为好。

昆仑穴、悬钟穴、解溪穴

第三章　极简手指操：手指动一动，养生又健脑

手是人体缩影

在人体上有很多局部都是人自身的一个缩影，手也不例外。由于手部神经血管分布得很丰富，并且可以找到相应脏腑的反射区，因此我们说手是人体的缩影是绝对名副其实的。通过对手进行按摩理疗，可以保持人体经络通畅，调节机体的阴阳平衡，促进血液循环，从而达到保健治病的目的。

我们拿第2掌骨掌侧反射区为例子，在第2掌骨的背侧靠近大拇指的那一片区域里，又包含了与头、面、上肢、肺、肝、胃、十二指肠、肾、腰、下腹、腿和足相对应的十二个反射点。我们的示指指尖部位连接到胆经和肝经，在示指指甲旁0.1寸桡侧的部位是手阳明大肠经的井穴——商阳穴的位置，在示指的第1指关节与第2指关节之间又有大肠的反射点，在示指的第2指关节与第3指关节桡侧的连接处又有前额的反射区，在示指的掌指关节两侧又有多梦和失眠的反射区，再往下就是连接肩部、胸膈等部位。小小的一根示指周围就有这么多反射区、反射点，能联系到这么多脏腑，那么以小见大，整个手掌、手背则会更加全面、详尽地反映人体的状况。

俗话说"心灵手巧"，这话是有着医学理论依据的。大脑是人体的最高指挥官，手受到大脑的指挥而从事一系列活动，然而在生产活动中所产生的经验和知识又是通过手回馈给大脑的。因此，手与脑是彼此协调、促进而共同发展的。手以神经和经络来联络大脑，大脑对获得的信息进行分析，然后再传递到相应的内脏器官或组织，从而调整身体机能的平衡。

手部聚集着经络的起点和终点。经络是手和内脏之间直接联络的渠道及内脏传递信息的媒介，是人体一种特殊的物质通道。手上有6条经脉，分别如下。

手三阴：太阴肺经、厥阴心包经、少阴心经。

手三阳：阳明大肠经、少阳三焦经、太阳小肠经。

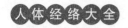

相对应6条经脉，有6个始末"井穴"在手指部位，是淋巴液涌流的"玄关"，也就相当于门口，起名称"井穴"。

下面，为大家介绍一下这6个神奇的"井穴"。

少商穴：属于手太阴肺经，位于拇指指甲边。肺经与肺、支气管等呼吸系统功能有关，如果出现了感冒、哮喘、支气管炎等症状时，在此处便会有压痛感。左手指少商有压痛，意味着左侧肺部有异常，如右侧少商有压痛，便是右侧肺部有异常。

商阳穴：属于手阳明大肠经，位于示指指甲边。大肠经的作用主要是控制大肠功能，如患消化不良，胃肠功能失调在商阳穴区便会有压痛。

中冲穴：属于手厥阴心包经，位于中指指甲边。中冲穴使心包经与心脏的功能相互关联，还控制整个循环系统的功能。从中医理论上来说，心与小肠相表里，因此，心包经对小肠也有一定的作用，如有意外刺激引起腹泻时，中指也会有压痛感。

关冲穴：属于手少阳三焦经，位于无名指指甲边。三焦经的主要作用是调整内脏功能、水液代谢的平衡，如果三焦经失调，会造成大小便、体内水液代谢失常以及体温调解失衡，使人感到排便不畅，表现在小便上就是多尿或者少尿或者尿频、尿急、尿不尽等症状。

少冲穴：属于手少阴心经，位于小指桡侧指甲边。心经与心脏及血液循环系统有直接关系，因受到意外刺激引起内脏不调，多半和心经有关，这个时候，小指的少冲穴部位就会有明显的压痛。

少泽穴：属于手太阳小肠经，位于小指指甲边尺侧，与少冲相对应的位置。小肠经主要与小肠泌别清浊功能相互关联，所谓的泌别清浊功能，就是说小肠在正常情况下会将人体所需要的水液和食物分开，并将日常所摄入的水分和食物中废弃的部分传导给膀胱和大肠，之后排出体外；但是泌别清浊功能失常了，就会导致水液和食物不按照正规的渠道消化和排出，再说明白点，就是该到膀胱的水液跑去大肠了，因此，就会出现大便稀而且小便少的情况。如果有拉稀便而且小便反而不多的情况，这就是小肠的泌别清浊功能出了问题，在小指的少泽穴部位就会有明显的压痛。

手指上的经脉穴位及分布

在人的两只手的十指上，都各有经脉分布。其中，5个手指末端均为几条重要经脉的起止点。

拇指：拇指上的少商穴为手太阴肺经的止点。

示指：示指上的商阳穴为手阳明大肠经的起点，同时还是手阳明大肠经与手太阴肺经的交接之处。

中指：中指的尖端处为中冲穴，为手厥阴心包经的止点。

环指：环指外侧的末端为关冲穴，这个部位是手少阳三焦经的起点，并为手少阳三焦经与手厥阴心包经的交接之处。

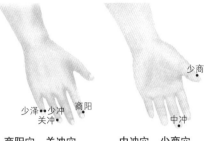

商阳穴、关冲穴、　　　中冲穴、少商穴
少冲穴、少泽穴

小指：小指的末端为少泽穴，这个部位为手少阴经心经的起点，并为手少阴心经与手太阳小肠经的交接点。

中医的观点便是：手部具有十分丰富的经络和穴位，既有手三阳经、手三阴经及其穴位循环与分布，又有十四经的沟通联系，众多经外奇穴的分布，通过手穴能够对全身的疾病进行治疗。

其中手腕部以下的穴位如下：

一、太渊

腕掌侧横纹桡侧，桡动脉搏动处，为手太阴肺经之"输"穴。

二、鱼际

第一掌骨中点桡侧，赤白肉际处，为手太阴肺经之"荥"穴。

三、少商

手拇指桡侧，距指甲角0.1寸，为手太阴肺经之"井"穴。

四、商阳

示指末节桡侧，距指甲角0.1寸，为手阳明大肠经之"井"穴。

五、二间

握拳，在手示指桡侧第2掌指关节前凹陷处，为手阳明大肠经之"荥"穴。

六、三间

握拳，在手示指第2掌指关节后，桡侧凹陷处，为手阳明大肠经之"输"穴。

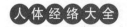

七、合谷

在手背第1和第2掌骨间，当第2掌骨桡侧的中点处。为手阳明大肠经的原穴。

八、阳溪

腕背横纹桡侧，手拇指上翘，拇短伸肌腱与拇长伸肌腱之间的凹陷中，为手阳明大肠经之"经"穴。

九、神门

仰掌，腕横纹尺侧端凹陷处。即尺侧腕屈肌腱附着于豌豆骨的桡侧缘，为手少阴心经之"输"穴。

十、少府

第4掌指，第5掌指关节后方，与劳宫穴相平，为手少阴心经之"荥"穴。

十一、大陵

仰掌，在腕横纹正中的两条肌腱（掌长肌腱与桡侧腕屈肌腱）之间，为手厥阴心包经之"输"穴。

十二、劳宫

握拳屈指时中指尖所指处即为本穴，为手厥阴心包经之"荥"穴。

十三、中冲

手中指指尖中央，为手厥阴心包经之"井"穴。

十四、少冲

小指指甲角桡侧根部，约离指甲0.1寸处，为手少阴心经之"井"穴。

十五、少泽

手小指末节尺侧，距指甲角0.1寸，为手太阳小肠经之"井"穴。

十六、前谷

手尺侧，握拳，第5掌指关节前的掌指横纹头赤白肉际处，为手太阳小肠经之"荥"穴。

十七、后溪

手掌尺侧，微握拳，第5掌指关节后的远侧掌横纹头赤白肉际处，为手太阳小肠经之"输"穴。

十八、腕骨

手掌尺侧，当第5掌骨基底与钩骨之间的凹陷，赤白肉际处，为手太阳小肠经之"原"穴。

十九、关冲

第4指尺侧指甲角旁0.1寸处，为手少阳三焦经之"井"穴。

二十、液门

握拳，于第4指、第5指间缝纹端，即赤白肉际处，为手少阳三焦经之"荥"穴。

二十一、阳池

腕背横纹中，当指伸肌腱的尺侧缘凹陷处，为手少阳三焦经之"原"穴。

二十二、中渚

握拳，第4掌骨、第5掌骨间的凹陷处，为手少阳三焦经之"输"穴。

五指养生速查。手部有6条经脉循行，与全身各脏腑沟通，大约有86个经穴和224个奇穴，可以反映全身五脏六腑的健康状况。

五指	对应经络	对应器官
拇指	手太阴肺经	心脏和肺
示指	手阳明大肠经	胃、肠和消化器官
中指	手厥阴心包经	五官、肝脏
环指	手少阳三焦经	肺和呼吸系统
小指	手少阴心经	肾脏、循环系统

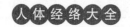

手部全息穴区可以预测健康趋向

一个人的身体状况，是可以通过他的手掌来进行区分和认识的，通过手上的全息穴区，便能够观察出我们身体的健康趋向是怎样的。

一、心在手掌上的位置

无名指的根部是心一区，能够提示心肌供血是否正常。

劳官穴所在位置的周围区域是心二区。能够提示心律失常的各种状态，如心动过速、心动过缓等。

大鱼际是心三区，能够提示心功能的具体状况，如瘀血性心功能不全。

二、肝在手掌上的位置

肝区位于智慧线与生命线之间，以拇指掌指褶纹内侧端为点，画一条平行线穿过生命线直至智慧线，在此线内智慧线与生命线所包绕的面积就是肝区。

三、脾在手掌上的位置

无名指的下方，以感情线为中轴，向下画半圆弧，圆弧内所包围的区域就是脾一区。

生命线的上方，胰腺区的下方，大约为小指指甲盖大小的面积，就是脾二区的位置。

四、肺在手掌上的位置

中指与环指的根部，中指与环指掌指褶纹与感情线间的位置便是肺一区。这个区域能够提示肺炎、肺源性心脏病、肺癌等疾病。

大鱼际，以拇指掌指褶纹的中点与腕横纹的中点连线，线外侧的鱼际部分便是肺二区。这个部位主要提示外感。

五、肾在手掌上的位置

生命线的尾部，以拇指掌指褶纹为中点，沿皮纹的分布走向连接到生命线，此部位就是肾区所在的位置。肾结石患者在肾区生命线上会出现分支或是点状凸起物或者集中的小黑点；肾炎患者，这个区域多见苍白色或者是杂乱的小细纹。

六、胃在手掌上的位置

手虎口部位，以拇指掌指褶纹内侧端为点，画平行线至生命线，此线以上到生命线起端所包围的面积是胃一区。主要提示慢性胃炎、胃溃疡、胃癌等疾病。

中指与示指下方的智慧线上面，以接触智慧线画一小指指盖大小的椭圆形，此椭圆形所包围的面积（心二区的部分与此区相重）是胃二区。主要提示胃肠自主神经功能紊乱。

七、胆囊在手掌上的位置

示指的根部，示指掌指褶纹与智慧线之间的区域是胆一区。主要提示胆内是否有结石，如果出现了"米"字状纹的话，则提示有胆结石。

环指下的智慧线上面，以智慧线为中轴，画一环指指盖大小的椭圆形，这个椭圆形所包围的面积便是胆二区。主要提示胆汁是否有淤积。

生命线的起端部位，这个区域是以示指与中指的指缝为点，做垂线交到生命线的相交部位是胆三区。主要提示胆管内是否有胆汁淤积和结石。胆三区提示结石的掌色特征是集中的暗黑色小斑点。

八、大肠和直肠在手掌上的位置

小指下面的智慧线尾端，大约有环指指甲盖大小的范围便是大肠和直肠的位置。大肠发炎的时候，此区除有大量的横纹外，还会出现肌肉松弛、无弹性的特征。

九、小肠和十二指肠在手掌上的位置

智慧线的尾端，以环指以及小指的指缝为点，向下做垂线至智慧线，与智慧线相交的部位便是小肠和十二指肠的位置。肠炎在此区会有大量的"十"字状纹并且颜色发青。

十、膀胱以及前列腺在手掌上的位置

位于小指根部，在小指掌指褶纹与感情线之间的区域便是膀胱以及前列腺区。

生命线的尾部，肾区的下面，膀胱区重叠肾区的1/2处便是膀胱以及前列腺区。

生命线的尾端，大小鱼际交接的地方，腕横纹中部上1厘米处，靠近大

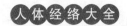

鱼际边缘的区域便是前列腺一区。

前列腺二区则是与膀胱一区相重叠的。

当患上慢性前列腺炎的时候，在前列腺一区会出现片状的红斑，在前列腺二区则会出现大量的竖纹；患上前列腺增生的话，则会在前列腺一区出现岛形样纹，膀胱炎的掌纹特征与慢性前列腺炎的掌纹特征相近，只是纹理的位置略高一点。

十一、乳腺在手掌上的位置

位于环指下，感情线与智慧线之间，就像是一个斜的小树叶的区域就是乳腺区。乳腺增生在此区会出现叶状岛形样纹；乳腺癌在此区多会出现黄暗斑或者是杂乱的"十"字状纹组成"口"方格形样纹。

十二、颈椎在手掌上的位置

拇指掌指褶纹的部位为颈椎区。颈椎增生在此区会出现突出于皮肤的白色硬结，当引起头部供血不足时，此区会出现苍白色。

十三、第 2 掌骨

整个人体的缩微便是第2掌骨，这个部位不仅可以用来诊病，还能够用来治病。

第2掌骨的位置是非常好找的，当你沿着示指指背的根部轻轻往下推至靠近腕部，就能够很清晰地摸到一根硬硬的骨头，这根骨头就是第2掌骨。

如果在这根骨头上面没有多余的肉，也没有疙疙瘩瘩的凸起与凹陷，并且还不缺钙，骨质很强硬的话，就说明这个人的身体素质很棒。反之，则说明这是一个从小就多病的人。

涉及具体穴位划分的话，则是下面的规律：

1. 头穴：掌骨远心端稍内与掌心横纹的交点。

2. 足穴：近心端稍内第1掌骨和第2掌骨的交点。

3. 胃穴：头穴至足穴连线的中点。

4. 肺心穴：胃穴与头穴连线的中点。

5. 肝穴：肺心穴与胃穴连线的中点。

头穴与肺心穴之间划分3等分，2个分点依次为：颈穴和上肢穴。

胃穴与足穴之间划分6等分，5个分点依次为：十二指肠穴、肾穴、腰穴、下腹穴和腿穴。

通过这些全息穴区来解决常见病症的具体方法如下：

1. 胃疼：在第2掌骨的中点处进行100下按压，左右手都要按。

2. 颈椎病：对第2掌骨对应颈椎的穴位进行点压。

3. 头痛：对第2掌骨对应头部的穴位进行按压。

4. 妇科病：对第2掌骨上腰、下腹的穴位进行按压，每次至少按压百次，要有足够的刺激量。每天进行2～3次。将适量的润肤油涂到第2掌骨处的皮肤上面，从头穴往足穴推，两只手各推200次。此法只能应急用。

5. 胸闷、心痛：对心、肺所对应的穴位进行按压能够缓解不适。

6. 胃肠难受：从第2掌骨的胃穴往下推，一直推至足部，几分钟即可。

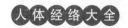
第四章 古代经络导引操: 老祖宗传下来的智慧

最简单的修阳真方——经络导引养生功

经络导引养生功把小周天和大周天结合起来，能起到通经活络、通畅气血、引气归元的作用，使元精、元气、元神充沛，达到有病祛病、无病健身延年的目的。专家认为，这套功法最适合无暇锻炼的成功男士和活动不便的患者。因为它不受场地、时间的限制，只需坐姿即可，时间1~5分钟，可根据个人情况而定。

经络导引养生功共分为6步。

第1步：练功前的准备，采取端坐式，项挺直，目向前平视，闭口、舌抵上腭，全身放松，思想安静、洒脱，自然呼吸，气要均匀。

第2步：以意领气，先由会阴（在肛门与外生殖器之间）开始上入发

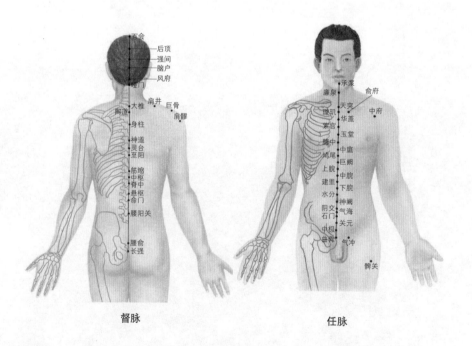

督脉　　　　　　　　　　　任脉

际，沿任脉的关元、神阙、膻中、天突、廉泉到头顶；沿督脉由头顶下行至风府、大椎、至阳、命门至尾闾骨（即尾骨），归会阴，再上入小腹。

第3步：由小腹向左行至气冲、髀关，沿足阳明经直下到内庭（足背第2、第3趾间缝纹端），走足心涌泉，再从足三阴（大腿的内侧）由下向上行经阴廉（气冲穴直下2寸，大腿根部）到气冲穴，右侧循行路线与左侧运行方向相同。

第4步：由气冲穴到任脉的曲骨穴经关元、气海、神阙、中脘、膻中到天突。

第5步：由天突向右经俞府、中府到肩井、巨骨、肩髎穴，沿手阳明向下到阳池，再分别下行至拇指、示指、中指、环指、小指之后，从手三阴由下向上到极泉（在腋窝顶点，腋动脉搏动处），经中府、俞府，到天突穴，再向右行与左侧运行路线相同。

第6步：由天突向上到廉泉穴，因舌抵上腭，使任督相通，经气到头顶，再向下到风府，沿督脉直下至尾闾，回归会阴，再上行至丹田到终止。

经络导引的正确姿势：调身

在长期的练功实践当中，历代养生家们总结出了练习导引术所必须遵循的几大要素，也就是调身、调息和调心。在此我们要说的便是调身，所谓的调身，是指将身体放松，对身体姿势进行调整，从而进行一定的身体动作。

只有掌握了正确的姿势，才能够引导养生锻炼起到良好的作用。调身可以集中注意，安定心神。调身的基本要求是形正体松，气运自然。形正则生势，静则有顶天立地、包容宇宙之气概，动则敏捷迅速，有排山倒海之势。体松是紧中求松，刚柔相济、做到松而不懈，紧而不僵。

锻炼中经常用到的调身姿势是坐、卧、站、行，这四种姿势各自都有着自己的特点和效用，在实际应用的时候，应该根据自身的病情、体质、练功情况以及习惯等去进行选择。比如患有溃疡病、胃下垂等消化系统疾病，或体力不支、年老力衰者可采用卧式或坐式；患有高血压、头痛，或者体质壮实者，则可采用站式。因为卧式可以减缓腹部紧张，减轻疼痛；而站式可以通过下肢的紧张，引导头部气血运行，有助于紧张状态的缓解。同时，选用适当姿势，有助于把注意力集中在身体某一部位。一般认为，行则凝神于涌泉，立则凝神于海底（会阴），坐则凝神于绛宫（膻

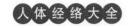

中），卧则凝神于坤腹（下腹部）。

此外，在对姿势进行选择的时候，还应该根据具体的情况进行具体的安排，有时候，还可以将几种姿势交替调配使用。早晨可以选择动功，晚上入睡前可以采用卧式；冬季严寒户外站式不适，可以采取室内坐式；夏季卧式满身大汗，则可改为平坐或站式等。

一、坐式

坐式包括坐式、靠坐式和盘膝式三种。平坐式指端坐在方凳上，高度以躯干与大腿、大腿与小腿各呈90°为宜，两足着地，两膝左右分开与肩同宽，双手自然放在膝或大腿上，下颌微收，松肩含胸，口眼微闭，舌抵上颚。靠坐式是指坐于椅上，背靠椅背，其余同平坐式。盘膝式又分自然盘膝式、单盘膝式和双盘膝式3种。自然盘膝式是两腿自然交叉成"八字形"，两足压在两侧大腿下，两手放在膝上，或结手印置小腹前。单盘膝式是将一侧小腿置于另一侧小腿上，双盘膝式是将左足置于右腿上，右足再放在左腿上，足心向上，双盘膝式坐式稳固，易于入静，一般人不易做到。

二、卧式

卧式包括仰卧和侧卧两种。仰卧式即平卧于床上，或用枕头将背部垫高垫实，呈斜坡状，四肢自然放松伸直，两手十指松展置于身侧，或相叠置于小腹上。侧卧式左右侧卧均可，一般以右侧卧有利于心脏活动、肝脏藏血和胃肠排空。枕高应同侧肩宽，头稍向前、上侧手掌自然放于髋部，下侧手臂自然屈肘，手心向上置于枕上，距头2寸许。

将下侧的大腿略微向前屈，小腿保持自然伸直，上侧大腿叠放，屈膝大约呈120°，足部着床。这个姿势适合体弱者或者是睡前练功时使用。

三、站式

站式还被称站桩，具有很多样的形式。最基本的站式是自然站式：两脚平行，与肩同宽，双膝微屈，收胯敛臀，直腰松腹，含胸拔背，沉肩坠肘，松腕虚腋，两臂自然下垂，两手自然置于裤缝处。头正平视，口唇轻抿，舌抵上颚。

根据膝关节的弯曲程度，可以将站式分为高、中、低3种。根据手臂的姿势可分为自然式、下按式（屈肘，两手掌心向下，有意下按）、按球式（两臂屈肘呈怀抱状，两手置于脘腹前，手心向下如按水上气球）、抱球式（掌心向内，指尖相对，如怀抱大球状），三圆式（臂如抱球式，手指如握球状，形似虎爪，足尖稍向内扣，形成足圆、手圆、臂圆）、佛掌式（两手合十置于胸前）等。

四、行式

在保持静立2~3分钟之后，先迈出左脚，走路的时候先用足跟部位着地，足趾用力抓地而蹬，上体和上肢随之自然摆动，全身放松，意守下丹田或者是命门部位。可配合呼吸，呼气时提肛收腹，吸气时松腹，气贯丹田。

经络导引的呼吸调准：调息

调息，在古代还具有吐纳、练气和调气等称谓，指的就是进行呼吸的调整以及锻炼。在导引功法当中，这是一个非常重要的环节，同时也是令人体内真气积蓄、发动以及运行的主要方法。进行调息不仅有助于意守入静和身体的放松，同时还可以调和气血、协调阴阳，对内脏也具有一定的按摩作用。

"顺其自然，勿听其自然"是调息的基本要求，在自然呼吸的基础上还要进行逐步的调整。无论选用哪种呼吸方法，均应从形体放松、情绪安宁入手。练呼吸应自然柔和、循序渐进，不能刻意追求，急于求成。常用的调息方法如下。

一、自然呼吸法

这种方法指的是不加意念，顺乎自然呼吸。这是呼吸锻炼的起点。

二、腹式呼吸法

在进行腹式呼吸法的时候，由于横膈会随呼吸运动，所以会对内脏起到一定的按摩作用，令内脏的功能得到增强。吸气时膈肌下降，腹部外凸；呼气时膈肌上升，腹部内收者为顺腹式呼吸。吸气时腹部内收，呼气时腹部外凸者则为逆腹式呼吸。一般认为，逆腹式呼吸更能加强肠胃的功能。

三、脐呼吸法

这种呼吸方法是一种高度轻慢柔和的呼吸方法。当练功进入高深境界，呼吸变得异常微弱，口鼻中空气出入已无感觉。只有丹田内有极其微

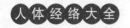

弱的起伏。古人认为类似胎儿在母体内之脐带呼吸，故又称胎息。

四、开合呼吸法

这种方法是在胎息法的基础上面，去意想全身的毛孔都在随着呼吸而一开一合。吸气时，意想自然界之清气从全身毛孔吸入体内，呼气时，意想体内浊气从毛孔呼出体外。此法又称体呼吸或毛孔呼吸法。